Insuficiência Cardíaca

Insuficiência Cardíaca

Edemar Manuel Costa Pereira

Professor Associado da Disciplina de Cardiologia da Universidade Federal de Ciências da Saúde de Porto Alegre (UFCSPA).

Médico Cardiologista e Intensivista, Responsável pela Unidade de Pós-Operatório do Instituto de Cardiologia/Fundação Universitária de Cardiologia (IC/FUC).

Professor Fundador e Coordenador da Liga da Insuficiência Cardíaca da Universidade Federal de Ciências da Saúde de Porto Alegre (UFCSPA) – Instituto de Cardiologia/Fundação Universitária de Cardiologia (IC/FUC).

Medbook

EDITORA CIENTÍFICA LTDA.

Insuficiência Cardíaca
Direitos exclusivos para a língua portuguesa

NOTA DA EDITORA: Os autores desta obra verificaram cuidadosamente os nomes genéricos e comerciais dos medicamentos mencionados; também conferiram os dados referentes à posologia, objetivando informações acuradas e de acordo com os padrões atualmente aceitos. Entretanto, em função do dinamismo da área da saúde, os leitores devem prestar atenção às informações fornecidas pelos fabricantes, a fim de se certificarem de que as doses preconizadas ou as contraindicações não sofreram modificações, principalmente em relação a substâncias novas ou prescritas com pouca frequência. Os autores e a Editora não podem ser responsabilizados pelo uso impróprio nem pela aplicação incorreta de produto apresentado nesta obra.

Apesar de terem envidado o máximo de esforço para localizar os detentores dos direitos autorais de qualquer material utilizado, os autores e editores desta obra estão dispostos a acertos posteriores caso, inadvertidamente, a identificação de algum deles tenha sido omitida.

Editoração Eletrônica: REDB – Produções Gráficas e Editorial Ltda.

CIP-BRASIL. CATALOGAÇÃO-NA-FONTE
SINDICATO NACIONAL DOS EDITORES DE LIVROS, RJ

P49i

Pereira, Edemar Manuel Costa
Insuficiência cardíaca / Edemar Manuel Costa Pereira. - Rio de Janeiro : Med Line, 2012.
336p.

Inclui bibliografia
ISBN 978-85-99977-75-0

1. Insuficiência cardíaca. 2. Cardiologia. I. título.

12-1184. CDD: 616.12025
CDU: 616.12-008.46

29.02.12 07.03.12 033500

Medbook
EDITORA CIENTÍFICA LTDA.

Rua Mariz e Barros 711 – Maracanã
20270-004 – Rio de Janeiro – RJ
Telefones: (21) 2502-4438 e 2569-2524
contato@medbookeditora.com.br – medbook@superig.com.br
www.medbookeditora.com.br

Dedicatória

Por todos aqueles que atuaram na realização deste livro, para sempre estará contido o carinho que teremos aos que nos amam.

Os autores

Colaboradores

Altamiro Reis da Costa

Médico Cardiologista e Intensivista, Responsável pelo Ambulatório de Insuficiência Cardíaca do Instituto de Cardiologia/Fundação Universitária de Cardiologia (IC/FUC).

Antônio Carlos Pereira Barretto

Professor Associado da Faculdade de Medicina da Universidade de São Paulo (FMUSP). Médico Cardiologista. Diretor do Serviço de Prevenção e Reabilitação do Instituto do Coração (InCor).

Bruna Doleys Cardoso

Farmacêutica-Bioquímica Coordenadora de Estudos Clínicos vinculada ao Centro de Hipertensão Pulmonar do Complexo Hospitalar Santa Casa de Porto Alegre.

Bruno Hochhegger

Médico Radiologista do Hospital Dom Vicente Scherer do Complexo Hospitalar Santa Casa de Porto Alegre.

Domingos Vitola

Professor Associado da Disciplina de Cardiologia da Universidade Federal de Ciências da Saúde de Porto Alegre (UFCSPA). Médico Cardiologista em tempo integral do Instituto de Cardiologia/Fundação Universitária de Cardiologia (IC/FUC). Professor Colaborador da Liga da Insuficiência Cardíaca da Universidade Federal de Ciências da Saúde de Porto Alegre (UFCSPA) - Instituto de Cardiologia/Fundação Universitária de Cardiologia (IC/FUC).

Edemar Manuel Costa Pereira

Professor Associado da Disciplina de Cardiologia da Universidade Ferderal de Ciências da Saúde de Porto Alegre (UFCSPA). Médico Cardiologista e Intensivista, Responsável pela Unidade de Pós-Operatório do Instituto de Cardiologia/Fundação Universitária de Cardiologia (IC/FUC). Professor Fundador e Coordenador da Liga da Insuficiência Cardíaca da Universidade Federal de Ciências da Saúde de Porto Alegre (UFCSPA) - Instituto de Cardiologia/Fundação Universitária de Cardiologia (IC/FUC).

Eduardo Zanette dos Santos

Médico formado pela Universidade Federal de Ciências da Saúde de Porto Alegre (UFCSPA). Cofundador da Liga da Insuficiência Cardíaca da Universidade Federal de Ciências da Saúde de Porto Alegre (UFCSPA) - Instituto de Cardiologia/Fundação Universitária de Cardiologia (IC/FUC). Residente do Serviço de Traumatologia e Ortopedia do Hospital Cristo Redentor.

Felipe Homem Valle

Médico formado pela Universidade Federal de Ciências da Saúde de Porto Alegre (UFCSPA). Residente de Clínica Médica do Hospital de Clínicas de Porto Alegre (HCPA). Cofundador da Liga da Insuficiência Cardíaca da Universidade Federal de Ciências da Saúde de Porto Alegre (UFCSPA) - Instituto de Cardiologia/Fundação Universitária de Cardiologia(IC/FUC).

Fernanda Brum Spilimbergo

Médica Pneumologista do Centro de Hipertensão Pulmonar do Complexo Hospitalar Santa Casa de Porto Alegre.

Fernanda Musa Aguiar

Médica formada pela Universidade Federal de Ciências da Saúde de Porto Alegre (UFCSPA). Membro-Diretor da Liga da Insuficiência Cardíaca da Universidade Federal de Ciências da Saúde de Porto Alegre (UFCSPA) – Instituto de Cardiologia/Fundação Universitária de Cardiologia (IC/FUC).

Fernando Pivatto Júnior

Médico formado pela Universidade Federal de Ciências da Saúde de Porto Alegre (UFCSPA). Residente de Clínica Médica do Hospital de Clínicas de Porto Alegre (HCPA). Cofundador da Liga da Insuficiência Cardíaca da Universidade Federal de Ciências da Saúde de Porto Alegre (UFCSPA) – Instituto de Cardiologia/Fundação Universitária de Cardiologia (IC/FUC).

Fernando Quintela Pivatto

Médico Cardiologista e Intensivista do Hospital de Pronto-Socorro de Porto Alegre. Professor Colaborador da Liga da Insuficiência Cardíaca da Universidade Federal de Ciências da Saúde de Porto Alegre (UFCSPA) – Instituto de Cardiologia/Fundação Universitária de Cardiologia (IC/FUC).

Fernando Suparregui Dias

Professor Adjunto da Faculdade de Medicina da Pontifícia Universidade Católica do Rio Grande do Sul (PUCRS). Médico Intensivista, Chefe da UTI Geral do Hospital São Lucas da Pontifícia Universidade Católica do Rio Grande do Sul (PUCRS).

Francine de Souza Dalpian

Biomédica Coordenadora de Estudos Clínicos vinculada ao Centro de Hipertensão Pulmonar do Complexo Hospitalar Santa Casa de Porto Alegre.

Gisela M. Bohns Meyer

Médica Cardiologista. Responsável pelo Centro de Hipertensão Pulmonar do Complexo Hospitalar Santa Casa de Porto Alegre.

Iseu Gus

Doutor em Cardiologia. Pós-Graduação do IC/FUC. Professor Cardiologia da Faculdade de Medicina de Porto Alegre (FMCSPA)

Ivo Abrahão Nesralla

Cirurgião Cardiovascular. Diretor-Presidente do Instituto de Cardiologia/ Fundação Universitária de Cardiologia (IC/FUC).

José Carlos de Araújo Haertel

Professor Associado da Disciplina de Cardiologia da Universidade Federal de Ciências da Saúde de Porto Alegre (UFCSPA). Médico Cardiologista e Ecocardiografista do Instituto de Cardiologia/Fundação Universitária de Cardiologia(IC/FUC) e da Prevencor/Hospital Mãe de Deus. Mestre em Cardiologia pela Universidade Federal do Rio Grande do Sul (UFRGS). Professor Colaborador da Liga da Insuficiência Cardíaca da Universidade Federal de Ciências da Saúde de Porto Alegre (UFCSPA) – Instituto de Cardiologia/ Fundação Universitária de Cardiologia (IC/FUC).

Luciano Pereira Bender

Médico formado pela Universidade Federal de Ciências da Saúde de Porto Alegre (UFCSPA). Residente de Pediatria do Hospital Materno-Infantil Presidente Vargas de Porto Alegre (HMIPV). Cofundador da Liga da Insuficiência Cardíaca da Universidade Federal de Ciências da Saúde de Porto Alegre (UFCSPA) – Instituto de Cardiologia/Fundação Universitária de Cardiologia (IC/FUC).

Marcelo Trombka

Médico formado pela Universidade Federal de Ciências da Saúde de Porto Alegre (UFCSPA). Cofundador da Liga da Insuficiência Cardíaca da Universidade Federal de Ciências da Saúde de Porto Alegre (UFCSPA) – Instituto de Cardiologia/Fundação Universitária de Cardiologia (IC/FUC).

Marcelo Villaça Lima

Médico Cardiologista, Assistente do Serviço de Cardiologia do Hospital Santa Marcelina e Médico Pesquisador do Instituto do Coração (InCor) da Faculdade de Medicina da Universidade de São Paulo (FMUSP). Cardiologista do Hospital Alemão Oswaldo Cruz.

Márcia Castilhos Puchalski

Médica Ecocardiografista associada ao Centro de Hipertensão Pulmonar do Complexo Hospitalar Santa Casa de Porto Alegre.

Marciane Rover

Médico do Instituto de Cardiologia do Rio Grande do Sul (IC/FUC).

Marne de Freitas Gomes

Médico Cardiologista, Professor Responsável pela Disciplina de Cardiologia da Universidade Federal de Ciências da Saúde de Porto Alegre (UFCSPA). Chefe da Unidade de Ensino e Coordenador dos Programas de Residência Médica do Instituto de Cardiologia/Fundação Universitária de Cardiologia (IC/FUC). Chefe do Grupo de Cardiopatia Isquêmica do Instituto de Cardiologia/Fundação Universitária de Cardiologia (IC/FUC). Professor Colaborador da Liga da Insuficiência Cardíaca da Universidade Federal de Ciências da Saúde de Porto Alegre (UFCSPA) - Instituto de Cardiologia/ Fundação Universitária de Cardiologia (IC/FUC).

Nadine Clausell

Médica Cardiologista, Professora Adjunta da Faculdade de Medicina da Universidade Federal do Rio Grande do Sul (UFRGS). Coordenadora do Grupo de Insuficiência Cardíaca do Hospital de Clínicas de Porto Alegre.

Nicoli Taiana Henn

Médica formada pela Universidade Federal de Ciências da Saúde de Porto Alegre (UFCSPA). Membro-Diretor da Liga da Insuficiência Cardíaca da Universidade Federal de Ciências da Saúde de Porto Alegre (UFCSPA) – Instituto de Cardiologia/Fundação Universitária de Cardiologia (IC/FUC). Residente do Serviço de Clínica Médica do Hospital Nossa Senhora da Conceição.

Paulo Ernesto Leães

Médico Cardiologista, Coordenador do Serviço de Cardiologia Clínica e Diretor do Centro de Pesquisa Clínica e Estudos Multicêntricos do Hospital São Francisco do Complexo Hospitalar Santa Casa de Porto Alegre. Doutorado em Cardiologia pela Universidade Federal do Rio Grande do Sul (UFRGS). Fellow do American College of Cardiology.

Renato Abdala Karam Kalil

Cirurgião Cardiovascular do Instituto de Cardiologia do Rio Grande do Sul/ Fundação Universitária de Cardiologia (IC/FUC). Professor Associado de Clínica Cirúrgica da Universidade Federal de Ciências da Saúde de Porto Alegre (UFCSPA). Professor Colaborador da Liga da Insuficiência Cardíaca da Universidade Federal de Ciências da Saúde de Porto Alegre (UFCSPA) – Instituto de Cardiologia/Fundação Universitária de Cardiologia (IC/FUC).

Roberto T. Sant'Anna

Médico do Instituto de Cardiologia do Rio Grande do Sul (IC/FUC).

Solange Bordignon

Médica Cardiologista e Intensivista, responsável pelo Ambulatório de Pesquisa em Insuficiência Cardíaca e Transplante do Instituto de Cardiologia/Fundação Universitária de Cardiologia (IC/FUC). Médica rotineira da UTI do Hospital Nossa Senhora da Conceição e da Unidade de Pós-Operatório do IC/FUC. Doutora em Cardiologia pela Universidade de São Paulo (USP).

Waldo Mattos

Professor Adjunto da Universidade Federal de Ciências da Saúde de Porto Alegre (UFCSPA). Regente da Disciplina de Semiologia. Médico Pneumologista do Hospital Nossa Senhora da Conceição. Consultor do Instituto de Cardiologia/Fundação Universitária de Cardiologia (IC/FUC) em Pneumologia. Doutorado em Pneumologia pela Universidade Federal do Rio Grande do Sul (UFRGS) e Jefferson Medical College, Filadélfia. Pós-Doutorado em Pneumologia pelo Imperial College School of Medicine, Londres.

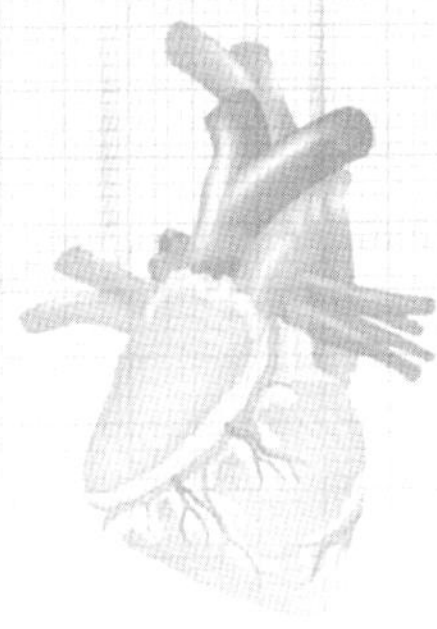

Nossos agradecimentos aos acadêmicos, abaixo relacionados, pela colaboração na elaboração deste livro.

Aline Dal Pozzo Antunes

Acadêmica de Medicina da Universidade Federal de Ciências da Saúde de Porto Alegre (UFCSPA). Membro-Diretor da Liga da Insuficiência Cardíaca da Universidade Federal de Ciências da Saúde de Porto Alegre (UFCSPA) – Instituto de Cardiologia/Fundação Universitária de Cardiologia (IC/FUC).

Arthur Rodrigo Ronconi Holand

Acadêmico de Medicina da Universidade Federal de Ciências da Saúde de Porto Alegre (UFCSPA). Membro-Diretor da Liga da Insuficiência Cardíaca da Universidade Federal de Ciências da Saúde de Porto Alegre (UFCSPA) – Instituto de Cardiologia/Fundação Universitária de Cardiologia (IC/FUC).

Cassian Rodrigues Belettini

Acadêmico de Medicina da Universidade Federal de Ciências da Saúde de Porto Alegre (UFCSPA). Membro-Diretor da Liga da Insuficiência Cardíaca da Universidade Federal de Ciências da Saúde de Porto Alegre (UFCSPA) – Instituto de Cardiologia/Fundação Universitária de Cardiologia(IC/FUC).

Denis Fernandes Madruga Costa

Acadêmico de Medicina da Universidade Federal de Ciências da Saúde de Porto Alegre (UFCSPA). Membro-Diretor da Liga da Insuficiência Cardíaca da Universidade Federal de Ciências da Saúde de Porto Alegre (UFCSPA) – Instituto de Cardiologia/Fundação Universitária de Cardiologia (IC/FUC).

Fernanda Swarowski

Acadêmica de Medicina da Universidade Federal de Ciências da Saúde de Porto Alegre (UFCSPA). Membro-Diretor da Liga da Insuficiência Cardíaca da Universidade Federal de Ciências da Saúde de Porto Alegre (UFCSPA) – Instituto de Cardiologia/Fundação Universitária de Cardiologia (IC/FUC).

Gabriela Tortato

Acadêmica de Medicina da Universidade Federal de Ciências da Saúde de Porto Alegre (UFCSPA). Membro-Diretor da Liga da Insuficiência Cardíaca da Universidade Federal de Ciências da Saúde de Porto Alegre (UFCSPA) – Instituto de Cardiologia/Fundação Universitária de Cardiologia (IC/FUC).

Júlio Rosales Viégas

Acadêmico de Medicina da Universidade Federal de Ciências da Saúde de Porto Alegre (UFCSPA). Membro-Diretor da Liga da Insuficiência Cardíaca da Universidade Federal de Ciências da Saúde de Porto Alegre (UFCSPA) – Instituto de Cardiologia/Fundação Universitária de Cardiologia (IC/FUC).

Lucas Vieira de Souza

Acadêmico de Medicina da Universidade Federal de Ciências da Saúde de Porto Alegre (UFCSPA). Membro-Diretor da Liga da Insuficiência Cardíaca da Universidade Federal de Ciências da Saúde de Porto Alegre (UFCSPA) – Instituto de Cardiologia/Fundação Universitária de Cardiologia (IC/FUC).

Tiago Zibetti dos Passos

Acadêmico de Medicina da Universidade Federal de Ciências da Saúde de Porto Alegre (UFCSPA). Membro-Diretor da Liga da Insuficiência Cardíaca da Universidade Federal de Ciências da Saúde de Porto Alegre (UFCSPA) - Instituto de Cardiologia/Fundação Universitária de Cardiologia (IC/FUC).

Willian Roberto Menegazzo

Acadêmico de Medicina da Universidade Federal de Ciências da Saúde de Porto Alegre (UFCSPA). Membro-Diretor da Liga da Insuficiência Cardíaca da Universidade Federal de Ciências da Saúde de Porto Alegre (UFCSPA) - Instituto de Cardiologia/Fundação Universitária de Cardiologia (IC/FUC).

Prefácio

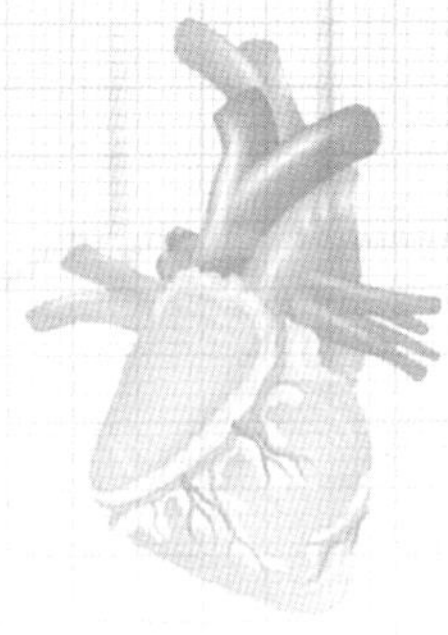

Um prato cheio

À medida que avança o progresso científico, a Medicina, portadora das maiores esperanças da humanidade, acumula uma avalanche de conhecimentos, num tráfego congestionado de informações. Assim, o ensino e o aprendizado médicos tornaram-se atividades amplas e complexas que desafiam os currículos das faculdades de medicina.

As atividades extracurriculares trazem, num esforço elogiável, a oportunidade de saciar a fome de aprender e saber dos estudantes de medicina, apoiador na vontade de ensinar dos professores. Essa pressa de saborear as receitas preciosas da medicina estimulou-os a instalar as Ligas Acadêmicas de estudo.

Em nossa Faculdade, na Disciplina de Cardiologia, o apetite cresceu, pois os alunos encontraram professores acostumados a preparar talentos e um verdadeiro mestre nessa arte, o professor Edemar Pereira. Desse modo, surgiu a Liga da Insuficiência Cardíaca IC-FUC/UFCSPA.

A Insuficiência Cardíaca transbordou nos pratos da Liga e deu origem a este livro que nos causa muito orgulho.

Professor Dr. Marne de Freitas Gomes
Chefe da Disciplina de Cardiologia da Universidade Federal de Ciências da Saúde de Porto Alegre (UFCSPA)

Apresentação

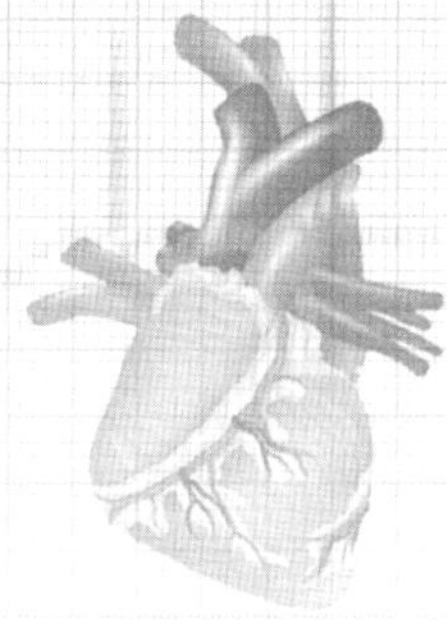

O caminho mais rápido para atingirmos a riqueza é, simplesmente, desprezá-la. Pois quando a sede te queimar a garganta pedirás água numa taça de ouro?
Lúcio Sêneca, 65 d.C.

Quando alunos da graduação da Universidade Federal de Ciências da Saúde de Porto Alegre (UFCSPA) vieram me procurar para que juntos fundássemos a Liga da Insuficiência Cardíaca, em agosto de 2007, tive certeza de que era necessário sermos consistentes e precisos na prevenção, diagnóstico e tratamento dessa complexa síndrome.

Seria importante um texto escrito e com figuras para que pudéssemos informar o essencial desse interminável assunto. Naquele ano de intenso trabalho, planejamos aulas que seriam proferidas por professores da Universidade e, portanto, identificados com o Ensino Médico. Essas aulas, administradas por esses mestres, não poderiam se limitar apenas ao espaço físico de uma sala de aula. Então, decidimos editá-las e levá-las até vocês. Esperamos que essa experiência, além da transmissão de informações inerentes ao processo Professor-Aluno-Universidade, sirva de precedente para outras iniciativas semelhantes.

Esse conteúdo de Ensino Médico é um espelho do melhor que acontece em nossas Faculdades de Medicina, nossas inesquecíveis salas de aula.

Edemar M. C. Pereira
Professor Editor

Prólogo

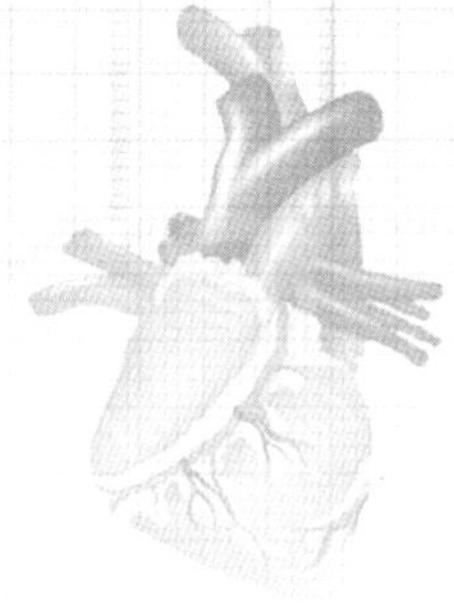

A Liga da Insuficiência Cardíaca é vinculada à disciplina de Cardiologia da UFCSPA e ao Instituto de Cardiologia – Fundação Universitária de Cardiologia do Rio Grande do Sul (IC-FUC). Criada em 2007, fundamenta-se no tripé ensino-pesquisa-assistência. Suas atividades têm marcado presença constante junto à comunidade acadêmica e à população de baixa renda de Porto Alegre.

No ano de 2008, em uma de nossas reuniões semanais, surgiu a ideia da confecção deste livro. A reação inicial do grupo foi de cautela e desconfiança. Não estaríamos sendo ambiciosos demais? O apoio irrestrito do Dr. Edemar Pereira, nosso Professor Coordenador e incentivador de todas as horas, foi vital para que o projeto tivesse início.

O caminho para a execução do livro, longo e repleto de incertezas, nos ensinou muito mais do que medicina: a convivência com renomados e quase sempre ocupados cardiologistas; o manejo de metas, *deadlines* e de divisão de tarefas; detalhes editoriais e, sobretudo, a importância das amizades cultivadas ao longo do tempo.

A conclusão desta obra representa para nós a concretização de um sonho e produz a sensação ímpar de deixarmos mais do que nossas fotos no mural de egressos da nossa querida Universidade, deixamos uma história da qual fomos protagonistas em sua biblioteca!

Marcelo Trombka
Membro Fundador e Ex-Presidente da Liga da Insuficiência Cardíaca IC-FUC/UFCSPA

Sumário

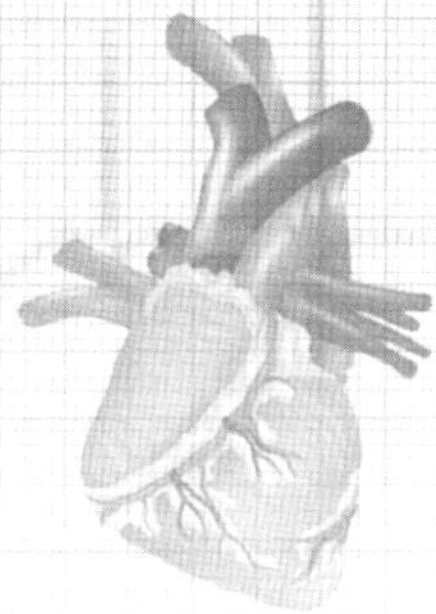

Insuficiência Cardíaca

Capítulo 1

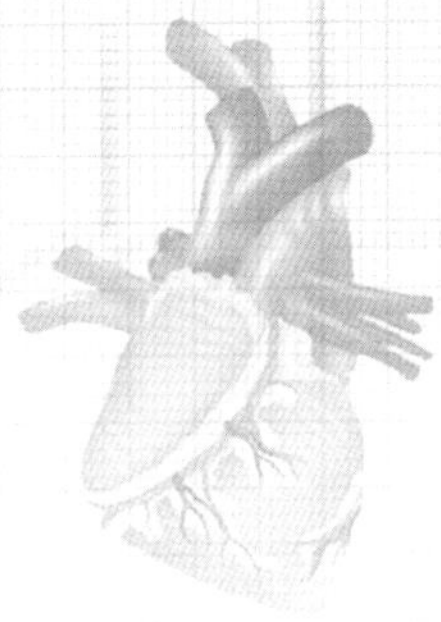

Epidemiologia da Insuficiência Cardíaca

Iseu Gus

INTRODUÇÃO

Insuficiência cardíaca (IC) é uma síndrome causada, geralmente, por disfunção ou perda de músculo cardíaco e caracterizada por dilatação ou hipertrofia do ventrículo esquerdo.[1]

A IC representa uma situação pontual. Há todo um complexo de acontecimentos até se chegar a esse quadro clínico.

Fisiopatologicamente, a IC é uma síndrome caracterizada por elevação de pressão no enchimento cardíaco ou inadequada oxigenação periférica, em repouso ou durante o esforço, causada pela disfunção cardíaca.

A IC consiste em um processo heterogêneo e multifatorial de adaptação ou, melhor dizendo, de má adaptação, levando a um processo de remodelamento (processo evolutivo de progressão, estabilização e regressão), alterando o padrão genético, e a um desarranjo arquitetônico, o que facilita as arritmias, com tendência ao óbito, se deixado evoluir sem a terapêutica atual.

A IC, como um processo pontual, tem de ser esclarecida quanto ao caminho percorrido pelo organismo, diante de seus "agressores", até chegar ao momento atual da IC.

A epidemiologia, o estudo da distribuição e dos determinantes da frequência de doença na população e sua aplicação no controle de problemas de saúde, procura encontrar os caminhos evolutivos da IC. Isso significa identificar causa(s) da doença, testar a efetividade das medidas de prevenção, estudar a história natural e identificar grupos de risco.

EPIDEMIOLOGIA

A epidemiologia clínica, a base científica da conduta clínica, estima a frequência da doença, procura estabelecer o tempo de exposição-doença, testa novas intervenções e avalia o sistema de saúde.

A IC é um quadro clínico descrito clinicamente há muitos anos, sempre sob o ponto de vista fisiopatológico. Nos últimos anos tem sido alvo de muitos estudos à procura de maior conhecimento e da possibilidade de intervir preventivamente. Nesse período foram introduzidos ótimos fármacos.[2]

Apesar dos avanços, a IC, entre as doenças cardiovasculares, é a que mais diminui a qualidade de vida dos pacientes (Figura 1.1).

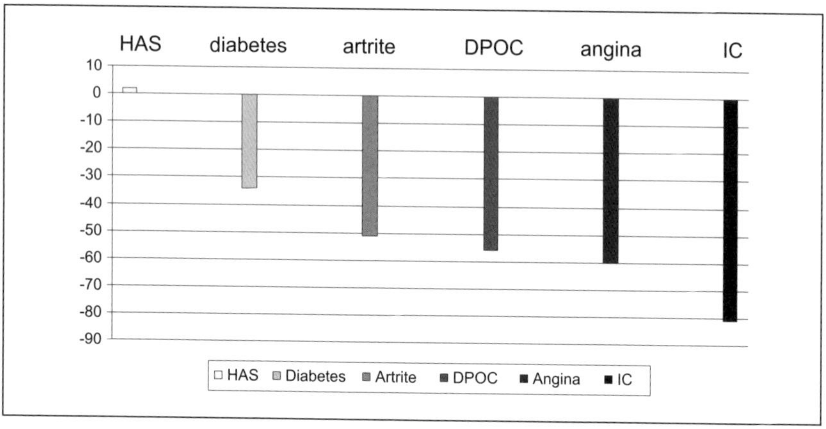

Figura 1.1 ■ Doenças crônicas × qualidade de vida.

Nas causas consideradas de alto risco para a IC, destacam-se (Figura 1.2):

- Hipertensão arterial sistêmica (HAS).
- Doença ateroesclerótica.
- *Diabetes mellitus* (DM).

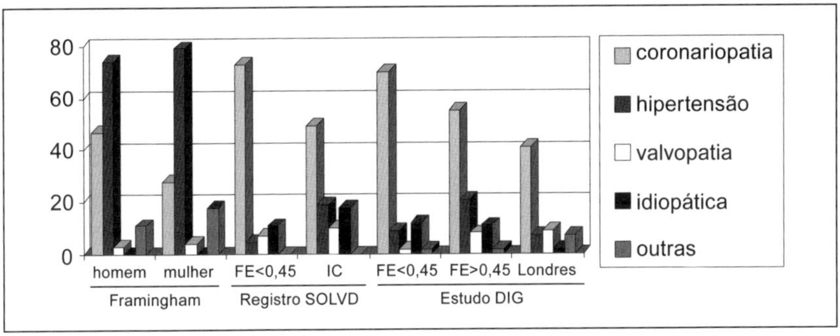

Figura 1.2 ■ Causas de IC em diferentes estudos.

- Obesidade.
- Síndrome metabólica.
- Uso de cardiotóxicos (álcool, substâncias ilícitas).
- História familiar de miocardiopatia.
- Valvopatias.

PREVALÊNCIA

Segundo as diretrizes para diagnóstico e prognóstico da insuficiência cardíaca crônica da Sociedade Europeia de Cardiologia,[3] a prevalência da IC crônica é de 0,4% a 2% nos países que fazem parte da Sociedade Europeia de Cardiologia, em uma população estimada em 900 milhões. O interessante é que essa prevalência era de 10% antes da entrada da Letônia e da Lituânia no grupo de países que compôs as populações pesquisadas. Nesses dois países, a idade média de sobrevida é bem menor do que nos outros países da Comunidade Europeia, pois a população morre mais cedo devido à desnutrição e às doenças infectocontagiosas, o que diminui a possibilidade de seus habitantes virem a ser portadores das doenças etiologicamente mais frequentes da IC. Quanto maior o número de pacientes com idade mais avançada na amostra, maior é o número de óbitos por IC.

Essa mesma análise da Sociedade Europeia mostrou que metade dos portadores de IC morre em 4 anos; se a amostra for de IC grave, a metade morre em 1 ano.

Segundo dados do Datasus,[4] no Brasil, a taxa de mortalidade por IC foi de 6,62% em 398.489 internações no ano 2000, sendo o número de internações por 1.000 habitantes de 2,35 e o tempo médio de internação de 5,8 dias. No Brasil, o número de casos novos de IC, por ano, foi de 240 mil, enquanto nos EUA foi de 700 mil.

Apesar de todos os avanços no conhecimento das causas, da evolução, das comorbidades e do tratamento da IC, a IC é a única doença cardiovascular cuja prevalência continua aumentando. Isso poderia ser explicado por:

- Melhor desempenho no tratamento do infarto do miocárdio (IM) na fase aguda.
- Melhor desempenho dos fármacos utilizados em cardiologia.
- Aumento da expectativa de vida e da idade média das populações.

O melhor conhecimento acerca da IC tem como uma de suas causas uma revisão profunda nos paradigmas da IC:[5]

- Contratilidade
- Cardiorrenal
- Hemodinâmica
- Neuro-hormonal
- Modulação ventricular
- Remodelamento ventricular
- Modulação simpática
- Arritmia ventricular
- Disfunção diastólica
- Atividade física
- Disfunção endotelial
- Apoptose
- Imunoinflamatória

ESTÁGIOS

Uma nova maneira de classificação da IC leva em conta a apresentação do quadro clínico dos pacientes:[6,7]

- **Estágio A:** sem doença cardíaca estrutural ou sintomas de IC. São pacientes com doenças que conferem alto risco para o surgimento de IC, como mencionado previamente neste capítulo.
- **Estágio B:** portadores de doença cardíaca estrutural sem sinais ou sintomas de IC; infarto prévio; remodelamento do ventrículo esquerdo (VE), incluindo hipertrofia de ventrículo esquerdo (HVE) e fração de ejeção (FE) reduzida; doença valvar assintomática.
- **Estágio C:** portadores de doença estrutural com sintomas atuais ou prévios de IC; doença cardíaca estrutural; dispneia e fadiga ou diminuição da tolerância aos esforços.
- **Estágio D com IC refratária:** pacientes com sintomas graves ao repouso, apesar do tratamento clínico (p. ex., pacientes internados repetidas vezes ou que não podem ter alta hospitalar sem serem submetidos a uma intervenção especializada: transplante cardíaco, uso crônico de inotrópicos, suporte mecânico permanente, cirurgia ou fármacos experimentais).

A sobrevida dos pacientes com IC é proporcional ao estágio da IC. Os pacientes no estágio D têm no máximo 1 ano de vida (Figura 1.3).

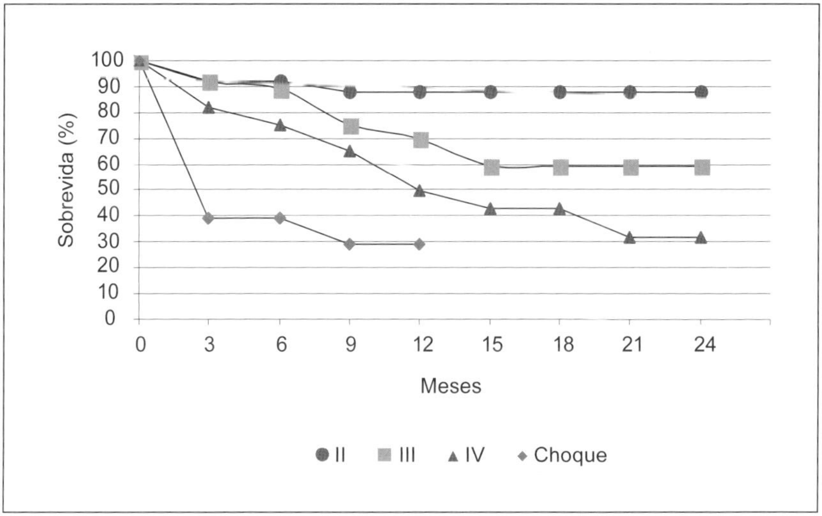

Figura 1.3 ■ Sobrevida e estágios da IC.

CLASSIFICAÇÃO DA NYHA: GRAUS I, II, III E IV

Preditores de mau prognóstico da IC[8]

- Idade > 65 anos
- Intensidade dos sintomas
- Cardiomegalia acentuada
- Fração de ejeção < 30%
- Dilatação progressiva do VE
- DM
- Doença pulmonar associada
- Fibrilação auricular
- Arritmias complexas
- Diminuição acentuada da tolerância aos esforços
- Sódio plasmático < 130mEq/L
- Falta de observância ao tratamento

IMPACTO DA IC

A IC é única doença cardiovascular cuja incidência continua aumentando. Isso se deve, fundamentalmente, ao melhor desempenho do tratamento do IM na fase aguda e ao tratamento posterior. Ademais, foi documentado um melhor desempenho de todos os fármacos utilizados em cardiologia. Acrescente-se a esses fatores, ou como consequência deles, o aumento da expectativa de vida.

A IC tem um comportamento progressivo, com altas taxas de internações e mortalidade de até 50% em 5 anos após o diagnóstico.

A IC está entre as doenças mais limitantes, o que leva a uma importante perda da qualidade de vida, mais do que a angina, a doença pulmonar obstrutiva crônica (DPOC), a artrite, o DM e a HAS.

Os estudos SOLVD e SAVE[9,10] identificaram mais de 6.000 pacientes assintomáticos com FE < 40%, cerca de 35% dos quais apresentaram em 4 anos IC manifesta com mortalidade de 15%.

A IC foi a principal causa de internação pelo SUS em 1997, representando 75% das internações cardiovasculares.

Quanto mais sintomática for a IC, maior será a cardiomegalia, maior a pressão capilar, maior a resistência periférica, menor o débito cardíaco e menor o FE, resultando em pior evolução e compondo o grupo de maior risco.

REFERÊNCIAS BIBLIOGRÁFICAS

1. Executive summary: HFSA 2006 COmprehensive Heart Failure Practice Guideline. Journal of Cardiac Failure 2006; 12(1):10-38.
2. Wajner AH. Cómo pensar las Insuficiencias Cardíacas? www.bibalex.org/supercourse/SupercoursePPT/10011-11001/10711.ppt
3. Guidelines for the diagnosis and treatment of chronic heart failure. European Heart Jornal 2001; 22(17):1527-60.
4. datasus.gov.br
5. Claussel N, Ribeiro JP. Em busca de novos paradigmas para o manejo da insuficiência cardíaca. Arq Bras Cardiol 1988; 71(4):563-74.
6. Bocchi EA. Situação Atual das Indicações e Resultados do Tratamento Cirúrgico da Insuficiência Cardíaca. Arq Bras Cardiol 1994; 63(6):523-30.
7. ACC/AHA. Guideline Update for the Diagnosis and Management of Chronic Heart Failure in the Adult. Circulation 2005; 112:e154-e235.
8. Rassi S, Barreto ACP, Porto CC, Pereira CR, Calaça BW, Rassi DC. Sobrevida e fatores prognósticos na insuficiência cardíaca sistólica com início recente dos sintomas. Arq Bras Cardiol 2005; 84(4): 309-13.
9. The SOLVD Investigators. Effect of enalapril on mortality and the development of heart failure in asymptomatic patients with reduced left ventricular ejection fractions. N Engl J Med. 1992; 327(10):685-91.
10. St John Sutton M, Pfeffer MA, Moye L et al. Cardiovascular death and left ventricular remodeling two years after myocardial infarction: baseline predictors and impact of long-term use of captropil: information from the Survival and Ventricular Enlargement (SAVE) trial. Circulation 1997; 96(10):3294-9.

Capítulo 2

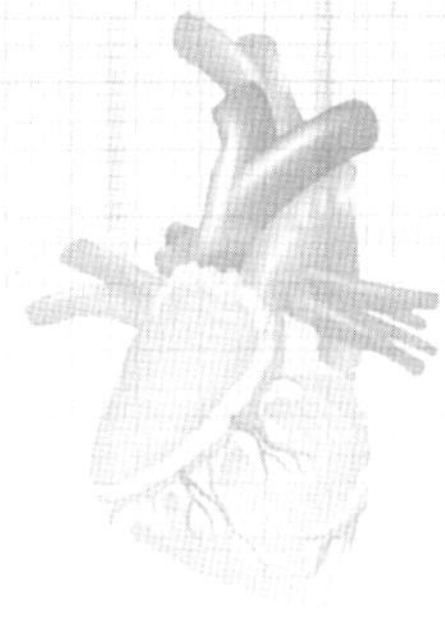

Fisiopatologia da Insuficiência Cardíaca

Nadine Clausell

Júlio Rosales Viégas

INTRODUÇÃO

A insuficiência cardíaca (IC) é o estado fisiopatológico em que o coração é incapaz de bombear sangue em quantidade suficiente para o organismo ou o faz por meio de elevadas pressões de enchimento. Essa complexa síndrome clínica pode decorrer de qualquer transtorno estrutural ou funcional cardíaco que prejudique a capacidade de os ventrículos se encherem de sangue ou ejetarem sangue e, muitas vezes, ela se inicia com um evento que lesa o coração (Figura 2.1).

A IC pode ser causada por morte ou disfunção dos miócitos, remodelamento ventricular, ou por uma combinação desses fatores, podendo a utilização anormal de energia, a isquemia e os distúrbios neuro-hormonais ocasionarem a evolução da IC. Outras doenças, como anormalidades mecânicas, distúrbios na frequência ou no ritmo e anormalidades pulmonares, não afetam primariamente a função miocárdica, mas, em geral, são causas da IC. A IC é um processo progressivo e, ao surgir disfunção ventricular, é ativada uma série de mecanismos compensatórios que, mesmo inicialmente benéficos, irão contribuir para a progressão do processo.[3]

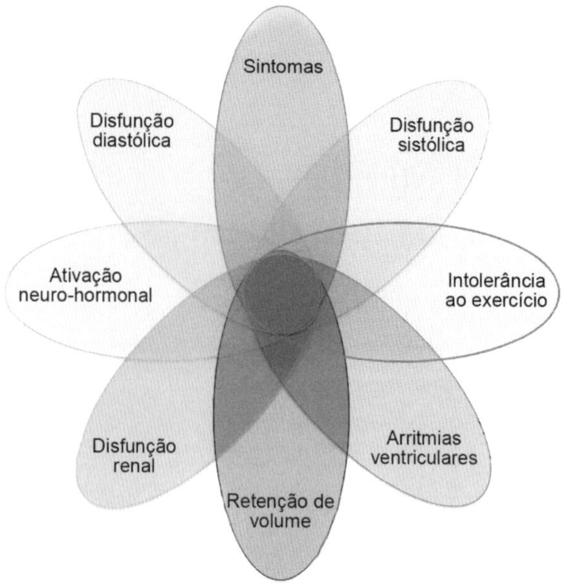

Figura 2.1 ■ Fisiopatologia da insuficiência cardíaca. (Adaptada da referência 1.)

Neste capítulo serão revisados os tipos de eventos iniciais que lesam o coração e os mecanismos decorrentes desses insultos e sua repercussão sobre a evolução da síndrome de IC.

A Figura 2.2 mostra que, quando o coração é lesado por um insulto, sendo o exemplo mais ilustrativo o infarto agudo do miocárdio, mecanismos compensatórios são ativados para estabilizar o desempenho do miocárdio. Esses mecanismos, mediante aumentos na frequência cardíaca, contratilidade, expansão de volume e hipertrofia, estabilizam a função miocárdica por certo período. Entretanto, a continuidade desses mecanismos compensatórios leva a piora progressiva da falência cardíaca.

A seguir, serão comentadas as alterações cardíacas que ocorrem em poucos ciclos após um insulto miocárdico, até mesmo com aquelas alterações crônicas que levarão ao remodelamento cardíaco.

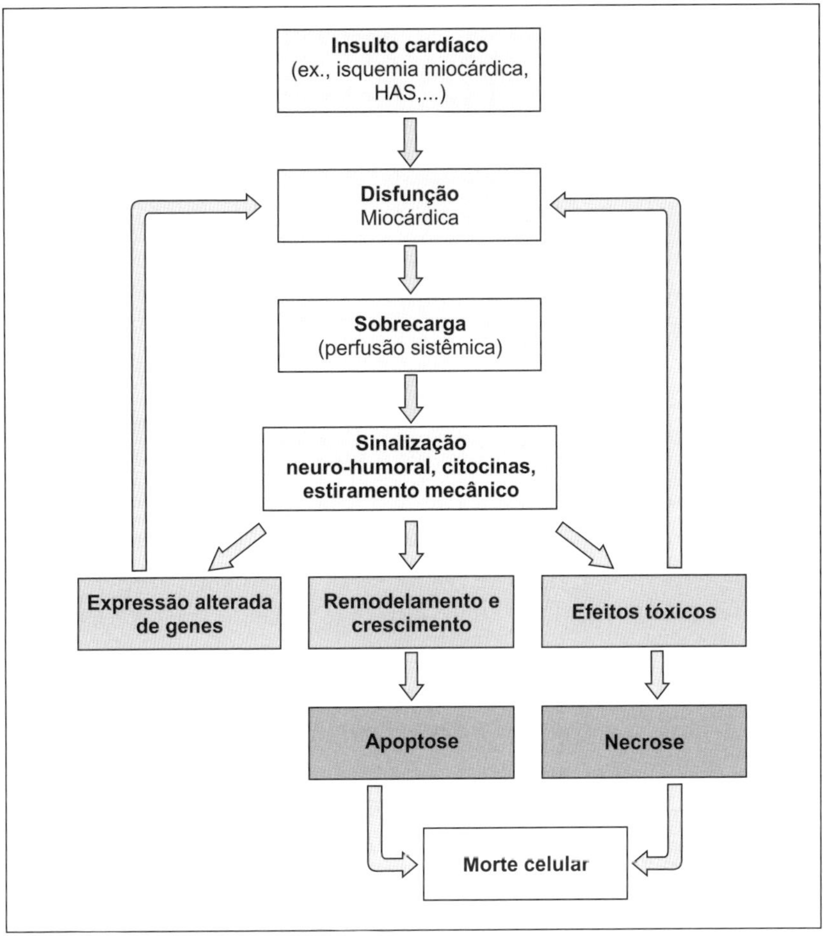

Figura 2.2 ■ Círculo vicioso que ocorre na presença de lesão miocárdica levando à disfunção.

MECANISMOS ADAPTATIVOS IMEDIATOS

Para manter sua função diante de um distúrbio primário da contratilidade miocárdica ou de uma carga hemodinâmica excessiva, o coração depende de alguns mecanismos adaptativos. Os mais importantes são o mecanismo de Frank-Starling (em que a pré-carga aumentada ajuda a manter o desempenho cardíaco), a ativação de sistemas humorais (liberação de noradrenalina [NA], estimulação do sistema renina-angiotensina-aldosterona [SRAA], etc.) e remodelamento miocárdico, com ou sem dilatação de câmaras cardíacas, em que a massa do tecido contrátil é aumentada. As duas primeiras adaptações ocorrem dentro dos primeiros ciclos cardíacos após a disfunção miocárdica grave, enquanto o remodelamento e a hipertrofia ocorrem mais lentamente, em semanas a meses (tendo um papel mais importante na adaptação cardíaca a disfunções com períodos mais longos). Todavia, cada um desses mecanismos tem uma capacidade finita de manter o desempenho cardíaco na sobrecarga hemodinâmica.

CONSEQUÊNCIAS HEMODINÂMICAS E CIRCULATÓRIAS DA IC

A pressão arterial é mantida e a resistência vascular sistêmica se eleva. Na IC leve, o débito cardíaco pode estar normal em repouso, mas não aumenta durante o exercício. Quando o volume de sangue aportado no leito arterial sistêmico se reduz, ocorrem estímulos com a consequente ativação simpática, o que pode ter ações secundárias, levando à ativação de sistemas locais e neuro-humorais, como, por exemplo, SRAA, e levando à retenção ávida de sódio secundária à reabsorção aumentada renal de sódio e, consequentemente, de água no organismo.

Muitas das manifestações clínicas encontradas em pacientes com IC, como dispneia e edema, são secundárias a essa retenção de líquido nos leitos pulmonares e sistêmicos.

INTERAÇÃO COM O SISTEMA NERVOSO ADRENÉRGICO

A IC se caracteriza pela ativação adrenérgica generalizada e por suspensão da atividade parassimpática. Essa condição acarreta estimulação da contratilidade miocárdica, taquicardia, retenção de sódio, ativação do sistema renina-angiotensina e vasoconstrição sistêmica generalizada. Também se acompanha frequentemente de reduções nas reservas de NA e na densidade dos adrenorreceptores betamiocárdicos.

Como consequência, as curvas de função (desempenho) ventricular não podem ser elevadas até níveis normais pelo sistema nervoso adrenérgico e o aumento normal da contratilidade que ocorre durante a atividade física é atenuado. À medida que se pratica o exercício físico, ocorrem aumentos de volume e pressão diastólicos finais e, portanto, da pressão capilar pulmonar. O aumento dessa última intensifica a dispneia e tem um papel importante na limitação aos esforços. Já com a insuficiência do ventrículo esquerdo não ocorre um débito cardíaco satisfatório para atender às necessidades dos tecidos periféricos. A pressão diastólica final ventricular esquerda e a pressão capilar pulmonar se elevam em níveis que acarretam edema pulmonar.

Com a instalação da IC, ocorre a tentativa, por parte do sistema vascular, de compensação hemodinâmica e, embora primitivo, esse mecanismo é muito eficaz. Assim, a vasoconstrição (especialmente pelo sistema nervoso simpático, sistema renina-angiotensina e endotelina) ocorre mais precocemente e é mais intensa em áreas que não são vitais para a sobrevivência, como pele, músculos esqueléticos, trato digestivo e rim, poupando áreas que necessitam de maior aporte de oxigênio, como o cérebro.

SISTEMA RENINA-ANGIOTENSINA-ALDOSTERONA (SRAA)

A angiotensina II é um dos mais potentes vasoconstritores e peptídeos mitogênicos que são produzidos sistêmica e localmente no coração, pulmões, rins e endotélio como resultado da presença da enzima conversora da angiotensina (ECA). A IC é caracterizada por concentrações teciduais e circulantes elevadas de angiotensina II, um vasoconstritor que aumenta a pós-carga e causa hipertrofia de miócitos, apoptose, fibrose intersticial, remodelamento cardíaco e vascular e secreção de aldosterona. Esta última também tem papel importante no remodelamento cardíaco, na proliferação de fibroblastos e na deposição de colágeno.

No estudo SOLVD, a angiotensina II plasmática elevou-se significativamente mesmo em pacientes assintomáticos e elevou-se ainda mais em pacientes com IC sintomática.

Essas alterações aumentam o endurecimento passivo dos ventrículos e do leito arterial, interferindo no enchimento ventricular, e reduzem a complacência arterial. Concentrações elevadas de aldosterona circulante são preditivas de prognóstico adverso na IC. Inibidores do SRAA, isto é, inibidores da ECA, bloqueadores dos receptores da angiotensina e inibidores da aldosterona, exercem efeitos salutares no tratamento da IC. Além disso, inibidores da ECA são considerados fundamentais no manejo de muitas formas de IC e de hipertrofia cardíaca.

Efeitos adversos do sistema renina-angiotensina-aldosterona

A angiotensina II é um potente vasoconstritor periférico e, junto com a atividade adrenérgica acentuada, contribui para a elevação da resistência vascular sistêmica. A angiotensina II também aumenta a liberação de NA, assim como a liberação de aldosterona pelo córtex suprarrenal, o qual apresenta potentes propriedades de retenção de sódio e contribui para a ocorrência de edema. Outro provável efeito da angiotensina II é poder modificar a estrutura e a função do miocárdio, causando hipertrofia celular, indução de programas genético-fetais e apoptose em miócitos cardíacos em cultura.

Efeitos adversos da aldosterona

Além da retenção de sódio, a aldosterona exerce efeitos adversos diretos tanto na vasculatura como sobre o miocárdio, ocasionando hipertrofia e fibrose e contribuindo, assim, para a redução da complacência vascular e a disfunção diastólica ventricular. Esses efeitos parecem envolver a inflamação e o estresse oxidativo em tecidos-alvo. Dois grandes estudos evidenciaram a importância da aldosterona, independente da angiotensina II. O estudo RALES verificou que doses baixas de espironolactona aumentavam a sobrevida de pacientes com IC crônica, relacionada com disfunção sistólica. Esse efeito não poderia ser atribuído a alterações do volume ou do estado dos eletrólitos. O estudo EPHESUS verificou igualmente que a administração do antagonista seletivo dos receptores para aldosterona melhorava a sobrevida após infartos do miocárdio.

SISTEMA NERVOSO SIMPÁTICO

Na IC crônica ocorre ativação do sistema nervoso simpático, como resposta à redução da contratilidade miocárdica e do débito cardíaco.[8] Embora a vasoconstrição e o aumento da contratilidade miocárdica sejam essenciais para manter a pressão sanguínea, a contínua ativação aumenta a pós-carga ventricular, sobrecarregando um ventrículo já insuficiente. Ao mesmo tempo, a ativação desse sistema contribui para o aumento da frequência cardíaca e do consumo de energia pelo miocárdio, o que pode causar hipertrofia, isquemia, taquiarritmias e dano adicional aos miócitos, talvez mediante a sobrecarga de cálcio para o miocárdio ou apoptose. Ainda como efeito deletério da hiperativação simpática nesse contexto, há diminuição tanto no número como na sensibilidade dos receptores beta-1-adrenérgicos miocárdicos, contribuindo para uma dessensibilização miocárdica ao estímulo adrenérgico. Finalmente, a estimulação beta-adrenérgica crônica parece induzir a expressão de citocinas proinflamatórias fator de necrose tumoral-α (TNF-α) e interleucinas-1 e 6 (IL-1 e IL-6), as quais podem deprimir a contração cardíaca e promover aumento das câmaras, tendo um papel importante no fenótipo da miocardiopatia dilatada.[2,6,7]

Na IC grave, um bloqueio agudo dos receptores beta-adrenérgicos pode intensificar a IC. Entretanto, um aumento gradual da dose de betabloqueadores demonstrou ter um benefício clínico substancial, e o tratamento com betabloqueadores é agora recomendado para todos os casos mais avançados de insuficiência cardíaca sistólica crônica. Os efeitos funcionais no miocárdio produzidos pelo betabloqueio crônico são de fato opostos aos efeitos agudos, porque a longo prazo ($\geq$ 3 meses) o bloqueio está associado a melhora da função sistólica intrínseca e decréscimo no volume ventricular. O uso de betabloqueadores parece restaurar o número e a sensibilidade dos receptores beta-1-adrenérgicos na superfície do miocárdio, modulando de maneira benéfica a resposta do coração ao estímulo simpático sistêmico.

Benefícios clínicos produzidos pelos betabloqueadores incluem redução na mortalidade e nas hospitalizações relacionadas com a IC na insuficiência cardíaca crônica.

Efeitos adversos da estimulação adrenérgica

A atividade nervosa adrenégica aumentada pode influenciar o remodelamento crônico do miocárdio, por afetar a evolução da insuficiência miocárdica por efeitos prejudiciais diretos da NA sobre receptores adrenérgicos localizados em vários tipos de células cardíacas, incluindo miócitos cardíacos e fibroblastos. A estimulação crônica dos receptores beta-adrenérgicos ou da via da AMP cíclico subjacente à qual eles estão acoplados acarreta a morte de miócitos cardíacos por apoptose.

SISTEMA ENDOTELINA

A endotelina (ET) é um peptídeo de 21 aminoácidos produzido pelo endotélio. Múltiplas moléculas sinalizadoras, incluindo angiotensina II, NA, vasopressina arginina (VPA), IL-1, estimulam a produção de ET, a qual, por ativação dos receptores da endotelina A, causa vasoconstrição na musculatura lisa. A ET também tem um potencial mitogênico e de estimular o crescimento, podendo, portanto, contribuir para o remodelamento cardíaco e vascular. Ela também serve para estimular o SRAA e aumentar a ativação de fibroblastos cardíacos. O bloqueio dos receptores desses agonistas tem se mostrado eficaz em pacientes e em modelos experimentais de IC.[8] Embora esses agentes ainda não tenham sido aprovados para uso clínico, eles representam uma área promissora para o futuro.

Estudos têm sugerido que o aumento na ET plasmática é importante preditor de prognóstico na IC.

CITOCINAS PROINFLAMATÓRIAS

Em adição à ativação neuro-humoral, um número de citocinas proinflamatórias, incluindo TNF-α e IL-1β, está aumentado na IC. O TNF-α é produzido em consequência da sobrecarga de volume e produz respostas inflamatórias sistêmicas e locais (coração). A primeira inclui caquexia e miopatia da musculatura esquelética, que é característica da IC, e a última causa inflamação miocárdica, proliferação celular e apoptose, contribuindo assim para o remodelamento ventricular e a progressão da falência cardíaca. Além disso, a liberação de TNF-α e outras citocinas no coração pode ativar a óxido nítrico (NO) sintetase, uma enzima que aumenta a produção de NO, uma substância que pode diminuir a função miocárdica (Figura 2.3).[4]

MECANISMOS HORMONAIS PROTETORES E ANTI-INFLAMATÓRIOS

Dois mecanismos devem ser citados como eixos que são ativados para se contrapor às diversas ações deletérias citadas previamente. Por um lado, a sobrecarga de volume com consequente estiramento dos miócitos desencadeia a síntese de fatores natriuréticos, como o peptídeo natriurético A (ANP), o peptídeo natriurético B (BNP) e o peptídeo natriurético C (CNP). O ANP, que causa vasodilatação e natriurese, é armazenado principalmente no átrio direito e liberado em resposta ao aumento de distensão atrial. O BNP é armazenado principalmente no miocárdio ventricular e pode ser responsável, ainda que menos do que o ANP, por alterações nas pressões de enchimento ventricular. O CNP encontra-se na vasculatura, mas seu papel fisiológico permanece pouco conhecido. Em pacientes com IC, tanto os níveis de ANP como os de BNP estão elevados no plasma. Nesses mesmos pacientes, o conteúdo atrial de ANP não se altera e o conteúdo de BNP e CNP eleva-se, respectivamente, mais de dez vezes e duas a três vezes. De fato, níveis elevados de BNP em pacientes com IC estão associados à sobrecarga de volume.[16]

No estudo SOLVD, o nível de ANP plasmático elevou-se mesmo em pacientes assintomáticos e elevou-se ainda mais em pacientes com sintomas.[19]

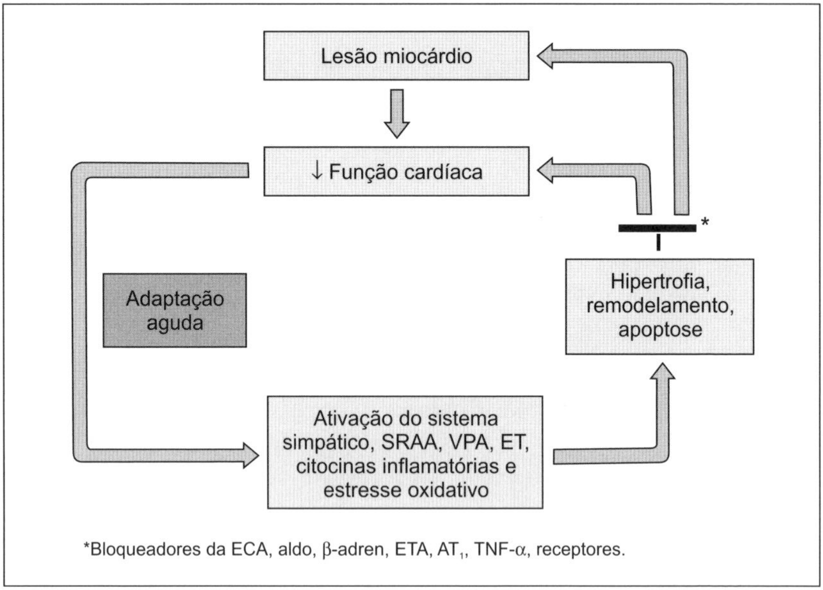

Figura 2.3 ■ Função cardíaca, sistemas neuro-humorais e citocinas. A lesão miocárdica, por muitas razões, pode deprimir a função cardíaca, o que ativa o sistema simpático adrenal, o SRAA e a elaboração de ET, VPA e citocinas, como o TNF-α. Na insuficiência de ventrículo esquerdo aguda, essa adaptação tende a manter a pressão arterial e a função cardíaca. Na falência cardíaca crônica, elas causam remodelamento hipertrófico e apoptose, o qual causa adicional lesão miocárdica e diminuição da função cardíaca. A linha horizontal direita (*) mostra que as influências mal-adaptativas crônicas podem ser inibidas por inibidores da ECA, betabloqueadores, bloqueador do receptor 1 da angiotensina (AT_1), antagonistas da aldosterona (Aldo) e bloqueadores do receptor ET (ETA).

Como contraponto à ação deletéria exercida por citocinas proinflamatórias, sendo o TNF-α o exemplo mais marcante, a síntese aumentada da IL-10 procura estabelecer um parâmetro de balanceamento a esses efeitos, pois foi demonstrado *in vitro* que essa citocina é capaz de inibir a síntese do TNF-α pelas células inflamatórias de pacientes com IC.

PADRÕES DE REMODELAMENTO VENTRICULAR

O remodelamento ventricular, compreendendo alterações na massa, no volume, na forma e na composição, constitui um dos principais mecanismos pelos quais o coração compensa uma carga aumentada (Figura 2.4). Grossman e cols. estudaram os estresses de parede sistólico e diastólico em indivíduos normais e em pacientes com sobrecarga crônica de pressão e de volume do ventrículo esquerdo, que estavam compensados e não apresentavam IC. A massa ventricular esquerda aumentou de maneira aproximadamente igual tanto no grupo com sobrecarga de pressão como naquele de sobrecarga de volume. Houve aumento subs-

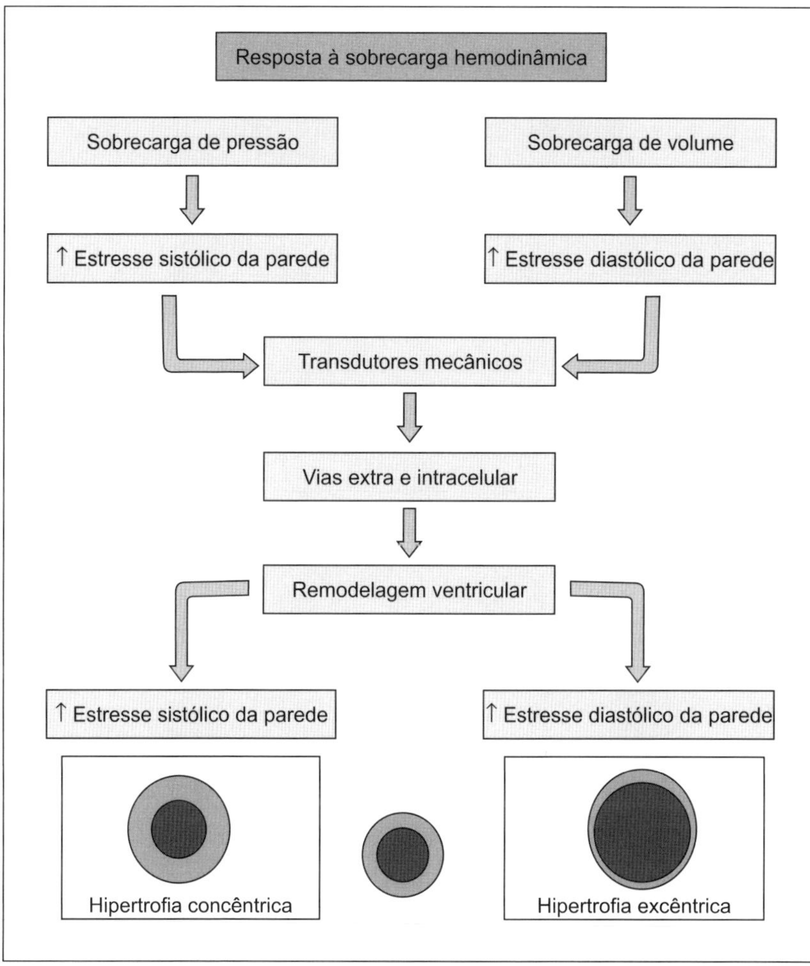

Figura 2.4 ■ Padrões de remodelamento ventricular.

tancial na espessura da parede no grupo com sobrecarga de pressão, mas apenas ligeiro aumento na espessura da parede nos ventrículos com sobrecarga de volume, o qual foi suficiente apenas para contrabalançar o raio aumentado, de modo que a razão da espessura da parede para o raio permaneceu normal nos pacientes com hipertrofia por sobrecarga de volume. Entretanto, essa razão aumentou substancialmente nos pacientes com hipertrofia por sobrecarga de pressão, nos quais houve espessamento desproporcional da parede ventricular. Desse modo, foi observado que, quando o estímulo à hipertrofia advém da sobrecarga de pressão, o consequente aumento no estresse sistólico na parede acarreta a replicação paralela das miofibrilas e o encurtamento de miócitos individuais, o que, no órgão, é denominado hipertrofia "concêntrica". Por outro lado, quando o estímulo primário é a sobrecarga de volume ventricular, o estresse diastólico aumentado na parede acarreta a replicação de sarcômeros em série, o alongamento dos miócitos e a dilatação ventricular. O ventrículo com sobrecarga de volume torna-se mais esférico e essa alteração na forma pode distorcer a geometria do músculo papilar e, consequentemente, causar regurgitação mitral funcional.

Em indivíduos compensados, tanto a sobrecarga de volume como a sobrecarga de pressão alteram a geometria ventricular e a espessura da parede, de modo que o estresse sistólico não se altera muito. A sobrecarga de pressão e a sobrecarga de volume acarretam fenótipos celulares distintos em nível molecular, com padrões diferentes de ativação de genes para diversos fatores de crescimentos peptídicos. Essa heterogeneidade em nível celular reflete presumivelmente diferenças na maneira pela qual dois tipos de sobrecarga hemodinâmica ativam vias de sinalização.

TRANSIÇÃO PARA A IC

Quando o ventrículo é submetido a estresse, o desempenho cardíaco é mantido inicialmente pelos mecanismos adaptativos agudos (compensatórios), como retenção de sal, vasoconstrição, estimulação simpática etc. No entanto, quando a sobrecarga hemodinâmica é grave e prolongada, a contratilidade miocárdica é deprimida. Sugere-se que, mesmo com a possibilidade de uma hipertrofia deficiente, a diminuição na contração também se deve a uma depressão da contratilidade intrínseca do miocárdio, sendo, muitas vezes, observada uma redução do encurtamento miocárdico intramural.

MECANISMOS MOLECULARES DE REMODELAMENTO E INSUFICIÊNCIA MIOCÁRDICOS

O remodelamento miocárdico e a transição da hipertrofia compensada para a insuficiência miocárdica envolvem um complexo de eventos nos níveis moleculares e celulares. Esses eventos incluem crescimento ou hipertrofia dos miócitos, alterações no fenótipo dos miócitos em consequência da reexpressão de programas genéticos fetais e da expressão diminuída de programas genéticos adultos, alterações na expressão ou na função, ou em ambas, de proteínas envolvidas no acoplamento excitação-contração e na contração, morte de miócitos causada por necrose e por apoptose, alterações na matriz extracelular (MEC) e anormalidades energéticas. Juntos, esses eventos acarretam alterações na estrutura (p. ex., aumento na massa miocárdica, dilatação de câmaras) e na função do miocárdio (alteração da função sistólica ou diastólica, ou de ambas), que levam, com frequência, a um grau maior de disfunção do bombeamento e sobrecarga hemodinâmica.[8] Entre os estímulos para essas alterações estão a tensão mecânica nos miócitos, neuro-hormônios (NA, angiotensina etc.), citocinas inflamatórias (TNF-α), os fatores de crescimento e as espécies de oxigênio reativas (superóxido, NO), os quais estão aumentados em resposta à insuficiência circulatória e à sobrecarga de pressão.

PERDA DE MIÓCITOS

A alteração da função contrátil do miocárdio pode ser decorrente de diminuição do número de miocitos viáveis inteiramente funcionais, diminuição na função desses miócitos ou, ainda, da combinação desses dois fatores. A perda de miócitos pode ocorrer por dois fatores: necrose e/ou apoptose.

A necrose (falta de oxigênio ou energia) pode ser localizada, como em um infarto, ou difusa, em uma cardiomiopatia dilatada. É importante lembrar que em um miocárdio remodelado a reserva coronariana, juntamente com a densidade capilar, está reduzida e pode acarretar isquemia difusa (mais grave no subendocárdio). Essa isquemia poderá causar a morte celular e a substituição fibrosa do tecido, prejudicando a função do coração e acelerando a IC.

A apoptose, em contraste com a necrose, é um processo que depende de energia e na qual um programa genético específico acarreta a ativação de uma cascata molecular que causa a degradação do DNA nuclear. Comum em células sanguíneas e em epitélio do trato digestivo, acreditava-se que a apoptose não poderia fazer parte do ciclo celular do miocárdio em virtude de serem esses pacientes uniformemente considerados portadores de diferenciação terminal; no entanto, houve relatos demonstrando a apoptose miocárdica em miocárdio humano com insuficiência miocárdica, sobrecarga hemodinâmica e infarto do miocárdio. Havendo vários fatores que podem reconhecidamente desencadear a apoptose, como presença ou aumento de catecolaminas agindo por meio de receptores beta-adrenérgicos, angiotensina II, espécies de oxigênio reativas, NO, citocinas inflamatórias e tensão mecânica, não se conhece o papel da apoptose na transição para IC. Como tanto a angiotensina II como as catecolaminas têm um papel nesse processo, fármacos que inibam ou alterem a formação desses (como os IECA) podem ter sucesso no tratamento da IC.

A insuficiência cardíaca (IC) é a via final comum da maioria das doenças que acometem o coração, sendo um dos mais importantes desafios clínicos atuais na área da saúde. Trata-se de um problema epidêmico em progressão.[20]

REFERÊNCIAS BIBLIOGRÁFICAS

1. Libby P, Braunwald's heart diseases: a textbook of cardiovascular medicine. 8. ed. Elsevier, 2010.
2. Goldman L, Ausiello D (eds.). Cecil medicine. 23. ed. Philadelphia: Saunders, 2008.
3. Brady P, Terzic A. Essencials of cellular heart failure. In: Murphy JG (ed.). Mayo Clinic Cardiology Review. 2. ed. Philadelphia: Lippincott Williams & Wilkins, 2000:93-8.

4. Braunwald E, Bristow MR. Congestive heart failure: fifty years of progress. Circulation 2000; 102:IV-14-IV-23.
5. Bristow MR. Why does the myocardium fail? Insights from basic science. Lancet 1998; 352(Suppl. I):8-14.
6. Mulder P, Richard V, Derumeaux G et al. Role of endogenous endothelin in chronic heart failure: effect of long-term treatment with an endothelin antagonist on survival, hemodynamics, and cardiac remodeling. Circulation 1997; 96:1976-82.
7. Bryant D, Becker L, Richardson J et al. Cardiac failure in transgenic mice with myocardial expression of tumor necrosis factor-α. Circulation 1998; 97:1375-81.
8. Clavell AL, Burnett JC. Cardiovascular reflex and humoral control of the circulation. In: Murphy JG (ed.). Mayo Clinic Cardiology Review. 2. ed. Philadelphia: Lippincott Williams & Wilkins, 2000:21-6.
9. Francis GS, Chon JN, Johnson G et al., for the V-HeFT VA cooperative Studis Group. Plasma norepinephrine, plasma renin activity, and congestive heart failure: relation to survival and the effects of therapy in V-HeFT. Circulation 1993; 83(Suppl. IV):IV-40-48.
10. Bristow MR. Mechanism of action of beta-blocking agents in heart failure. Am J Cardiol 1997; 80(11A):26L-40L.
11. Packer M, Bristow MR, Cohn JN et al. Effect of carvedilol on morbidity and mortality in patients with chronic heart failure. N Engl J Med 1996; 334:1349-55.
12. Effect of metoprolol CR/XL in chronic heart failure: metoprolol CR/XL. Randomized Intervention Trial in Congestive Heart Failure (MERIT-HF). Lancet 1999; 353:2001-7.
13. Bristow MR. β-Adrenergic receptor blockade in chronic hart failure. Circulation 2000; 101:558-69.
14. Packer M, Caspi A, Charlon V et al. Multicenter, double-blind, placebo-controlled study of long term endothelin blockade with bosentan in chronic heart failure: results of the REACH-1 trial. Circulation 1998; 98 (Suppl. I):I-3.
15. Thibonnier M, Kilani A, Rahmm M et al. Effects of nonpeptide V(1) vasopressin receptor antagonist SR 49059 in hypertensive patients. Hypertension 1999; 34:1293-300.
16. Tulevski II, Groenink M, van Der Wall EE et al. Increased brain and atrial natriuretic peptides in patients with chronic right ventricular pressure overload: correlation between plasma neurohormones and right ventricular dysfunction. Heart 2001; 86:27-30.
17. Bolger AP, Sharma R, von Haehling et al. Effect of interleukin-10 on the production of tumor necrosis factor-alpha by peripheral blood mononuclear cells from patients with chronic heart failure. Am J Cardiol 2002; 90:384-9.
18. The RALES study (randomized aldactone evaluation study).
19. The Studies of Left Ventricular Dysfunction (SOLVD).
20. III Diretriz Brasileira de Insuficiência Cardíaca Crônica.

Capítulo 3

Sinais e Sintomas em Insuficiência Cardíaca

Domingos Vitola
Marcelo Trombka
Willian Roberto Menegazzo

INTRODUÇÃO

Insuficiência cardíaca (IC) pode ser definida como a impossibilidade de o ventrículo, por alterações estruturais ou funcionais, bombear sangue de acordo com as necessidades metabólicas do organismo ou que para isso ele deva valer-se de pressões de enchimento aumentadas. Isso se deve ao esvaziamento ventricular inadequado (IC sistólica) ou a um déficit de relaxamento, quando seu enchimento encontra-se prejudicado (IC diastólica).

A clássica definição de Packer[1] conceitua IC como uma síndrome clínica complexa caracterizada por anormalidades de função ventricular esquerda e de regulação neuro-hormonal, acompanhadas por intolerância aos esforços, retenção hídrica e longevidade reduzida. Nessa definição, encontram-se as razões mais frequentes da procura por atendimento médico dos portadores dessa patologia: a intolerância aos esforços, causada por dispneia e fadiga, e o edema, localizado eminentemente em membros inferiores e mais evidente ao final do dia.

Essa síndrome cardiovascular pode apresentar-se com uma variedade de sinais e sintomas, os quais serão abordados neste capítulo. Eles decorrem principalmente da congestão venosa pulmonar e/ou sistêmica secundária à diminuição no débito cardíaco, associada a retenção renal de fluidos, o que aumenta o volume do líquido extracelular.[2]

O aparecimento das manifestações clínicas depende de muitos fatores, como a idade do paciente, o nível de comprometimento cardíaco, a velocidade do desenvolvimento da síndrome, a ativação de mecanismos compensatórios neuro-hormonais e o remodelamento cardíaco.[3]

Os sinais e sintomas de IC costumam ser divididos naqueles ligados diretamente ao coração e naqueles extracardíacos. No primeiro grupo encontram-se taquicardia, pulso alternante, ritmo de galope, hiperfonese de B2 no foco pulmonar, cardiomegalia, arritmias e convergência pressórica, enquanto o segundo grupo compreende dispneia, tosse, estertores finos, cianose, hepatomegalia, refluxo hepatojugular, astenia, fadiga e edema, entre outros.

A New York Heart Association (NYHA) desenvolveu uma classificação funcional da IC em que relaciona os sintomas e a quantidade de esforço necessária para seu aparecimento.[4] Esse preditor independente de sobrevida,[5] além de estimar a magnitude da limitação imposta pela doença, permite ao médico acompanhar sua evolução, bem como as respostas ao tratamento empregado (Quadro 3.1).

Quadro 3.1 ■ Classificação funcional da IC pela NYHA

Classe da IC	Descrição
I	Sem limitações de atividade física. Atividades físicas cotidianas não causam fadiga, palpitação, dispneia ou angina
II	Assintomáticos ao repouso. Leve limitação de atividade física. Atividades físicas cotidianas resultam em fadiga, palpitação, dispneia ou angina
III	Assintomáticos ao repouso. Grande limitação de atividade física. Atividades físicas menores que as cotidianas resultam em fadiga, palpitação, dispneia ou angina
IV	Sintomáticos ao repouso. Incapacidade de realizar qualquer atividade física sem sintomas, ortopneia, DPN e trepopneia. Se alguma atividade física é realizada, o desconforto aumenta

Adaptado da referência 4.
DPN: dispneia paroxística noturna.

É interessante lembrar a classificação elaborada por Goldman e cols.,[6] amplamente utilizada nos grandes ensaios de IC (Quadro 3.2). Ela se baseia na capacidade de realização de atividades com gasto metabólico conhecido, atingindo maior reprodutibilidade.

Quadro 3.2 ■ Escala de Goldman para IC

Classe	Escala de atividade específica
I	Capacidade de realizar completamente qualquer atividade que exija no mínimo 7 METS Carregar objetos de 36kg; realizar serviços externos com pás ou enxadas; praticar atividades esportivas como futebol, basquete, tênis e handebol; subir 10 lances de escada com objetos de até 11kg
II	Capacidade de realizar completamente qualquer atividade que exija entre 5 e 7 METS Realizar atividade sexual sem interrupção, praticar jardinagem, varrer, capinar, dançar, caminhar no plano a 6,5km/h
III	Capacidade de realizar completamente qualquer atividade que exija entre 2 e 5 METS Tomar banho sem interrupção, arrumar a cama, vestir-se, limpar janelas; jogar golfe ou boliche, caminhar até 4km/h
IV	Incapacidade de realizar completamente qualquer atividade física que exija mais de 2 METS, como as citadas acima

Adaptado da referência 6.
METS: equivalentes metabólicos.

Didaticamente, serão destacados os sinais e sintomas, separados naqueles com origem em câmaras esquerdas e em câmaras direitas, já que eles costumam ser característicos da insuficiência de cada um dos ventrículos (Quadro 3.3). Nem sempre é possível sua distinção completa, pois, apesar de terem mecanismos fisiopatológicos diferentes, em alguns casos apresentam manifestações clínicas semelhantes.

INSUFICIÊNCIA CARDÍACA ESQUERDA

A alteração na função do ventrículo esquerdo, seja primária ou secundária a infarto ventricular esquerdo, hipertensão, doenças nas valvas aórtica e mitral, miocardiopatia hipertrófica ou restritiva, entre outros, causa congestão venocapilar pulmonar, a principal responsável pelos sintomas.[7,8]

Dispneia

O edema pericapilar pulmonar estimula receptores justacapilares, os quais enviam estímulos ao encéfalo que geram como resposta alteração na amplitude e na frequência respiratória, além de aumento da atividade dos músculos respiratórios. Esses fatores, somados, levam a aumento do trabalho respiratório, o que resulta finalmente em fadiga desses músculos e sensação de falta de ar.[9] Existem diferentes tipos de dispneia:

- **Dispneia de decúbito ou ortopneia:** o retorno venoso aumentado nessa posição causa aumento da congestão pulmonar, resultando em dispneia.
- **Dispneia paroxística noturna:** durante o sono, a sensibilidade do centro respiratório está diminuída, sendo necessário um edema intersticial maior para que o desconforto se deflagre. O paciente acorda com dispneia de alta intensidade.
- **Dispneia de esforço.**
- **Respiração de Cheyne-Stokes:** ritmo respiratório cíclico de apneia, seguido de incursões respiratórias cada vez mais profundas que chegam a um pico máximo, com posterior decréscimo progressivo até nova apneia. Ocorre em casos de insuficiência cardíaca avançada.

Tosse

Relacionada ao esforço ou ao decúbito, também é decorrente da congestão pulmonar. Pode ser também efeito colateral do uso de inibidores da enzima conversora de angiotensina.

Estertores finos

Se audíveis nas bases pulmonares, representam um sinal precoce de congestão. São bilaterais ou ocorrem apenas no pulmão direito. No caso de edema agudo de pulmão, podem estar associados a roncos, sibilos e estertores bolhosos, com expectoração espumosa e sanguinolenta.

Taquicardia

Consiste na tentativa de manutenção do débito cardíaco pelo efeito da atividade adrenérgica compensatória. Quando acompanhada por uma terceira bulha, denomina-se ritmo de galope ventricular.

Palpitações

Relacionadas com o aumento da exigência cardíaca, como no exercício físico. O aumento da pressão atrial leva à ativação do sistema nervoso simpático, com aumento da frequência e do inotropismo cardíaco. Podem também estar relacionadas à extrassistolia supraventricular ou ventricular ou, ainda, a *flutter* ou fibrilação atrial, transitórios ou permanentes.

Sopro sistólico

Decorrente de regurgitação mitral secundária a dilatação ventricular, costuma ser holossistólico e mais bem audível em foco mitral, irradiando-se para a região axilar esquerda.

Frio, palidez, cianose das extremidades e febrícula

Decorrem da vasoconstrição periférica secundária à hiperatividade adrenérgica.

Fadiga e fraqueza

Ocorrem em virtude da hipoperfusão tecidual, principalmente da musculatura esquelética. O uso de betabloqueadores pode acentuar esses sintomas.

Edema

Mais importante na insuficiência cardíaca direita, é gerado, entretanto, pelo baixo débito cardíaco de uma insuficiência ventricular esquerda crônica, com elevação do fluido extracelular pela retenção renal de sódio e água. Em geral é simétrico, depressivo, nos pés ou tornozelos, aparecendo no fim do dia e diminuindo após o repouso. Em pacientes mantidos em decúbito por tempo prolongado, apresenta-se na região sacra.

Pulso alternante

Sucessão de uma contração ventricular forte e uma fraca, pode associar-se ao surgimento de B3 e ocorre em casos mais avançados.

Convergência pressórica

Ocorre em razão da diminuição na força de contração do ventrículo esquerdo (diminuição na pressão arterial sistêmica sistólica) e do aumento simultâneo na resistência vascular periférica por ação simpática (aumento na pressão arterial sistêmica diastólica).

Outros sintomas

Astenia, anorexia, irritabilidade, insônia e confusão mental.

INSUFICIÊNCIA CARDÍACA DIREITA

Resulta da hipertensão arterial pulmonar. Na maior parte das vezes, a disfunção ventricular direita é uma consequência da insuficiência ventricular esquerda, em que a elevação das pressões diastólica ventricular esquerda, da atrial esquerda e, por fim, das veias pulmonares causa a insuficiência ventricular direita. Quando isso ocorre, as formas mais graves de dispneia devidas à IC esquerda tendem a diminuir em decorrência da diminuição do débito ventricular direito.[7,8]

Sinais sistêmicos

- **Turgência jugular:** indicadora de hipertensão venosa central.
- **Hepatomegalia:** o fígado apresenta superfície lisa, borda romba, consistência diminuída ou inalterada e é doloroso à palpação. A compressão do quadrante superior direito do fígado provoca refluxo hepatojugular. Hepatomegalia congestiva grave pode ser acompanhada de esplenomegalia.[11]
- **Edema:** é resultante da congestão venosa aliada à ativação do sistema renina-angiotensina-aldosterona. É depressível, inelástico e indolor, aparecendo inicialmente em membros inferiores e sendo mais acentuado no final do dia.

- **Derrames cavitários:** ascite e derrame pleural. Ocorrem por mecanismos semelhantes ao edema.
- **Cianose periférica:** o retardo no tempo da circulação aumenta a retirada de oxigênio tissular.
- **Sopro sistólico:** corresponde à insuficiência tricúspide secundária à dilatação do ventrículo direito. Holossistólico, de alta frequência, com epicentro em área tricúspide. Aumenta com a inspiração profunda (manobra de Rivero-Carvallo) e especialmente com a manobra de Muller (inspiração com a glote fechada).
- **Oligúria:** decorrente da congestão. Pode ocorrer noctúria associada, causada pelo menor déficit do débito cardíaco no repouso e pela possibilidade de retomada parcial da função renal durante o sono.

Sinais e sintomas abdominais

- **Dor no hipocôndrio direito:** a congestão hepática leva à hepatomegalia e distensão da cápsula de Glisson.
- **Ascite:** a pressão aumentada nas veias hepáticas e peritoneais causa deslocamento de fluidos para o espaço peritoneal, podendo ocasionar dor abdominal difusa.
- **Diarreia:** devida à estase no trato intestinal.

Outros sinais e sintomas

Taquicardia, ritmo de galope ventricular, anorexia, náuseas, plenitude gástrica e constipação intestinal.

INSUFICIÊNCIA CARDÍACA CONGESTIVA

Corresponde à evolução natural de qualquer IC inadequadamente tratada. Encontram-se sinais e sintomas de insuficiência cardíaca direita e esquerda. Sinais que denotam insuficiência cardíaca grave podem aparecer, como:[7,8,10]

- Icterícia
- Rubor malar
- Caquexia

- Exoftalmia e pulsação sistólica visível dos olhos[12]
- Menor pressão de pulso
- Derrame pleural: geralmente bilateral, pode aparecer apenas no lado direito do tórax. Quando o derrame ocorre somente no hemitórax esquerdo, deve-se suspeitar de tromboembolismo pulmonar.

Quadro 3.3 ■ Manifestações clínicas comuns da insuficiência cardíaca

Característica clínica predominante	Sintomas	Sinais
Congestão/edema periférico	Dispneia Cansaço Fadiga Anorexia	Edema periférico Turgência jugular Edema pulmonar Hepatomegalia Ascite Sobrecarga de volume Caquexia
Edema pulmonar	Dispneia de repouso	Estertores ou crepitações pulmonares Derrame pleural Taquicardia Taquipneia
Choque cardiogênico	Confusão Fraqueza Sensação de frio	Má perfusão periférica (pele fria e sudorética) Pressão arterial sistólica < 90mmHg Oligúria ou anúria
HAS (IC hipertensiva)	Dispneia	HAS Hipertrofia de VE Fração de ejeção preservada
IC direita	Dispneia Fadiga Desconforto da congestão: dor em hipocôndrio direito, membros inferiores pesados, transtornos com a ascite	Evidência de disfunção de VD Turgência jugular Edema periférico Hepatomegalia Congestão intestinal

Adaptado da referência 13.
HAS: hipertensão arterial sistêmica; VE: ventrículo esquerdo; VD: ventrículo direito.

DIAGNÓSTICO

O diagnóstico de IC baseia-se na realização de uma minuciosa história clínica e em um exame físico cuidadoso. De acordo com os critérios de Framingham,[14] que apresentam sensibilidade de 92% e especificidade de 79%,[15] o diagnóstico é firmado na presença de dois critérios maiores ou de um critério maior e dois menores, nenhum deles atribuíveis a outra causa (Quadro 3.4).

Quadro 3.4 ■ Critérios de Framingham para IC

Critérios maiores	Critérios menores
Dispneia paroxística noturna	Edema bilateral nos tornozelos
Turgência jugular	Tosse noturna
Refluxo hepatojugular	Dispneia aos pequenos esforços
Edema pulmonar agudo	Hepatomegalia
Ritmo de galope ventricular (B3)	Taquicardia > 120bpm
Cardiomegalia à radiografia	Redução de um terço da capacidade vital em relação à máxima registrada
Estertores finos	Derrame pleural
Edema pulmonar, congestão visceral ou cardiomegalia na autópsia	
Perda de peso > 4,5kg após 5 dias de tratamento para IC	
Tempo de circulação > 25s	
Pressão venosa central > 16cm de água	

Adaptado da referência 14.

Contudo, o diagnóstico de IC não é obtido somente pela presença de história condizente e sinais e sintomas sugestivos, uma vez que muitas patologias podem mimetizar essas condições e, em um número considerável de pacientes, as formas de apresentação são atípicas e de difícil avaliação clínica. Destacam-se aqui indivíduos com doenças pulmonares, idosos, mulheres e obesos.

Assim sendo, para o diagnóstico correto são imprescindíveis evidências objetivas de disfunção cardíaca ao repouso. No eletrocardiograma encontram-se dados relevantes para o diagnóstico, inclusive etiológico, dessa síndrome. A radiografia de tórax, exame rápido e barato, fornece auxílio valoroso para elucidação diagnóstica. Cardiomegalia (índice cardiotorácico > 0,5) e sinais de congestão pulmonar (redistribuição vascular para os ápices, edema intersticial e/ou alveolar e derrame pleural) são achados sugestivos de IC.

O exame de maior acurácia para detectar disfunção, tanto sistólica como diastólica, é a ecodopplercardiografia,[13] a qual deve ser realizada, sempre que possível, na avaliação inicial de pacientes com IC,[16] já que também permite ao médico reconhecer o modelo fisiopatológico subjacente (IC sistólica × diastólica).

A avaliação laboratorial é uma ferramenta de apoio diagnóstico e de detecção de comorbidades. Recomenda-se a realização de hemograma, glicemia de jejum, creatinina, sódio e potássio séricos, além de exame qualitativo de urina em todos os pacientes. Exames adicionais são necessários em caso de condições clínicas específicas, como dosagem do TSH, principalmente em idosos e portadores de fibrilação atrial, perfil lipídico, na presença de doença coronariana ou história de dislipidemia, e sorologia para doença de Chagas, se houver perfil epidemiológico compatível. A mensuração do nível plasmático do peptídeo natriurético cerebral (BNP) vem sendo incorporada à prática médica, particularmente para o diagnóstico diferencial da dispneia aguda nas salas de emergência.

Os Capítulos 4 e 5 desta obra abordarão os pormenores dos principais exames complementares utilizados para fim diagnóstico.

Salienta-se ainda que, uma vez o diagnóstico sindrômico tenha sido feito, deve-se definir o diagnóstico etiológico, o que é possível em cerca de 90% dos casos.[17] A etiologia influencia sobremaneira o prognóstico desses pacientes e as implicações do tratamento.

O Quadro 3.5 ilustra a intensidade com que diversas variáveis estão ligadas à IC e como elas contribuem para o aumento ou a diminuição da suspeição diagnóstica.

O algoritmo mostrado na Figura 3.1, adaptado da III Diretriz Brasileira de Insuficiência Cardíaca,[16] representa a abordagem diagnóstica inicial para pacientes com sinais e sintomas compatíveis com IC.

Quadro 3.5 ■ Valores preditivos de diversas variáveis para o diagnóstico de IC

Avaliação diagnóstica	Presença de IC se presente	Ausência de IC se normal ou ausente
Sintomas compatíveis	++	++
Sinais compatíveis	++	+
Disfunção cardíaca no ecocardiograma (ECG)	+++	+++
Resposta de sinais e sintomas à terapia	+++	++
ECG normal		++
ECG alterado	++	+
ECG com arritmia	+++	+
BNP/NT-pró-BNP elevado	+++	+
BNP/NT-pró-BNP normal ou baixo	+	+++
Hiponatremia	+	+
Disfunção renal	+	+
Elevação leve de troponina	+	+
Congestão pulmonar	+++	+
Capacidade de exercício reduzida	+++	++
Testes de função pulmonar alterados	+	+

Adaptado da referência 1.

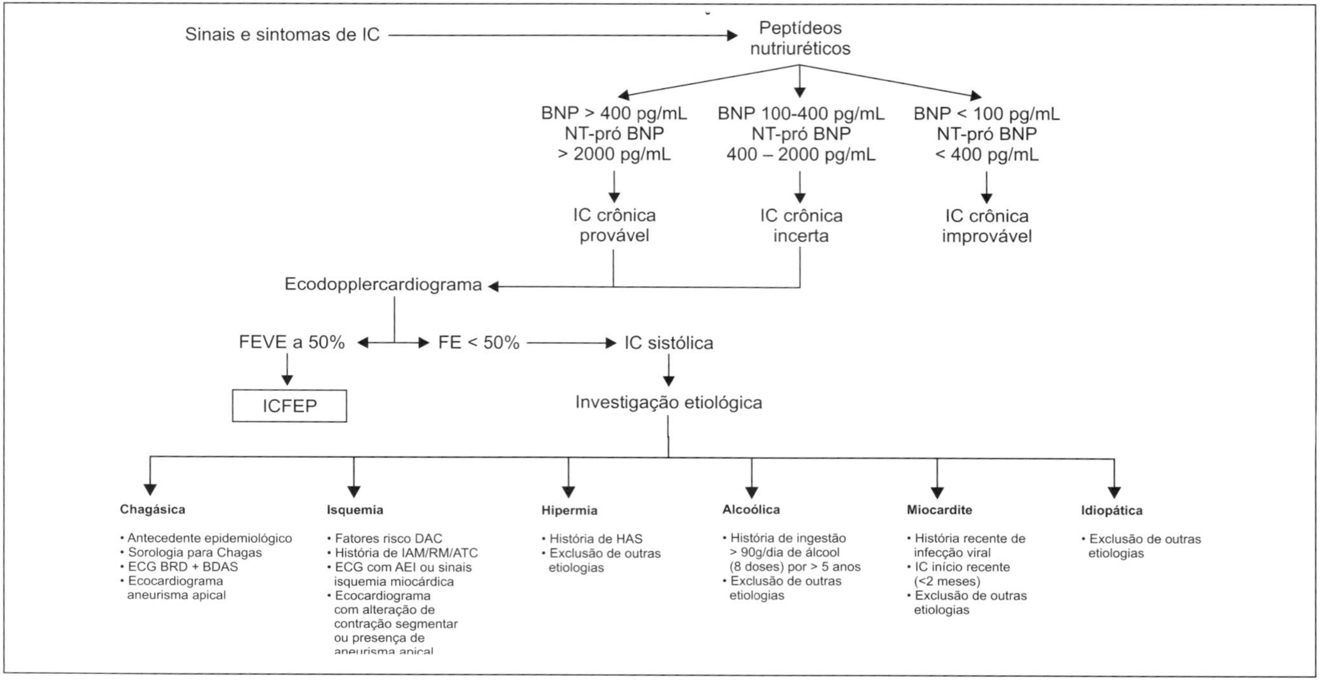

Figura 3.1 ■ Algoritmo para diagnóstico de IC. (Adaptada da referência 16.) BNP: peptídeo natriurético cerebral; FE: fração de ejeção; FEVE: fração de ejeção do ventrículo esquerdo; ICFEP: insuficiência cardíaca com fração de ejeção preservada; BRD: bloqueio de ramo direito; BDAS: bloqueio divisional anterossuperior; DAC: doença arterial coronariana; IAM: infarto agudo do miocárdio; RM: revascularização miocárdica; ATC: angioplastia transluminal percutânea; AEI: área eletricamente inativa; HAS: hipertenção arterial sistêmica.

REFERÊNCIAS BIBLIOGRÁFICAS

1. Parker M. Survival in patients with chronic heart failure and its potential modification by drug therapy. In: CJN. Drug treatment of heart failure. Secaucus, NJ: ATC International, 1988.
2. Navas JP, Martinez-Maldonado M. Pathophysiology of edema in congestive heart failure. Heart Dis Stroke 1993; 2(4):325-9.
3. Chatterjee K. Remodeling in systolic heart failure: therapeutic implications. Indian Heart J 2004; 56(2):99-109.
4. The Criteria Committee of the New York Heart Association. Nomenclature and Criteria for Diagnosis of Diseases of the Heart and Great Vessels. 9th ed. Little, Brown and Co; 1994:253-6.
5. Rector TS, Cohn JN. Prognosis in congestive heart failure. Annu Rev Med 1994; 45:341-50.
6. Goldman L et al. Comparative reproducibility and validity of systems for assessing cardiovascular functional class: advantages of a new specific activity scale. Circulation 1981; 64(6):1227-34.
7. Libby P, Bonow RO, Mann DL, Zipes DP. Braunwald's Heart Disease: A Textbook of Cardiovascular Medicine. 8th ed. Philadelphia: Elsevier Science, 2007.
8. Porto CC. Semiologia médica. Rio de Janeiro: Guanabara Koogan, 2009.
9. Chua TP et al. Clinical correlates and prognostic significance of the ventilatory response to exercise in chronic heart failure. J Am Coll Cardiol 1997; 29(7):1585-90.
10. Blinderman CD et al. Symptom distress and quality of life in patients with advanced congestive heart failure. J Pain Symptom Manage 2008; 35(6):594-603.
11. O'Reilly RA. Splenomegaly at a United States County Hospital: diagnostic evaluation of 170 patients. Am J Med Sci 1996; 312(4):160-5.
12. Polska E et al. Choroidal microcirculation in patients with rotary cardiac assist device. J Heart Lung Transplant 2007; 26(6):572-8.
13. Dickstein K et al. ESC Guidelines for the diagnosis and treatment of acute and chronic heart failure 2008: the Task Force for the Diagnosis and Treatment of Acute and Chronic Heart Failure 2008 of the European Society of Cardiology. Developed in collaboration with the Heart Failure Association of the ESC (HFA) and endorsed by the European Society of Intensive Care Medicine (ESICM). Eur Heart J 2008; 29(19):2388-442.
14. Ho KK et al. The epidemiology of heart failure: the Framingham Study. J Am Coll Cardiol 1993; 22(4 Suppl. A):6A-13A.
15. Maestre A et al. Diagnostic accuracy of clinical criteria for identifying systolic and diastolic heart failure: cross-sectional study. J Eval Clin Pract 2009; 15(1):55-61.
16. Bocchi EA et al. III Brazilian Guidelines on Chronic Heart Failure. Arq Bras Cardiol 2009; 93(1 Suppl. 1):3-70.
17. Johnstone D et al. Clinical characteristics of patients in studies of left ventricular dysfunction (SOLVD). Am J Cardiol 1992; 70(9):894-900.
18. Mueller C et al. Emergency diagnosis of congestive heart failure: impact of signs and symptoms. Can J Cardiol 2005; 21(11):921-4.
19. Jessup M, Brozena S. Heart failure. N Engl J Med 2003; 348(20):2007-18.

Capítulo 4

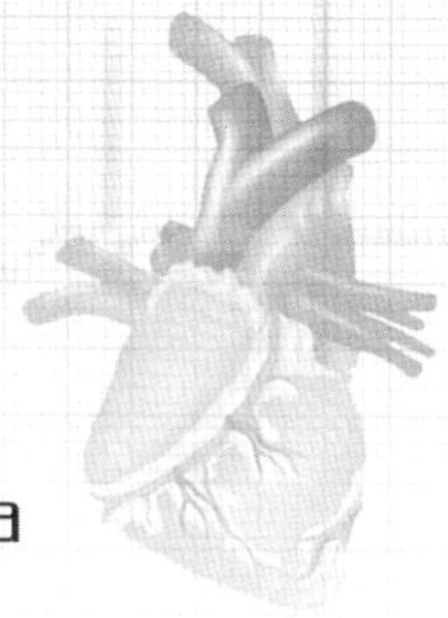

Diagnóstico Diferencial da Dispneia

Waldo Mattos
Nicoli Taiana Henn

INTRODUÇÃO

Dispneia é uma experiência subjetiva de desconforto respiratório que consiste em sensações qualitativamente distintas que variam em intensidade, decorrendo de uma deterioração na função respiratória.[1,2] Sistemas sensoriais, entre os quais quimiorreceptores periféricos e centrais, receptores no trato respiratório e nos músculos respiratórios, além de outras aferências, regulam o processo da ventilação, fornecendo informações ao centro respiratório no sistema nervoso central. A dispneia resulta da dissociação entre a atividade motora respiratória central e a informação aferente recebida desses receptores.[3]

A dispneia é uma causa comum de busca por atendimento médico,[4] com um pico de incidência, como queixa principal, entre a quinta e sexta décadas de vida.[2] Corresponde a 3,5% das causas de procura por atendimento em sala de emergência.[5] Na maioria das vezes, a dispneia é causada por doenças cardiopulmonares, as quais, muitas vezes, ocorrem de modo concomitante, o que pode dificultar a elaboração diagnóstica. Mulheres parecem ter o sintoma mais frequentemente do que homens.[3] Durante a gestação, 15% das mulheres referem dispneia no primeiro trimestre, 50% no segundo e 75% no terceiro trimestre.[6] Indivíduos saudáveis, apesar de obesos ou descondicionados fisicamente, também podem ser acometidos, bem como pacientes idosos, devido ao processo de envelhecimento que deteriora a função pulmonar e acarreta diminuição progressiva da elasticidade e força dos músculos respiratórios e aumenta a rigidez da parede torácica.[3]

A primeira dificuldade no tratamento desses pacientes pode ser diferenciar a dispneia causada por doença orgânica da dispneia funcional, causada por ansiedade e fatores emocionais, a qual, no estudo de DePaso e cols.,[7] correspondeu a 20% dos casos de dispneia crônica. Ademais, a identificação de um distúrbio emocional, como a síndrome do pânico, não exclui a possibilidade de doença cardiopulmonar concomitante.

Na avaliação inicial é fundamental determinar se o sintoma tem apresentação aguda, definida pela duração inferior a 30 dias, ou crônica, pois o diagnóstico diferencial inclui causas distintas (Quadro 4.1) e probabilidades diferentes para as doenças causais.[2] A história e o exame físico geralmente fornecem importantes indícios para o diagnóstico (Quadro 4.2) e devem orientar a investigação. A presença de ortopneia ou dispneia paroxística noturna favorece bastante a existência de causa orgânica. Embora esses achados sugiram insuficiência cardíaca (IC), deve ser lembrado que podem também estar presentes em pacientes com asma, doença pulmonar obstrutiva crônica (DPOC) e paralisia diafragmática bilateral.[8] Platipneia pode ocorrer em pacientes pneumonectomizados,[9,10] portadores de neoplasia de vias aéreas superiores,[11] pericardite constritiva,[12] forame oval patente[13] e cirrose com *shunt* arteriovenoso pulmonar.[14]

No estudo de Pratter e cols.,[15] o diagnóstico correto foi antecipado com base na avaliação clínica em 66% dos casos, o que demonstra a importância da história e do exame físico, mas também a necessidade de uma avaliação complementar sistematizada para melhorar a abordagem diagnóstica. No estudo de DePaso e cols.,[7] as causas mais comuns de dispneia inexplicada com duração superior a 1 mês, após avaliação inicial com história, exame físico, radiografia do tórax e espirometria, foram doenças do trato respiratório (principalmente doenças obstrutivas), doenças cardíacas, hiperventilação, refluxo gastroesofágico, doenças da tireoide e descondicionamento físico. Considera-se que a investigação complementar inicial deve incluir: hemograma, eletrocardiograma (ECG), radiografia do tórax, espirometria e oximetria digital.[2] Podem ser ainda adicionados nessa etapa a dosagem sérica dos dímeros-D ou do peptídeo natriurético (PN), principalmente para pacientes com dispneia aguda. Quando o diagnóstico ainda não é óbvio, uma investigação adicional, orientada pelos dados clínicos, deve ser implementada: ecocardiografia, Holter, testes de função pulmonar com medida dos volumes pulmonares e capacidade de difusão ao monóxido de carbono, gasometria arterial, tomografia computadorizada do tórax ou cintilografia pulmonar. Em uma terceira etapa de investigação, podem ser necessários: cateterismo cardíaco, teste de exercício cardiopulmonar, broncoscopia, pHmetria esofagiana ou biópsia pulmonar.[2]

Pode ser considerada a existência de três grandes grupos de causas de dispneia: cardíaca, pulmonar e não cardiopulmonar.

DISPNEIA DE CAUSA CARDÍACA

A impressão diagnóstica pela avaliação clínica demonstra bons resultados quando a suspeita é de IC. No estudo de Wang e cols.,[16] o diagnóstico clínico mostrou sensibilidade de 61%, especificidade de 86%, razão de verossimilhança para diagnosticar IC de 4,4 (1,8 a 10) e para excluir IC de 0,45 (0,28 a 0,73). A identificação de algumas doenças na história médica do paciente, como IC, doença arterial coronariana e infarto do miocárdio, pode aumentar a probabilidade do diagnóstico de disfunção cardíaca como causa da dispneia, embora, infrequentemente, a síndrome coronariana aguda, particularmente em idosos, possa apresentar-se, no início, unicamente como dispneia. Detecção de hipertensão também pode ser útil, demonstrando especificidade de 56% e sensibilidade de 60%.[16] Na ausência dessas doenças, torna-se menos provável que o médico esteja diante de uma exacerbação de IC.

Na avaliação dos sintomas, a identificação de dispneia paroxística noturna, ortopneia e dispneia aos esforços é importante indicador semiológico, cuja valorização é relevante tanto quando estão presentes como quando ausentes, indicando maior ou menor probabilidade

Quadro 4.1 ■ Causas de dispneia

Aguda	Crônica
Cardíaca Insuficiência cardíaca Doença arterial coronariana Arritmia Pericardite Infarto agudo do miocárdio Miocardite	**Cardíaca** Insuficiência cardíaca Doença arterial coronariana Arritmia Pericardite Valvulopatia
Pulmonar DPOC Asma Pneumonia Pneumotórax Derrame pleural Embolia pulmonar Doença pulmonar intersticial (pneumonia de hipersensibilidade) Edema pulmonar Bronquiolite	**Pulmonar** DPOC Asma Doença pulmonar intersticial (fibrose pulmonar idiopática e outras) Derrame pleural Neoplasia Bronquiectasias Tromboembolismo Hipertensão pulmonar
Não cardiopulmonar Anemia Doença do refluxo gastroesofágico Psicogênica (pânico, ansiedade) Epiglotite Aspiração de corpo estranho Laringite Intoxicação por medicamentos (AAS) Acidose metabólica	**Não cardiopulmonar** Psicogênica (pânico, ansiedade, hiperventilação) Descondicionamento físico Obesidade Anemia Doença do refluxo gastroesofágico Causa metabólica (acidose, uremia) Cirrose hepática Doença da tireoide Doença neuromuscular (miastenia grave, esclerose lateral amiotrófica) Deformidade da parede torácica (cifoescoliose) Obstrução de via aérea (estenose traqueal, doença laríngea)

AAS: ácido acetilsalicílico.

Quadro 4.2 ■ Pistas do diagnóstico para o clínico

Sibilância recorrente, expiração prolongada, desencadeada por "gatilhos", rinite alérgica	Asma
Uso de musculatura acessória com ou sem ortopneia, pontos de ancoragem, tórax em barril, expiração prolongada, respiração com lábios semicerrados, diminuição do murmúrio vesicular, história de tabagismo	DPOC
Dispneia súbita, fatores de risco para TVP	Embolia pulmonar
Tosse intensa, sibilos localizados	Aspiração de corpo estranho
Pneumonias de repetição	Câncer de pulmão, bronquiectasias, aspiração
Imunossupressão	Doenças oportunistas
Exposição a poeiras inorgânicas	Pneumoconioses
Exposição a poeiras orgânicas	Pneumonite de hipersensibilidade
Dispneia progressiva, tosse seca, estertores teleinspiratórios, hipocratismo digital	Fibrose pulmonar idiopática
P2 hiperfonética e elevação na área do ventrículo direito	Hipertensão pulmonar
Ausência ou redução do murmúrio vesicular	Derrame pleural, pneumotórax, atelectasia
Dispneia pós-prandial	Refluxo gastroesofágico, aspiração, alergia a alimento
Suspiros, história de ansiedade/transtornos psiquiátricos, pânico	Hiperventilação
Ortopneia sem uso da musculatura acessória, edema, B3, estertores finos, dispneia paroxística noturna, DAC prévia ou HAS	ICC
Dispneia súbita como único sintoma	TEP, pneumotórax
Dispneia com estridor	Angioedema, anafilaxia, epiglotite, corpo estranho, estenose traqueal
Tabagismo, síndrome de Marfan, história familiar de pneumotórax	Pneumotórax
Dispneia e febre	Infecção, pneumonite de hipersensibilidade, intoxicação por AAS
Dispneia com hemoptise	TEP, neoplasia pulmonar, tuberculose

TVP: trombose venosa profunda; DAC: doença arterial coronariana; HAS: hipertensão arterial sistêmica; ICC: insuficiência cardíaca congestiva; TEP: tromboembolismo pulmonar; AAS: ácido acetilsalicílico.

do diagnóstico de IC, com sensibilidades de 41%, 50% e 84% e especificidades de 84%, 77% e 34%, respectivamente. O exame físico também é capaz de prover informações valiosas para o diagnóstico de IC, especialmente o encontro de uma terceira ou quarta bulha, as quais detêm especificidades de 99% e 97%, respectivamente. Entretanto, por ter sensibilidade muito baixa (13%), não é possível excluir o diagnóstico de IC na ausência de terceira bulha. Turgência jugular, estertores pulmonares, edema de membros inferiores e identificação de sopro também são ferramentas semiológicas úteis, pois aumentam ou diminuem a probabilidade de exacerbação de IC como causa de dispneia, tanto quando presentes como quando ausentes. As sensibilidades desses achados foram de 39%, 60%, 50% e 27%, respectivamente, e as especificidades, 92%, 78%, 78% e 90%, respectivamente.[16] O deslocamento do impulso apical também atua como indicador de disfunção cardíaca.[2] Já a distensão da vasculatura venosa cervical pode ocorrer em casos de *cor pulmonale*.[17] A presença de sibilos recorrentes desfavorece o diagnóstico de causa cardíaca;[16] entretanto, não deve ser utilizada como indicador de exclusão, pois pode ser observada na IC ("asma cardíaca").[18]

Outros achados importantes são encontrados na radiografia de tórax e no eletrocardiograma (ECG). Na avaliação radiográfica, congestão venosa pulmonar com a inversão craniocaudal da distribuição circulatória, sinais de edema intersticial, edema alveolar, cardiomegalia e derrame pleural têm sensibilidades de 54%, 34%, 6%, 74% e 26%, respectivamente, e especificidades de 96%, 97%, 99%, 78% e 92%, respectivamente.[16] A radiografia de tórax possibilita, também, a identificação de outras causas de dispneia, tornando-se um teste diagnóstico fundamental na abordagem inicial do paciente.

O ECG é outra ferramenta que pode identificar dados importantes: fibrilação atrial, alterações da repolarização ventricular ou outras anormalidades. A sensibilidade e a especificidade desses achados para a presença de IC são de 26% e 93%, 24% e 92%, 50% e 78%, respectivamente. Além disso, um ECG normal contribui para a exclusão de IC como causa da dispneia, com uma razão de verossimilhança de 0,64 (0,47 a 0,88).[16] Embora o ECG possa identificar isquemia miocárdica, um ECG inicial não diagnóstico não é suficiente para descartar doença cardíaca ou infarto agudo do miocárdio (IAM) em pacientes avaliados em sala de emergência. Do mesmo modo, medida seriada dos biomarcadores (troponina e CPK-MB) é necessária quando se deseja excluir síndrome coronariana.

A ecocardiografia pode ser necessária em boa parte dos casos, pois, além de definir a existência ou não de IC (ecografia bidimensional demonstrou sensibilidade de 80% e especificidade de 100% para identificação de deterioração da função do ventrículo esquerdo (VE),[19] torna possível a identificação de anomalias cinéticas da parede, valvopatias, *shunts*, espessamento da serosa, anomalias na textura do miocárdio, disfunção ou aumento do ventrículo direito (VD) e doença pericárdica.[20] Contudo, muitos locais não dispõem desse recurso no momento da avaliação do paciente e possíveis dificuldades de ordem técnica podem dificultar sua execução. É importante salientar que alguns pacientes com manifestações clínicas de IC podem ter disfunção diastólica com função sistólica preservada.[2]

A mensuração do nível sérico do peptídeo natriurético (PN), um neuro-hormônio sintetizado pelos miócitos, é uma ferramenta diagnóstica útil, especialmente na avaliação do paciente com dispneia aguda, para excluir a presença de exacerbação de IC. O PN é liberado para a circulação em resposta a uma elevação na tensão na parede ventricular com aumento de volume e sobrecarga pressórica.[18] Primeiro ocorre a secreção do pró-hormônio, sendo este posteriormente clivado em peptídeo natriurético cerebral (BNP), a molécula biologicamente ativa, e pró-hormônio BNP N-terminal (pró-BNP-NT), a inativa,[21] os quais podem ser medidos e demonstraram ter acurácia semelhante para o diagnóstico de insuficiência cardíaca congestiva (ICC).[18]

O ponto de corte recomendado para interpretação do nível sérico do BNP é 100pg/mL. Para indivíduos com 75 anos ou mais, esse valor sobe para 250pg/mL. Para o pró-BNP-NT, os pontos de corte recomendados são separados por idade: 900 e 1.800pg/mL para indivíduos com menos de 75 anos e com 75 anos ou mais, respectivamente.[18] Para exclusão do diagnóstico de IC descompensada, concentrações do pró-BNP-NT inferiores a 300pg/mL têm 98% de valor preditivo negativo. Esse valor de exclusão é independente da idade.[22] A necessidade de estratificação do ponto de corte por idade deve-se à maior prevalência de comorbidades capazes de afetar os níveis dos peptídeos em pessoas de maior idade, o que pode diminuir o desempenho do teste.[21-23] Na insuficiência renal (IR), podem ser utilizados os pontos de corte de 201 e 225pg/mL para o BNP quando a taxa de filtração glomerular (TFG) encontra-se entre 30-59 e 15-29mL/min/1,73m^2, respectivamente, para evitar a perda de acurácia do teste. Em pacientes com TFG abaixo de 15 ou em diálise, a utilidade do teste é incerta.[16]

Algumas comorbidades também podem interferir no nível sérico dos biomarcadores: ICC, disfunção ventricular, DAC, fibrilação atrial, choque séptico, síndrome da angústia respiratória do adulto, embolia pulmonar, DPOC com *cor pulmonale*, cirrose hepática, acidente vascular encefálico, hemorragia subaracnoidea, hipertireoidismo e insuficiência renal elevam os níveis dos peptídeos.[18] Pacientes obesos costumam apresentar níveis mais baixos.[24] Valores de BNP entre 100 e 500pg/mL (chamada "zona cinza") têm menor especificidade para o diagnóstico da causa da dispneia.[25] É também sabido que pacientes com diagnóstico prévio de IC têm níveis séricos do peptídeo natriurético tipo B superiores ao grupo de controle[23] e, em relação ao pró-BNP-NT, um incremento de seus níveis superior a 25% é indicativo de exacerbação de IC.[22]

As evidências mais consistentes quanto ao uso de BNP envolvem pacientes com dispneia aguda atendidos em serviços de emergência. No estudo de Maisel e cols.,[25] o nível do BNP foi o mais acurado preditor da presença de ICC. A área sob a curva para o BNP, quando utilizado para diferenciar entre causa cardíaca ou não do sintoma, foi 0,91 (IC 95%, 0,9 a 0,93, $p < 0{,}001$). Utilizando um valor de ponto de corte de 100pg/mL, a sensibilidade foi de 90% e a especificidade de 76%, garantindo uma acurácia de 83% na diferenciação entre ICC e dispneia de outras causas.[26] Januzzi Jr e cols.[27] observaram superioridade do pró-BNP-NT em relação à avaliação clínica para detecção da presença de ICC, mas também maior acurácia para o diagnóstico de IC com a utilização combinada desses dois métodos. Januzzi e cols. demonstraram que pró-BNP-NT inferior a 300pg/mL tem sensibilidade de 99%, especificidade de 60% e acurácia de 83% para exclusão do diagnóstico de IC.[28]

O teste de exercício está indicado quando a etiologia da dispneia crônica ainda é incerta após a avaliação inicial, quando a dispneia é desproporcional a uma doença cardíaca ou pulmonar preexistente ou quando há concomitância de doenças cardíaca e pulmonar e não é possível determinar qual desses fatores é a causa preponderante. Embora os sistemas respiratório e cardiocirculatório funcionem como um único circuito para a troca de gases entre as células e o ambiente, o distúrbio predominante pode geralmente ser aferido por esse teste, tornando possível identificar a causa da dispneia. Na limitação de causa respiratória há dessaturação do oxigênio durante o exercício, o limiar anaeróbico é normal e a reserva respiratória (1 menos a razão entre ventilação/minuto máxima e a ventilação voluntária máxima) está abaixo de 30%. Na limitação de causa circulatória, o pico do VO_2 (oxigênio consumido por unidade de tempo) e o limiar anaeróbico (associado à acidose láctica) estão baixos e a reserva respiratória é normal. No descondicionamento físico, o pico do VO_2 está baixo; entretanto, o limiar aneróbico e a reserva ventilatória estão normais. Na ansiedade, obesidade ou formas brandas das doenças, o pico de VO_2 está normal. Quando houver concomitância de doenças, a limitação predominante poderá ser identificada.[29]

Outro parâmetro que pode ter utilidade é a mensuração da $PaCO_2$. A medida de dióxido de carbono detectado ao final da expiração ($ETCO_2$) é maior nos pacientes com pneumopatia comparados àqueles com cardiopatia; entretanto, não existe um ponto de corte validado para diferenciar IC e DPOC. Entretanto, uma medida de $ETCO_2$ maior que 37mmHg é bastante improvável de ser encontrada em pacientes com doença cardíaca ocasionando a dispneia.[30]

DISPNEIA DE CAUSA PULMONAR

A dispneia é o sintoma principal nas pneumopatias.[31] A avaliação clínica geralmente fornece indícios da presença de doenças pulmonares (Quadro 4.2) e o diagnóstico pode ser confirmado ou excluído com o auxílio de poucos exames complementares (Quadro 4.3). A radiografia de tórax é o principal teste para a elaboração diagnóstica, podendo revelar, na maioria das vezes, anormalidades que podem indicar a causa da dispneia. A ausência de anormalidades também é um achado útil e ocorre em doenças pulmonares ou extrapulmonares, como obstrução das vias aéreas superiores, traqueomalacia, bronquiolite obliterante, asma, doença intersticial, TEP, embolia tumoral ou gordurosa, fístula arteriovenosa, anemia, doença neuromuscular, obesidade, ascite, mediastinite fibrosante, hipertireoidismo, cirrose, coronariopatia e descondicionamento físico.[32]

A espirometria pode detectar a presença de anormalidade na ventilação pulmonar e classificar a natureza do distúrbio ventilatório em obstrutivo (DVO), restritivo (DVR) ou misto (DVM), o que é útil para restringir as hipóteses diagnósticas. O DVO é definido pela redução desproporcional dos fluxos expiratórios em relação à capacidade vital (VEF_1/CVF abaixo do normal) ou pela presença de resposta ao broncodilatador. DVR é sugerida pela redução da capacidade vital forçada com manutenção dos fluxos expiratórios normais ou mesmo elevados; entretanto, só é confirmada após a demonstração de que a capacidade pulmonar total está reduzida.

A gasometria arterial pode indicar o mecanismo responsável pela disfunção respiratória. Hipoxemia com normocapnia indica a presença de *shunt*, desequilíbrio ventilação-perfusão ou redução na capacidade de difusão, mecanismos esses que são encontrados em várias doenças pulmonares e cardíacas. Hipoxemia não responsiva à oxigenoterapia sugere a presença de *shunt* intra ou extrapulmonar (fístula arteriovenosa). Hipercapnia indica hipoventilação, o que ocorre em um grupo menor de doenças que podem causar aumento do espaço morto (DPOC) ou redução da ventilação-minuto (doenças neuromusculares, deformidades da parede torácica, mixedema).

As doenças pulmonares obstrutivas podem geralmente ser suspeitadas durante a avaliação clínica e confirmadas pelo resultado da espirometria. Sibilância recorrente desencadeada por gatilhos e presença de atopia favorecem o diagnóstico de asma, enquanto tosse crônica produtiva em pacientes com história de exposição ao tabaco indica a presença de DPOC. Pacientes com asma podem ter espirometria normal e, nessa situação, se indicado, a doença pode ser confirmada por meio do teste de broncoprovocação, pela medida seriada do pico

Quadro 4.3 ■ Exames complementares úteis para avaliação da dispneia de causa pulmonar

Exame	Anormalidades possíveis	Diagnósticos possíveis
Radiografia do tórax	Cardiomegalia, congestão pulmonar, infiltrado intersticial, derrame pleural, hiperinsuflação, enfisema, nódulos ou massas	DPOC, ICC, derrame pleural, infecção, neoplasia, pneumotórax, TEP, fibrose pulmonar
Testes de função pulmonar: espirometria Capacidade de difusão (DCO) $Pi_{máx}$ e $PE_{máx}$	Distúrbio ventilatório obstrutivo, restritivo ou misto, redução da DCO, $Pi_{máx}$ e $PE_{máx}$	Asma, DPOC, fibrose pulmonar, hemorragia alveolar, doença neuromuscular
Tomografia computadorizada do tórax	Anormalidade do interstício, cistos, linfoadenomegalias, defeitos de enchimento vascular, imagens em "vidro despolido" ou "em mosaico"	Fibrose pulmonar, ICC, atelectasia, TEP, neoplasia
Exames laboratoriais: hemograma, GA, dímeros-D, BNP	Leucocitose, anemia, BNP elevado, dímeros-D elevados, hipoxemia, hipercapnia, acidose	Infecção, anemia, ICC, acidose ou alcalose respiratória ou metabólica, hipoventilação

$Pi_{máx}$: pressão inspiratória máxima; $PE_{máx}$: pressão expiratória máxima; GA: gasometria arterial.

do fluxo expiratório por 2 semanas ou pelo teste terapêutico. A presença de DPOC pode ser geralmente confirmada pelo exame clínico; entretanto, a demonstração na espirometria de distúrbio ventilatório obstrutivo com a redução dos fluxos mantida após broncodilatação é o padrão-ouro para o diagnóstico. Várias anormalidades no exame físico já foram validadas como preditoras da presença de DPOC: uso da musculatura acessória, respiração com os lábios semicerrados, tórax em barril, redução da expansibilidade torácica, redução do murmúrio vesicular, índice torácico $\geq$ 0,9, comprimento laríngeo $\leq$ 5,5cm, tempo expiratório forçado ≥ 4 segundos e limite inferior do fígado ≥ 4cm abaixo do rebordo costal.[33]

Embora a causa da dispneia no paciente com DPOC seja, na maioria das vezes, por exacerbação da própria doença, é importante considerar que 20% a 32% dos pacientes com IC têm DPOC,[34] o que pode tornar a avaliação diagnóstica da causa da dispneia mais difícil e fazer com que a dosagem sérica dos peptídeos natriuréticos seja importante para esse diagnóstico diferencial.[31] É valido lembrar que os pacientes com DPOC têm níveis basais do peptídeo natriurético mais elevados, o que decorre de condições como hipoxemia, hipertensão pulmonar e disfunção ventricular direita. Dessa maneira, os valores limiares para excluir ou considerar disfunção do VE mostram-se maiores.[35] No estudo de Abroug e cols., 31,1% dos pacientes com exacerbação grave de DPOC admitidos para tratamento em UTI tinham disfunção ventricular esquerda aguda concomitante, e um ponto de corte do pró-BNP-NT de 1.000pg/mL mostrou-se acurado para excluir a presença de IC, com uma razão de verossimilhança negativa de 0,08, enquanto 2.500pg/mL representaram o melhor ponto de corte para diagnosticar IC, com razão de verossimilhança positiva de 5,16.[35]

Outro grupo de doenças torácicas pode ser identificado pelo achado de distúrbio ventilatório restritivo à espirometria: doenças da parede torácica (cifoescoliose, espondilite anquilosante), pleurais (fibrotórax por asbestose ou tuberculose, derrame pleural de qualquer causa) ou pulmonares (fibrose pulmonar idiopática ou secundária a uma doença específica, pneumoconioses, pneumonia de hipersensibilidade, sarcoidose, sequela de doença granulomatosa). A medida das pressões inspiratória e expiratória máximas pode confirmar a presença de fraqueza muscular. Tomografia computadorizada do tórax geralmente é necessária para avaliar a indicação de biópsia pulmonar.

Outra causa pulmonar frequente de dispneia são as doenças da circulação pulmonar. Embora não haja quadro clínico específico para TEP e mais da metade dos casos de trombose venosa não tenham manifestações clínicas, história de câncer, imobilização dos membros inferiores, cirurgia nas últimas 4 semanas, presença de varizes, edema ou dor na perna aumentam a probabilidade de trombose venosa e TEP.[36] O aumento do nível sérico dos dímeros-D tem baixa especificidade e valor preditivo positivo para TEP e é mais importante quando mostra valores normais, pois possibilita excluir esse diagnóstico quando associado a uma baixa probabilidade clínica.[37]

DISPNEIA DE CAUSA NÃO CARDIOPULMONAR

Algumas vezes, mesmo na presença de doença cardíaca ou pulmonar, não é possível detectar uma causa provável para a dispneia. Deve-se então descartar a presença de anormalidades em todos os sítios anatômicos que participam do processo da respiração (sistema nervoso central, nervos periféricos, músculos inspiratórios, parede torácica) e a presença de descondicionamento físico.

O centro respiratório regula a frequência e a amplitude da respiração. Embora algumas doenças do sistema nervoso central possam causar disfunção do centro respiratório, geralmente esses pacientes não referem dispneia e a suspeita baseia-se em alguma anormalidade nos exames complementares. Pacientes com síndrome da apneia do sono ou hipoventilação central podem apresentar hipoxemia ou hipercapnia sem apresentarem dispneia. Alguns outros fatores, como intoxicação pelo AAS, gravidez, uso de progesterona, disfunção tireoidiana e cetoacidose diabética, podem estimular o centro respiratório a promover aumento da ventilação, o que pode ser percebido como dispneia.

Fraqueza neuromuscular (miastenia grave, síndrome de Guillain-Barré, esclerose lateral amiotrófica, poliomielite), deformidades da caixa torácica (cifoescoliose) ou restrição dos movimentos da caixa torácica por obesidade podem associar-se a uma percepção de aumento do trabalho ventilatório e, algumas vezes, a dispneia é o sintoma preponderante. As provas funcionais pulmonares demonstram DVR e a eletromiografia pode ser necessária para identificar a causa neuromuscular. A radiografia de tórax pode identificar elevação das cúpulas diafragmáticas na paresia frênica, e a demonstração de movimento paradoxal na radioscopia ou na ecografia confirma a presença de paralisia frênica.

Outras vezes, pode existir obstrução laríngea (paralisia de cordas vocais, tumores laríngeos, redução de mobilidade das articulações cricotireoidianas por artrite reumatoide, obstrução glótica por anafilaxia) e o diagnóstico pode ser suspeitado pela avaliação da morfologia da curva fluxo-volume na espirometria e confirmado pela laringoscopia. Anemia grave, por qualquer causa, pode reduzir de modo importante o transporte de oxigênio aos tecidos e causar dispneia. Embora o diagnóstico fique óbvio após a realização de um hemograma, geralmente há sinais de anemia ao exame clínico, como palidez cutânea, apagamento das linhas palmares, leito ungueal descorado, mucosas descoradas, taquicardia, tontura, cefaleia, palpitações, síncope, fadiga e distúrbios do sono, libido ou humor.

Quando nenhuma causa orgânica pode ser identificada, o diagnóstico de dispneia psicogênica deve ser considerado. A síndrome de hiperventilação ocorre principalmente em mulheres jovens, a dispneia se manifesta ao repouso e é acompanhada de ansiedade, palpitação, parestesias ou dor torácica.[38] O diagnóstico pode ser confirmado pela ergoespirometria. Outra manifestação de doença psiquiátrica é a disfunção de cordas vocais, caracterizada por sibilos ou estridor não asmático causados pelo fechamento paradoxal das cordas vocais durante a inspiração, o que pode ser diagnosticado por meio da laringoscopia.[39]

REFERÊNCIAS BIBLIOGRÁFICAS

1. American Thoracic Society. Dyspnea. Mechanisms, assessment, and management: a consensus statement. . Am J Respir Crit Care Med 1999; 159(1):321-40.
2. Karnani NG, Reisfield GM, Wilson GR. Evaluation of chronic dyspnea. Am Fam Physician 2005; 71(8):1529-37.
3. O'Donnell DE et al. Pathophysiology of dyspnea in chronic obstructive pulmonary disease: a roundtable. Proc Am Thorac Soc 2007; 4(2):145-68.
4. Schwartzstein RM. Physiology of dyspnea. Up toDate. Disponível em: <http://www.uptodate.com/online>. Acesso em: 02/08/2009.
5. Ahmed A, Graber MA, Dickson EW. Evaluation of the adult with dyspnea in the emergency department. Up toDate. Disponível em: <http://www.uptodate.com/online>. Acesso em: 02/08/2009.
6. Milne JA, Howie AD, Pack AI. Dyspnoea during normal pregnancy. Br J Obstet Gynaecol 1978; 85(4):260-3.
7. DePaso WJ et al. Chronic dyspnea unexplained by history, physical examination, chest roentgenogram, and spirometry. Analysis of a seven-year experience. Chest 1991; 100(5):1293-9.

8. Mier-Jedrzejowicz A et al. Assessment of diaphragm weakness. Am Rev Respir Dis 1988; 137(4):877-83.
9. Timmermans C et al. Platypnea-orthodeoxia syndrome: a report of two cases. Acta Cardiol 1993; 48(6):583-90.
10. Mercho N et al. Right-to-left interatrial shunt causing platypnea after pneumonectomy. A recent experience and diagnostic value of dynamic magnetic resonance imaging. Chest 1994; 105(3):931-3.
11. Schwenk NR, Schapira RM, Byrd JC. Laryngeal carcinoma presenting as platypnea. Chest 1994; 106(5):1609-11.
12. Mashman WE, Silverman ME. Platypnea related to constrictive pericarditis. Chest 1994; 105(2):636-7.
13. Al Khouzaie T, Busser JR. A rare cause of dyspnea and arterial hypoxemia. Chest 1997; 112(6):1681-2.
14. Byrd RP et al. Platypnea, orthodeoxia and cirrhosis. J Ky Med Assoc 1992; 90(4):189-92.
15. Pratter MR et al. Cause and evaluation of chronic dyspnea in a pulmonary disease clinic. Arch Intern Med 1989; 149(10):2277-82.
16. Wang CS et al. Does this dyspneic patient in the emergency department have congestive heart failure? JAMA 2005; 294(15):1944-56.
17. Zoorob RJ, Campbell JS. Acute dyspnea in the office. Am Fam Physician 2003; 68(9):1803-10.
18. Ray P et al. Differential diagnosis of acute dyspnea: the value of B natriuretic peptides in the emergency department. QJM 2008; 101(11):831-43.
19. Erbel R et al. Sensitivity and specificity of two-dimensional echocardiography in detection of impaired left ventricular function. Eur Heart J 1984; 5(6):477-89.
20. Colucci WS. Clinical manifestations and evaluation of the patient with suspected heart failure. Up toDate. Disponível em: <http://www.uptodate.com/online>. Acesso em: 02/08/2009.
21. Berdagué P et al. Use of N-terminal prohormone brain natriuretic peptide assay for etiologic diagnosis of acute dyspnea in elderly patients. Am Heart J 2006; 151(3):690-8.
22. Januzzi JL, Chen-Tournoux AA, Moe G. Amino-terminal pro-B-type natriuretic peptide testing for the diagnosis or exclusion of heart failure in patients with acute symptoms. Am J Cardiol 2008; 101(3A):29-38.
23. Chung T et al. Influence of history of heart failure on diagnostic performance and utility of B-type natriuretic peptide testing for acute dyspnea in the emergency department. Am Heart J 2006; 152(5):949-55.
24. Felker GM, Petersen JW, Mark DB. Natriuretic peptides in the diagnosis and management of heart failure. CMAJ 2006; 175(6):611-7.
25. Maisel AS et al. Rapid measurement of B-type natriuretic peptide in the emergency diagnosis of heart failure. N Engl J Med 2002; 347(3):161-7.

26. Brenden CK et al. Gray zone BNP levels in heart failure patients in the emergency department: results from the Rapid Emergency Department Heart Failure Outpatient Trial (REDHOT) multicenter study. Am Heart J 2006; 151(5):1006-11.

27. Januzzi JL et al. The N-terminal Pro-BNP investigation of dyspnea in the emergency department (PRIDE) study. Am J Cardiol 2005; 95(8):948-54.

28. Januzzi JL et al. NT-proBNP testing for diagnosis and short-term prognosis in acute destabilized heart failure: an international pooled analysis of 1256 patients: the International Collaborative of NT-proBNP Study. Eur Heart J 2006; 27(3):330-7.

29. Milani RV et al. Understanding the basics of cardiopulmonary exercise testing. Mayo Clin Proc 2006; 81(12):1603-11.

30. Brown LH, Gough JE, Seim RH. Can quantitative capnometry differentiate between cardiac and obstructive causes of respiratory distress? Chest 1998; 113(2):323-6.

31. Mueller C et al. Use of B-type natriuretic peptide in the management of acute dyspnea in patients with pulmonary disease. Am Heart J 2006; 151(2):471-7.

32. Zackon H. Dyspnea–normal chest X-ray. In: Zackon H, autor. Pulmonary differential diagnosis. London: WB Saunders; 2002. p. 219-21.

33. Mattos WL et al. Accuracy of clinical examination findings in the diagnosis of COPD. J Bras Pneumol 2009; 35(5):404-8.

34. Le Jemtel TH, Padeletti M, Jelic S. Diagnostic and therapeutic challenges in patients with coexistent chronic obstructive pulmonary disease and chronic heart failure. J Am Coll Cardiol 2007; 49(2):171-80.

35. Abroug F et al. Association of left-heart dysfunction with severe exacerbation of chronic obstructive pulmonary disease: diagnostic performance of cardiac biomarkers. Am J Respir Crit Care Med 2006; 174(9):990-6.

36. Wells PS et al. Accuracy of clinical assessment of deep-vein thrombosis. Lancet 1995; 345(8961):1326-30.

37. Stein PD et al. D-dimer for the exclusion of acute venous thrombosis and pulmonary embolism: a systematic review. Ann Intern Med 2004; 140(8):589-602.

38. Gardner W. Orthostatic increase of respiratory gas exchange in hyperventilation syndrome. Thorax 2000; 55(4):257-9.

39. Mikita JA. Mikita CP. Vocal cord dysfunction. Allergy Asthma Proc 2006; 27(4):411-4.

Capítulo 5

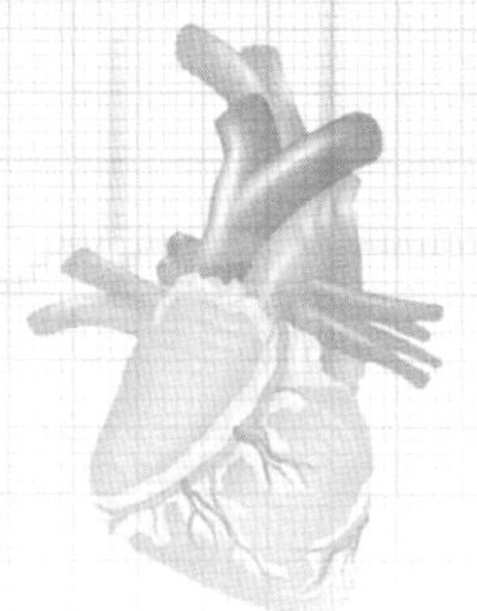

Exames Complementares em Insuficiência Cardíaca

José Carlos de Araújo Haertel
Fernanda Musa Aguiar
Gabriela Tortato
Luciano Pereira Bender

INTRODUÇÃO

O diagnóstico da insuficiência cardíaca (IC) é sugerido a partir de sinais e sintomas do paciente. Exames complementares têm como finalidade confirmar ou refutar a hipótese diagnóstica inicial. As Diretrizes da Sociedade Brasileira de Cardiologia, da Sociedade Americana de Insuficiência Cardíaca e da Sociedade Europeia de Cardiologia ressaltam a ideia de que toda suspeita de IC deve estar vinculada a testes mais objetivos, principalmente os que avaliam a função cardíaca.

Os exames mais utilizados para o diagnóstico da IC são o eletrocardiograma (ECG), a radiografia de tórax e a ecocardiografia. Tanto o ECG como a radiografia de tórax são testes realizados durante a suspeita clínica da doença com a finalidade de fornecer informações básicas de cada paciente. Entretanto, em virtude das baixas sensibilidade e especificidade dos exames, nenhum deles pode ser utilizado isoladamente para o diagnóstico dessa patologia.

Exames complementares são de grande importância, tendo em vista que por meio deles torna-se possível estabelecer a etiologia da IC, sua progressão e a repercussão clínica, dados extremamente importantes para a escolha do tratamento adequado.

ELETROCARDIOGRAMA

O ECG é um exame de baixo custo, acessível e realizável em todos os pacientes, fazendo, consequentemente, parte da investigação inicial. Apesar de não existir nenhuma alteração específica da disfunção ventricular no ECG, ele é útil para a identificação de doenças subjacentes (p. ex., hipertrofia de ventrículo esquerdo [HVE], anormalidades de átrio esquerdo, isquemia ou infarto do miocárdio) e de arritmias que podem ter originado a IC (p. ex., fibrilação atrial). Como é incomum encontrar um ECG dentro dos padrões da normalidade em um paciente com IC, acredita-se que a utilização do ECG como exame de triagem poderia reduzir em 50% a solicitação de ecocardiografias para confirmação da suspeita dessa condição.

Constituem alterações sugestivas da presença de disfunção de ventrículo esquerdo:

- A presença de alargamento atrial esquerdo e HVE é sensível – apesar de não específica – para disfunção crônica de ventrículo esquerdo. As manifestações mais comuns de HVE são desvio de eixo à esquerda, aumento da voltagem e alargamento do complexo QRS e alterações de ST-T.
- O ECG pode sugerir taquiarritmia ou bradiarritmia aguda como causa da IC.
- O ECG pode auxiliar o diagnóstico de infarto agudo do miocárdio (IAM) como causa de disfunção ventricular aguda ou pode sugerir a probabilidade de infarto miocárdico prévio ou presença de doença arterial coronariana (DAC) como causa de IC.

Síndrome coronariana aguda, como causa de descompensação aguda de insuficiência cardíaca, deve ser prontamente identificada com eletrocardiograma e exame laboratorial de troponina cardíaca.

- O ECG é limitado quando anormalidade valvar aguda ou disfunção sistólica do VE são consideradas como hipótese etiológica da IC. Todavia, a presença de bloqueio de ramo esquerdo em um ECG sugere fortemente função sistólica diminuída do VE.

- Bloqueio de ramo pode ser um sinal inicial de cardiomiopatia dilatada, especialmente em pacientes jovens. Quase sempre é um sinal de doença orgânica. Bloqueio de ramo esquerdo ou atraso não específico da condução intraventricular com um intervalo QRS maior que 140ms é geralmente visto em pacientes com IC avançada. Esses pacientes podem ser candidatos para o implante de marca-passo biventricular (terapia de ressincronização cardíaca).
- A associação de bloqueio de ramo direito e bloqueio da divisão anterossuperior do ramo esquerdo é sugestiva de etiologia chagásica.

Durante um episódio de descompensação aguda de IC, outros achados podem estar presentes em um ECG: ondas T gigantes e negativas, inversão global de onda T e aumento importante de intervalo QT. Essas alterações podem representar isquemia, sendo essa a causa ou a consequência de edema pulmonar (Figuras 5.1 a 5.4).

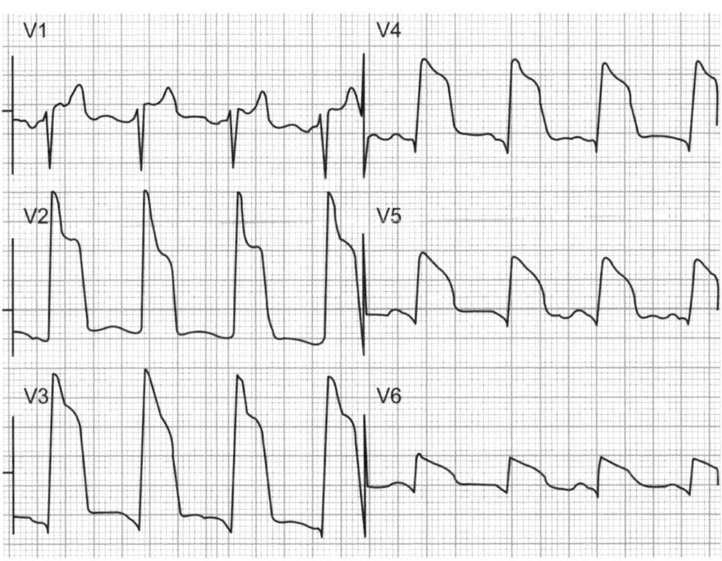

Figura 5.1 ■ IAM com elevação de ST em V1-V6 e pequenas ondas Q patológicas em V3-V6.

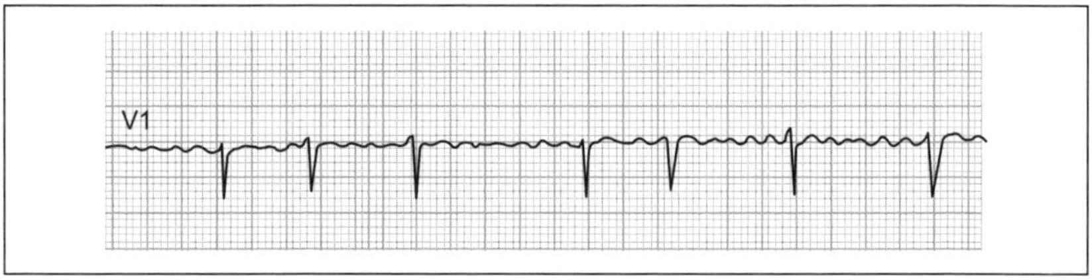

Figura 5.2 ■ Fibrilação atrial.

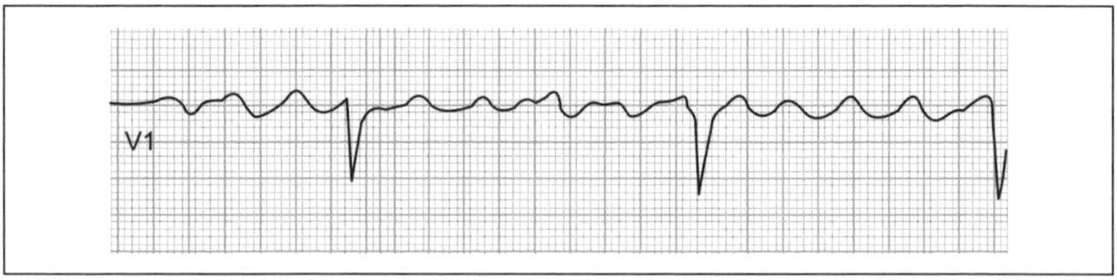

Figura 5.3 ■ Fibrilação atrial.

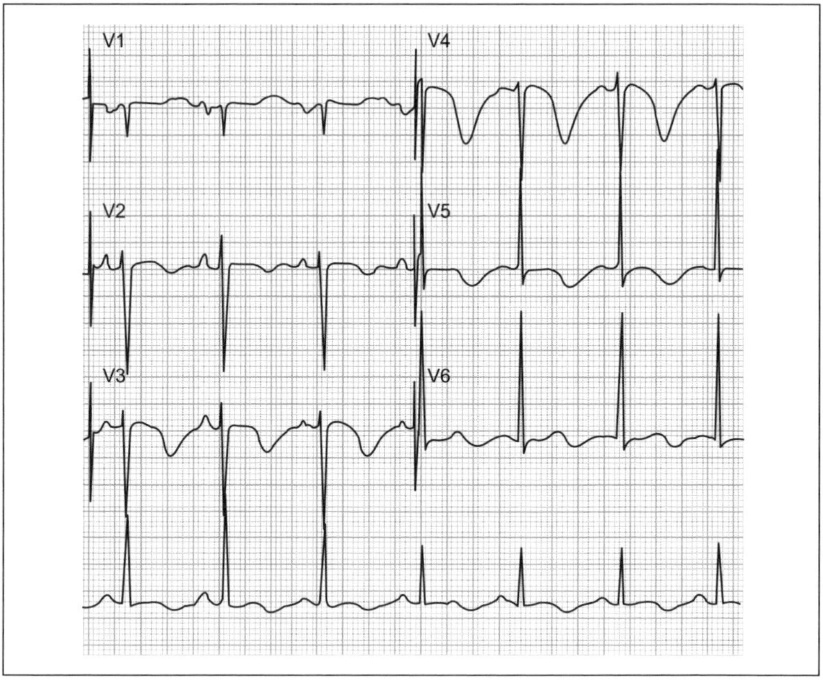

Figura 5.4 ■ Aumento atrial esquerdo e HVE com desvio limítrofe do eixo à esquerda.

As causas de alterações no ECG podem incluir:

- Isquemia subendocárdica, pressão diastólica final elevada, redução do fluxo em artéria coronária.
- Aumento no tônus simpático cardíaco.
- Aumento da heterogeneidade elétrica devido a dano miocárdico subjacente ou hipertrofia e exacerbado por isquemia, alterações metabólicas ou catecolaminas.

RADIOGRAFIA DE TÓRAX

A radiografia de tórax faz parte do diagnóstico inicial e da identificação de descompensações clínicas em pacientes portadores de IC. Esse exame torna possível a visualização das características cardíacas (forma, tamanho e silhueta), de possíveis calcificações cardíacas ou pericárdicas e das características da vasculatura do pulmão, excluindo, consequentemente, doenças pulmonares como causa dos sintomas, principalmente em pacientes que apresentam dispneia.

Os achados mais frequentes na radiografia de tórax são cardiomegalia e congestão pulmonar. O primeiro consiste em um índice cardiotorácico superior a 0,5 (Figura 5.5), sendo a magnitude da cardiomegalia correlacionada com o prognóstico. Deve ser lembrado que

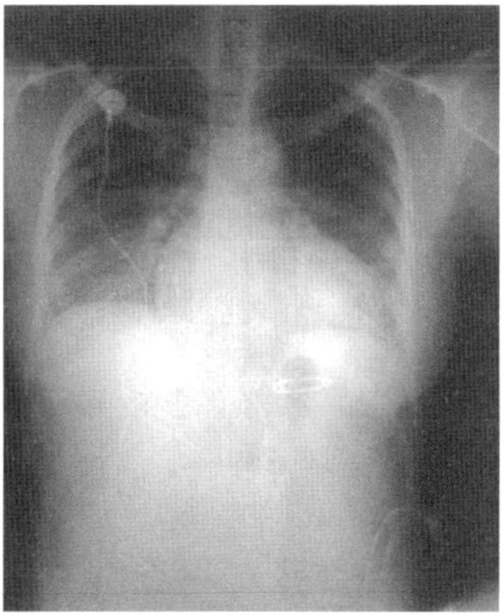

Figura 5.5 ■ Radiografia de tórax de um paciente com IC no qual se evidencia índice cardiotorácico maior que 0,5.

pacientes com IC aguda ou com disfunção diastólica podem apresentar uma silhueta cardíaca normal.

A congestão pulmonar está presente na grande maioria dos pacientes. No estudo ADHERE, aproximadamente 90% da população em estudo realizou uma radiografia de tórax, na qual foi observada, em mais de 80%, congestão pulmonar. Essa segunda alteração tem como etiologia a elevação da pressão capilar pulmonar em razão da insuficiência do VE. Em indivíduos hígidos, a perfusão pulmonar ocorre melhor nos lobos inferiores do que nos superiores. O primeiro sinal radiológico de edema pulmonar consiste na redução da perfusão sanguínea nos lobos inferiores devido à compressão dos vasos pelo fluido extravascular, o qual, pela ação da gravidade, se acumula na base pulmonar. Há uma equalização nos tamanhos dos vasos nos lobos superior e inferior. Com o aumento da congestão pulmonar, os vasos da porção superior do pulmão se tornam mais proeminentes, gerando a diversão cranial do fluxo venoso pulmonar. Na evolução da IC podem ser observados ainda, na radiografia de tórax, o edema pulmonar intersticial identificado pelas linhas B de Kerley (linhas septolinfáticas), o edema alveolar com concentração de fluido em torno do hilo em padrão de "asa de borboleta" (Figura 5.6) e, às vezes, derrame pleural unilateral ou simétrico (Figura 5.7).

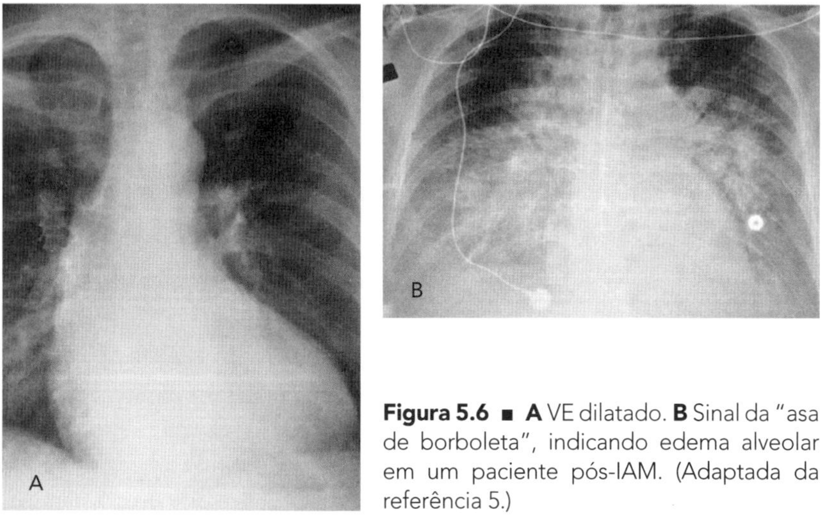

Figura 5.6 ■ **A** VE dilatado. **B** Sinal da "asa de borboleta", indicando edema alveolar em um paciente pós-IAM. (Adaptada da referência 5.)

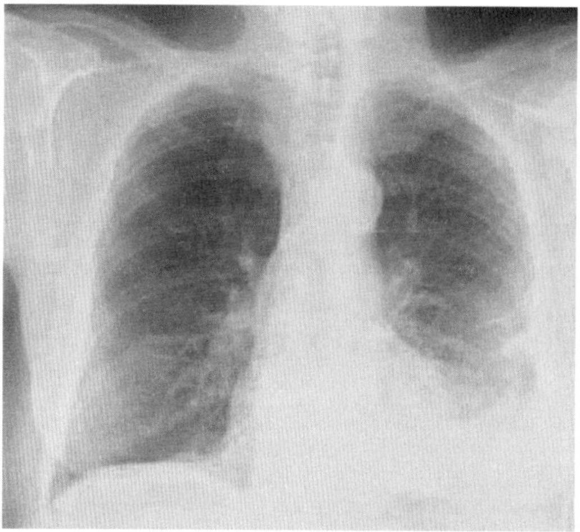

Figura 5.7 ■ Radiografia de tórax evidenciando derrame pleural em paciente com IC.

Neste último caso, deve-se obter uma radiografia em decúbito para a visualização do derrame.

Nos casos de IC biventricular, a disfunção cardíaca pode causar aumento da pressão venosa sistêmica, tornando possível a identificação do aumento das veias ázigo e cava superior.

Uma radiografia de tórax normal (Figura 5.8) não exclui a presença de descompensação aguda de insuficiência cardíaca.

ECOCARDIOGRAFIA

A ecocardiografia bidimensional com Doppler e mapeamento de fluxo a cores é o exame mais utilizado na avaliação dos pacientes com insuficiência cardíaca (Figura 5.9). Suas sensibilidade e especificidade para o diagnóstico da doença são, respectivamente, em torno de 80% e 100%.

Além de ser um teste rápido, não invasivo, seguro e de fácil acesso, o ecocardiograma com Doppler fornece dados como dimensões e geometria das câmaras cardíacas, função ventricular sistólica e diastólica e presença de disfunção orovalvar ou de alguma outra anormalidade estrutural.

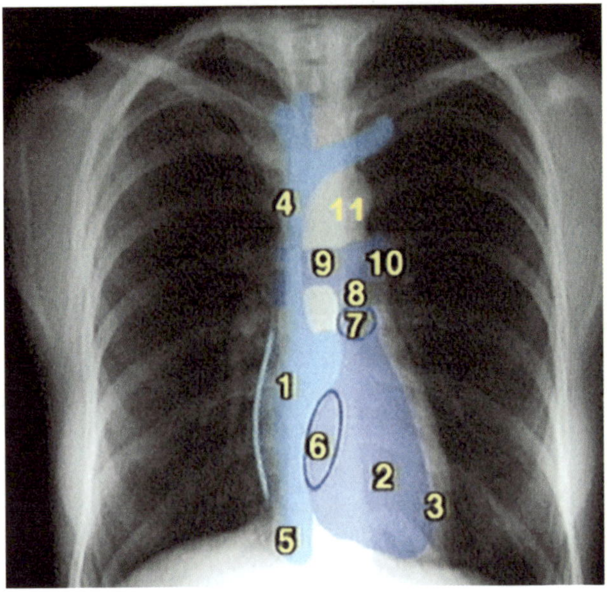

Figura 5.8 ■ Radiografia de tórax normal. **1:** átrio direito; **2:** ventrículo direito; **3:** ápice cardíaco; **4:** veia cava superior; **5:** veia cava inferior; **6:** válvula tricúspide; **7:** válvula pulmonar; **8:** tronco da artéria pulmonar; **9:** artéria pulmonar direita; **10:** artéria pulmonar esquerda; **11:** arco aórtico.

A avaliação da função ventricular por esse exame de imagem ou outros métodos de imagem diagnóstica torna possível a classificação da IC quanto a tipo (sistólica ou diastólica), gravidade e causa potencial da disfunção ventricular.

Durante a ecocardiografia com Doppler é possível a avaliação da fração de ejeção do ventrículo esquerdo (FEVE). Desse modo, quando se obtêm valores iguais ou inferiores a 40%, a causa de IC pode ser atribuída à disfunção sistólica (sendo possível a identificação de outras anormalidades estruturais de base, como disfunção isquêmica ou miocárdica primária ou doença valvar orgânica). Entretanto, quando a função sistólica ventricular está preservada, a causa de IC pode ser decorrente de disfunção diastólica, disfunção sistólica transitória, outra causa de IC com FEVE preservada (como pericardite constritiva ou miocardiopatia restritiva) ou erro diagnóstico, ou seja, ausência de

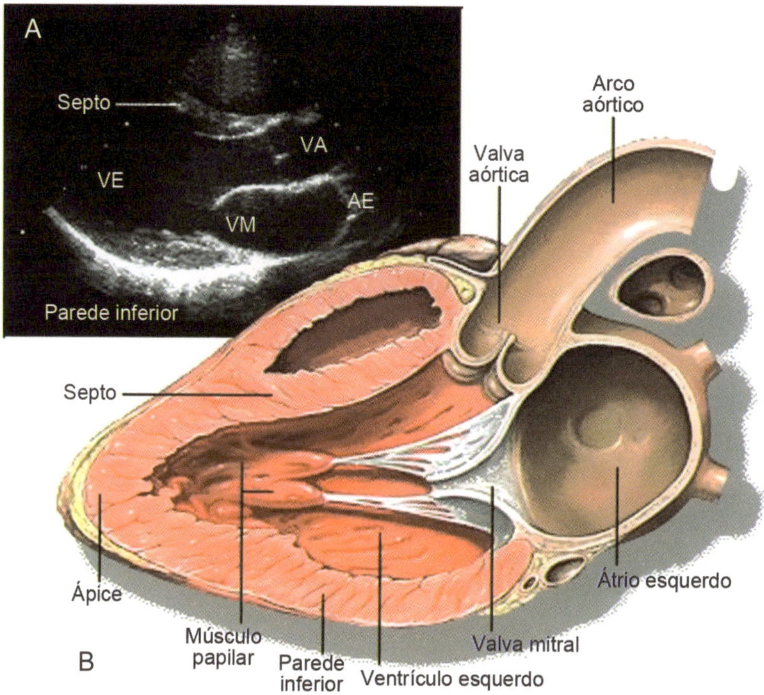

Figura 5.9 ■ A. Imagem cardíaca vista durante exame de ecocardiografia. **B.** Imagem esquemática ilustrando os segmentos vistos na ecocardiografia.

IC, na presença de sinais e sintomas devidos a outras etiologias (p. ex., pneumopatias).

O exame é indicado a todos os pacientes com IC conhecida para estimativa da fração de ejeção do ventrículo esquerdo, em pacientes com suspeita de doença valvar, miocárdica, pericárdica ou congênita e, também, em todos os pacientes com IC de origem desconhecida, com a finalidade de diagnosticar anomalias estruturais de base como causa dessa síndrome.

A ecocardiografia bidimensional com Doppler possibilita a avaliação das dimensões cavitárias, funções sistólica e diastólica regional/global biventriculares, assim como a detecção não invasiva de valvulopatias, pericardiopatias, miocardiopatias e defeitos estruturais congênitos. A estimativa ecocardiográfica de parâmetros hemodinâmicos, como pressões atrial direita e arterial pulmonar, resistência vascular pulmonar, pressões de enchimento do VE e débito cardíaco, constitui-se em outra utilidade desse método diagnóstico não invasivo, promovendo a estratificação de gravidade da IC e seu acompanhamento e monitorização terapêutica.

Pacientes com congestão pulmonar e ECG evidenciando elevação do segmento ST, sugestiva de IAM, devem ser submetidos à ecocardiografia de urgência, no intuito de avaliar as funções do ventrículo esquerdo (VE) e do ventrículo direito (VD), assim como excluir complicações mecânicas graves.

CATETERISMO

De acordo com recomendações da Heart Failure Society of America (HFSA, 2006) e do American College of Cardiology/American Heart Association (ACC/AHA, 2009), o uso rotineiro de avaliação hemodinâmica invasiva não é recomendado. Contudo, esse procedimento é recomendado em pacientes que estão em vigência de disfunção hemodinâmica (síndromes de baixo débito) ou apresentem evidência clínica de hipoperfusão miocárdica de etiologia isquêmica.

O cateterismo (Figura 5.10) também pode ser indicado em pacientes com sintomas persistentes, apesar de terapia padrão, e que apresentem uma das seguintes condições:

- Necessidade da obtenção de parâmetros hemodinâmicos fundamentais para a monitorização terapêutica em vigência de situação clínica instável, como pressões de enchimento cavitárias (capilar pulmonar/pressão venosa central), pressões arteriais pulmonares e medidas do débito cardíaco e de resistências vascular pulmonar ou sistêmica. O estudo da anatomia arterial coronariana também enquadra-se nesse contexto.
- Hipotensão arterial persistente, associada ou não a sintomas, apesar da terapia inicial.
- Perda de função renal com a terapia.
- Necessidade de agentes vasoativos parenterais.

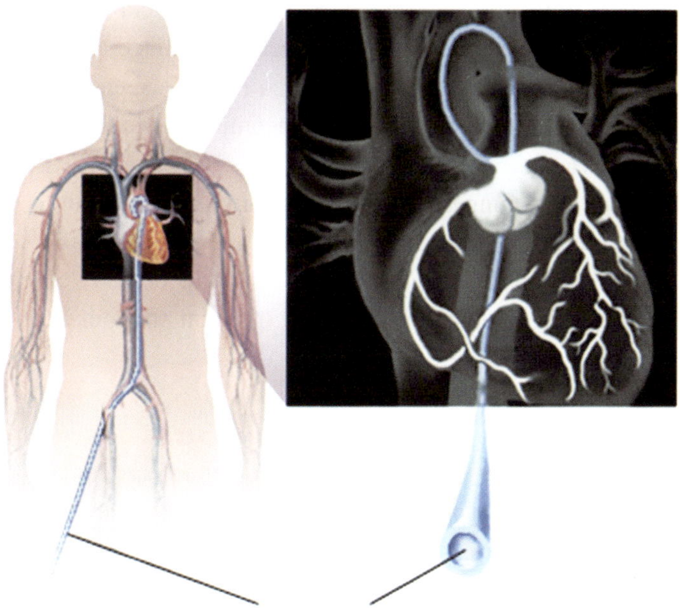

Figura 5.10 ■ Cateterismo cardíaco. À esquerda nota-se local de punção da guia pela artéria femoral. À direita, esquema evidenciando vasos coronarianos após injeção de contraste.

Pressão capilar pulmonar com valor igual ou superior a 18mmHg sugere edema pulmonar cardiogênico.

O IAM pode causar disfunção ventricular esquerda grave e transitória. Se as pressões intracavitárias são mensuradas após resolução do episódio isquêmico – e houve melhora da função do VE –, valores relativamente normais podem ser obtidos, indicando equivocadamente que a angústia respiratória não teve relação com mecanismo cardiogênico.

Por outro lado, um aumento das pressões de enchimento intracavitárias não exclui a possibilidade de edema pulmonar não cardiogênico. Estima-se que cerca de 20% dos pacientes com edema pulmonar devido à síndrome de angústia respiratória aguda (SARA) têm conjuntamente disfunção de VE.

ARTERIOGRAFIA CORONARIANA

Apresenta indicação precoce, ou urgente, em pacientes com descompensação aguda de IC associada à síndrome coronariana aguda.

Define o diagnóstico etiológico da isquemia cardíaca mediante o detalhamento da anatomia arterial coronariana. Dessa maneira, a possibilidade de tratamento percutâneo por angioplastia coronariana ou a indicação de revascularização miocárdica cirúrgica fica bem delineada.

A cinecoronariografia está indicada no paciente com IC e evidências de cardiopatia isquêmica como etiologia nas seguintes circunstâncias: presença de angina típica, dor atípica com múltiplos fatores de risco, persistência de sintomas de IC apesar de tratamento otimizado e IC inexplicada, disfunção de padrão isquêmico grave à ecocardiografia (presença de discinesia ventricular), aterosclerose coronariana prévia diagnosticada ou exame não invasivo prévio (teste ergométrico, ecocardiografia, cintilografia miocárdica perfusional) positivo para isquemia.

AVALIAÇÃO DE VIABILIDADE MIOCÁRDICA

A presença e a quantificação de miocárdio viável nos pacientes com IC cuja etiologia é doença isquêmica miocárdica reveste-se de grande importância para a decisão terapêutica entre tratamento clínico, revascularização miocárdica e transplante cardíaco. Exames utilizados para essa finalidade são a cintilografia miocárdica de perfusão com tálio-201, ecocardiografia de estresse farmacológico com dobutamina, ressonância nuclear magnética e, em casos selecionados, tomografia por emissão de pósitrons (PET-scan).

Revascularização miocárdica deve ser cogitada em pacientes com anatomia coronariana favorável e evidência de substancial quantidade de miocárdio isquêmico, porém viável (miocárdio "hibernado").

ERGOESPIROMETRIA

Pacientes com IC grave, considerados para possível transplante cardíaco, devem ser estratificados por meio da verificação do consumo máximo de oxigênio mensurado diretamente durante a realização do teste ergométrico (ergoespirometria). Valores de consumo máximo no pico de esforço iguais ou menores que 10mL/kg/min estão relacionados com pior prognóstico e indicativo para transplante cardíaco.

EXAMES LABORATORIAIS

Exames laboratoriais podem ser obtidos inicialmente, mas são normalmente desnecessários para o estabelecimento do diagnóstico. Devem ser utilizados para o diagnóstico de causas reversíveis de IC, como a crise tireotóxica, que leva à IC de alto débito, bem como para detectar complicações, como, por exemplo, a hiponatremia e anemia, comorbidades, estratificação de risco da doença de base e prognóstico.

GASOMETRIA ARTERIAL (OU OXÍMETRO DE PULSO)

A gasometria arterial é um procedimento útil quando se necessita quantificar o grau de hipoxemia, em vigência de indício clínico de baixa saturação de oxigênio. Amostras de gasometria arterial estão indicadas em todos os pacientes com angústia respiratória aguda, pois promovem a avaliação da saturação de O_2 e de possíveis desequilíbrios acido-básicos.

AVALIAÇÃO BIOQUÍMICA E HEMATOLÓGICA

A avaliação bioquímica e hematológica auxilia o diagnóstico e a classificação da IC, bem como a detecção de condições clínicas associadas, como anemia, policitemia, insuficiência renal, síndrome nefrótica, *diabetes mellitus*, hepatopatias, tireotoxicose e hipotireoidismo. Consequentemente, nos exames laboratoriais de todos os pacientes com suspeita de IC devem constar hemograma, eletrólitos, creatinina, glicose, perfil lipídico, função hepática/tireoidiana e uroanálise.

ENZIMAS CARDÍACAS

Devem ser solicitadas em casos de suspeita de isquemia miocárdica aguda.

BNP (peptídeos natriuréticos)

O BNP (*brain natriuretic peptide*) é produzido, principalmente, pelas câmaras ventriculares cardíacas em situações de distensão miocárdica (aumento de pré-carga) e sobrecarga de pressão. O estresse produzido nessas ocasiões acarreta rápida secreção pelos miócitos ventriculares de pró-BNP, o qual é clivado em BNP ativo e em outro produto inativo, o N-terminal pró-BNP. A porção ativa provoca, por meio de receptores periféricos, natriurese, vasodilatação e a diminuição da secreção de renina e aldosterona. A degradação e a excreção do BNP e do pró-BNP NT são feitas pelo rim; logo, em pacientes com insuficiência renal, a leitura do exame pode levar a equívocos.

Seu principal uso encontra-se nos casos de emergência médica de pacientes que apresentam dispneia, nos quais a determinação do BNP plasmático torna possível diferenciar a dispneia causada pela IC de uma dispneia com outra etiologia (p. ex., pulmonar). Nesse cenário, o elevado valor preditivo negativo (> 90%) permite excluir a etiologia cardíaca na relação com os sintomas apresentados (BNP < 100pg/mL ou pró-BNP NT < 125pg/mL praticamente descartam IC como causa de dispneia em pacientes < 75 anos).

Estudos preliminares têm sugerido que modificações na dosagem sérica do BNP acompanham alterações nos sintomas e efeitos do tratamento da IC. Todavia, deve ser enfatizado que tal achado é sempre secundário em relação à correta avaliação clínica/hemodinâmica do paciente, não substituindo o juízo clínico apropriado durante a monitorização ambulatorial da IC.

Da mesma maneira, o valor prognóstico do BNP em relação à morbimortalidade do paciente com IC é sugerido por vários estudos clínicos, que ressaltam o achado de valores elevados desse peptídeo como indicadores de maior risco clínico. Todavia, dosagens rotineiras do BNP no paciente com IC, tanto do ponto de vista da monitorização ambulatorial como no estabelecimento de índice prognóstico, ainda não têm base de evidências suficientemente fundamentadas que garantam sua implantação rotineira.

BIBLIOGRAFIA

Adams KF, Fonarow GC, Emerman CL et al. Characteristics and outcomes of patients hospitalized for heart failure in the United States: rationale, design and preliminary observations from the first 100,000 cases in the Acute Descompensated Heart Failure National Registry (ADHERE). Am Heart J 2005; 149:209-16.

III Diretriz Brasileira de Insuficiência Cardíaca Crônica. Arquivos Brasileiros de Cardiologia 2009; 93 (1 Supl. 1).

Dosh SA. OSF Medical Group, Escanaba, Michigan American Family Physician. Diagnosis of heart failure in adults. Volume 70, Number 10. November 15, 2004.

Ernst ER, Shub C, Bailey KR, Brown LR, Redfield MM. Radiographic measurements of cardiac size as predictors of outcome in patients with dilated cardiomyopathy. J Card Fail 2001; 7:13-20.

Fauci AS et al. (ed.). Harrison's principles of internal medicine. 17. ed. New York: McGraw-Hill, 2008.

Fiebach NH, Kern DE, Thomas PA, Ziegelstein RC. Principles of ambulatory medicine. 7. ed. Lippincott Williams & Wilkins, 2007.

Gillespie ND, McNeil G, Pringle T et al. Cross sectional study of contribution of clinical assessment and simple cardiac investigations in patients admitted with acute dyspnea. BMJ 1997; 314:936.

Goldman L, Ausiello D (eds.). Cecil Medicine. 23. ed. Philadelphia: Saunders, 2008.

Griffin BP, Topol EJ. Manual of cardiovascular medicine. 3. ed. Wolters Kluwer, 2009.

Heart Failure Society of America. Evaluation and management of patients with acute decompensated heart failure. J Card Fail 2006; 12:e86.

Hunt SA, Baker DW, Chin MH et al. ACC/AHA Guidelines for the Evaluation and management of Chronic Heart Failure in the Adult: Executive Summary. J Am Coll Cardiol 2001; 38:2101-13.

Libby P et al. Braunwald's heart diseases: a textbook of cardiovascular medicine. 8. ed. Philadelphia: Saunders, 2010.

Marschall SR, Patterson C, Stouffer G. Netter's cardiology. 2. ed. Saunders, 2010.

Nicolau JC, Tarasoutchi F, Rosa LV, Machado FP. Condutas práticas em Cardiologia. Editora Manole, 2010.

Nobre F, Serrano CV. Sociedade de Cardiologia do Estado de São Paulo. Tratado de Cardiologia SOCESP. Barueri: Manole, 2005.

Reemme WJ, Swedberg K. Guidelines for the diagnosis and treatment of chronic heart failure. Eur Heart J 2001; 22:1527-60.

Ware LB, Matthay MA. Clinical pratice. Acute pulmonary edema. N Engl J Med 2005; 353:2788.

Wilson PP, Walsh RA, O'Rourke RA, Fuster V. Hurst's the heart.12. ed. New York: McGraw-Hill Medical Publishing Division, 2008.

Capítulo 6

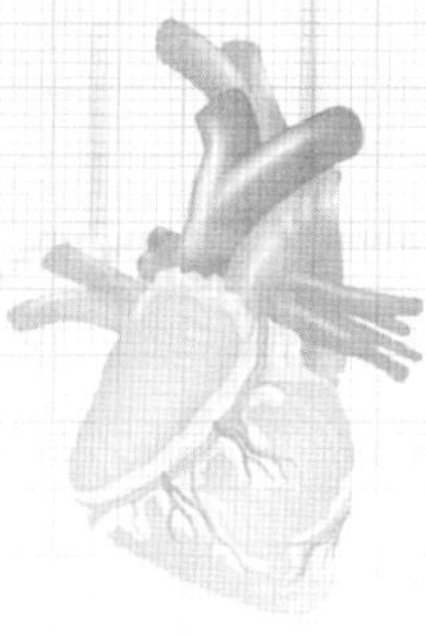

Insuficiência Cardíaca de Origem Isquêmica

Marne de Freitas Gomes
Aline Dal Pozzo Antunes
Arthur Rodrigo Ronconi Holand
Cassian Rodrigues Belettini

INTRODUÇÃO

A disfunção cardíaca ocasionada por dano isquêmico agudo ou crônico do miocárdio constitui a forma mais comum de insuficiência cardíaca, atingindo de 60% a 75% dos casos dessa síndrome nos países industrializados.[1] Cerca de dois terços dos pacientes (46% a 68%) com diagnóstico de insuficiência cardíaca (IC) têm histórico de infarto do miocárdio ou sofrem de doença arterial coronariana reconhecida.[2]

A melhora no tratamento das doenças isquêmicas do coração contribuiu significativamente para o aumento da expectativa de vida, mas acabou tornando a IC a principal causa de internação hospitalar nos pacientes com mais de 65 anos de idade.[2,3]

FISIOPATOLOGIA

A musculatura ventricular esquerda, principal força da bomba cardíaca, necessita do consumo de altas taxas de oxigênio, distribuídas pela rede arterial coronariana. A doença arterial coronariana, ao provocar diminuição crítica dessa oferta, determina diferentes danos ao miocárdio (isquemia, lesão, necrose, fibrose), capazes de prejudicar a contratilidade miocárdica.

A esse déficit contrátil, que se distribui de modo segmentar ao longo da árvore coronariana, acrescenta-se a sobrecarga secundária, podendo resultar em dilatação ventricular (Figura 6.1) e modificar a forma ventricular (remodelamento) (Figura 6.2). Para esse remodelamento, além das alterações estruturais provocadas pela perda de células musculares e desorganização da matriz colágena, concorrem a ação de citocinas e os fatores neuro-hormonais e metabólicos.[4,5] Dependendo do grau de comprometimento, as imagens da movimentação ventricular podem mostrar alterações diversas (hipocinesia, acinesia, discinesia ou aneurisma).

Fisiopatologia da insuficiência cardíaca na coronariopatia

Obstrução coronariana

↓

isquemia – lesão – necrose – fibrose

↓

Déficit contrátil segmentar

↓ sobrecarga

Dilatação

Figura 6.1 ■ Fisiopatologia da insuficiência cardíaca na coronariopatia.

Remodelamento ventricular após Infarto Agudo do Miocárdio (IAM)

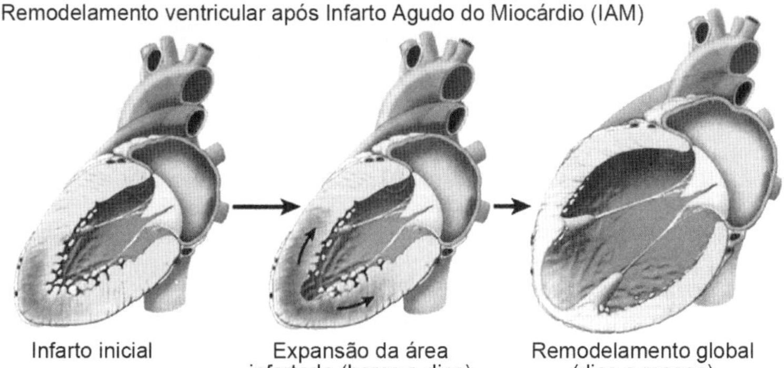

Figura 6.2 ■ Remodelamento ventricular após infarto agudo.

Além do envolvimento segmentar, a disfunção isquêmica tem como característica um potencial de reversibilidade e de progressão (Quadro 6.1). Áreas de sofrimento isquêmico crônico (miocárdio hibernante) ou recente (miocárdio atordoado) podem melhorar sua capacidade contrátil após procedimento de revascularização.[6,8] Por outro lado, novas áreas podem ser recrutadas para o remodelamento disfuncionante devido à progressão do processo obstrutivo coronariano.

Quadro 6.1 ■ Fisiopatologia da IC na coronariopatia

Características da disfunção isquêmica
Envolvimento segmentar
Potencial de reversibilidade
Progressão do processo obstrutivo
Déficit contrátil segmentar
Hipocinesia
Acinesia aguda reversível
Discinesia crônica irreversível
Aneurisma

DIAGNÓSTICO

Enquanto o diagnóstico de IC em um coronariano costuma ser estabelecido pelas conhecidas manifestações clínicas, radiológicas, eletrocardiográficas, ecocardiográficas e hemodinâmicas, o relato de dor anginosa não tem significado apenas diagnóstico, mas aponta também para uma possível solução terapêutica. No Quadro 6.2 são lembradas as principais manifestações clínicas de IC.

Quadro 6.2 ■ Principais manifestações clínicas da IC

Dispneia	Taquicardia
Fadiga	Galope
Palidez, sudorese	Estertores pulmonares
Oligúria	Turgência jugular
Edema	Sinal de cardiomegalia
Diminuição da pressão do pulso	Hepatomegalia

A associação da doença isquêmica com o quadro de IC é tão comum que devem ser procuradas manifestações clínicas e complementares de isquemia em quase todo caso de IC, além de analisada a função ventricular em todo caso de coronariopatia.

No infarto agudo do miocárdio (IAM), por exemplo, é possível haver quadros de falência ventricular muito grave, como o choque cardiogênico, ou não se detectar déficit funcional algum. De acordo com relato de Killip-Kimbal,[9] a IC no IAM pode ser classificada em quatro graus de gravidade (Quadro 6.3).

A radiografia de tórax, valioso método de reconhecimento da IC, não é, geralmente, um exame capaz de especificar sua causa, mas pode ajudar a reconhecê-la. A presença de calcificações sobre o sistema arterial leva, muita vezes, à suspeita de doença coronariana.

O eletrocardiograma (ECG), ao identificar alterações isquêmicas e necróticas ou fibróticas, localiza e mede a extensão do dano miocárdico. Mostra, além disso, sobrecarga de cavidades e arritmias com seu substrato arritmogênico. É também ferramenta básica para o reconhecimento de áreas miocárdicas viáveis (Quadro 6.4, Figuras 6.3 e 6.4).

Quadro 6.3 ■ Classificação da IC segundo Killip-Kimbal

Killip I	Ausência de manifestações de IC Mortalidade: 6%
Killip II	Dispneia e estertores nas bases pulmonares Mortalidade: 17%
Killip III	Edema agudo de pulmão Mortalidade: 38%
Killip IV	Choque cardiogênico Mortalidade: 81%

Quadro 6.4 ■ Valor do ECG na IC

Identificação das alterações isquêmicas Localização e medida da extensão do dano miocárdico Sobrecarga de cavidades Presença de arritmias e de substrato arritmogênico Viabilidade miocárdica

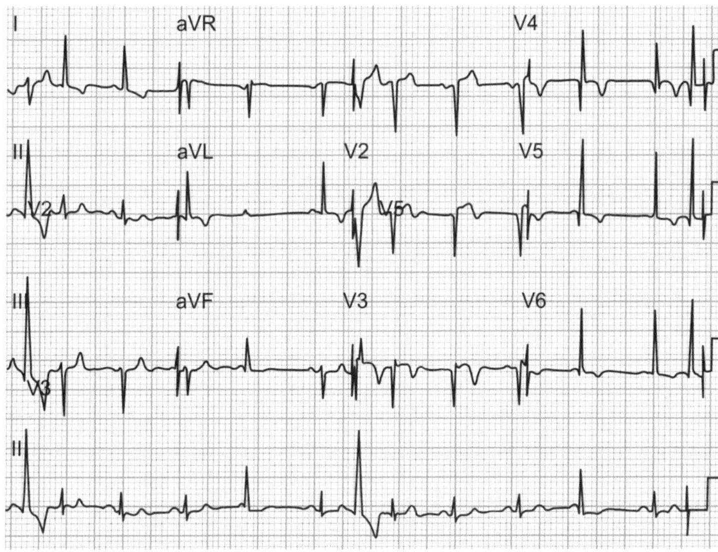

Figura 6.3 ■ ECG de paciente com infarto do miocárdio em parede anterolateral. Registra-se também a presença de sobrecarga ventricular esquerda e extrassistolia ventricular.

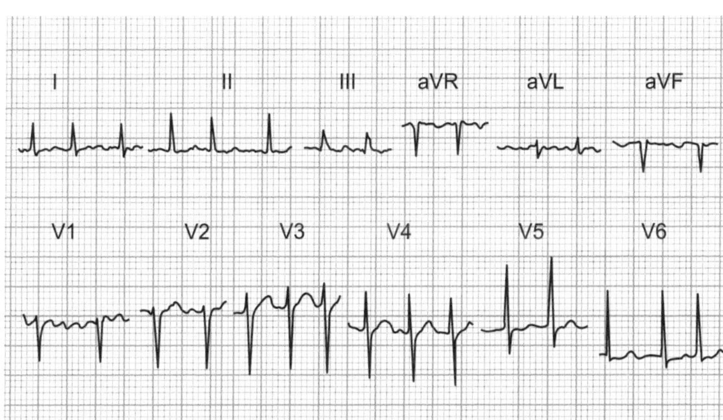

Figura 6.4 ■ ECG de paciente atendido por edema agudo de pulmão. Além de sobrecarga biventricular, chama a atenção a presença de *flutter* atrial, que contribuiu para a crítica descompensação.

A ecocardiografia, outro método capaz de graduar a disfunção miocárdica, além de detalhar o comprometimento segmentar, fornece algumas informações anatômicas importantes, como a presença de lesões valvulares, volumes cavitários, trombose intraventricular etc.[10,11] (Quadro 6.5 e Figura 6.5)

Quadro 6.5 ■ Valor do ecocardiograma na IC

Alterações estruturais
Volumes cavitários
Pressão pulmonar
Medida da disfunção global e segmentar
Disfunção diastólica associada
Trombose intracavitária
Viabilidade miocárdica

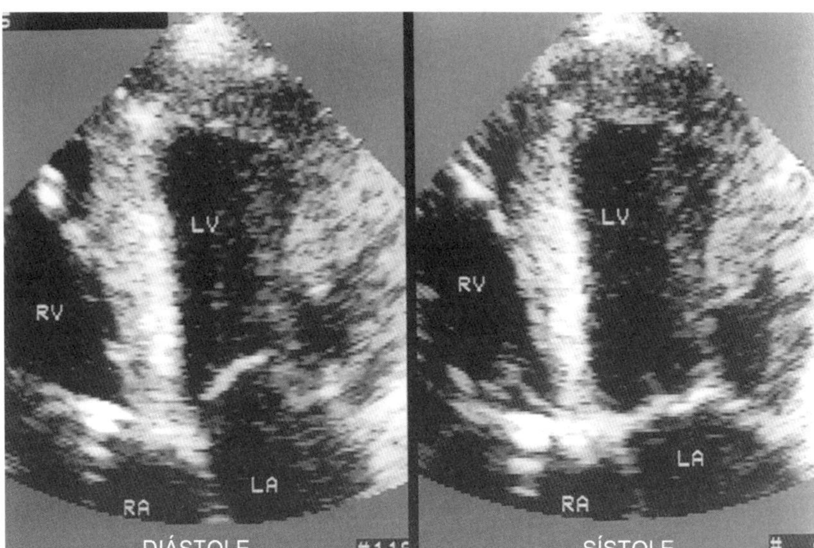

Figura 6.5 ■ Sinal importante de etiologia isquêmica na IC consiste na observação da motilidade da parede ventricular, com padrão segmentar de distribuição correspondente à rede coronariana.

O mapeamento completo da IC é obtido por meio da cinecoronariografia, que torna possível localizar e quantificar as obstruções coronarianas e suas respectivas áreas de dano muscular. A cinecoronariografia revela os elementos fundamentais para indicação e escolha de um procedimento de revascularização.[11] Com a análise da função ventricular global e regional por meio da ventriculografia e dos dados da anatomia coronariana é possível detalhar o sofrimento isquêmico e, inclusive, caracterizar as zonas de inviabilidade (Quadro 6.6).

Quadro 6.6 ■ Cinecoronariografia na IC

Localização e quantificação das obstruções coronarianas responsáveis por áreas em sofrimento, necróticas ou sob risco residual
Análise de viabilidade miocárdica
Função ventricular global e regional
Indicação de procedimento de revascularização

O diagnóstico de viabilidade miocárdica algumas vezes permanece duvidoso com base nos dados clínicos, eletrocardiográficos, ecocardiográficos e cineventriculográficos. Nessas situações, é possível apurar esse diagnóstico usando técnicas de cintilografia ou de ressonância magnética.[12]

A cintilografia miocárdica torna possível localizar e quantificar as áreas necróticas e isquêmicas, além de avaliar a viabilidade miocárdica (Figura 6.6). Em pacientes com cardiopatia isquêmica é de suma importância a identificação do miocárdio viável, uma vez que sua revascularização oferece melhora funcional e menor risco de eventos. A tomografia por emissão de pósitrons (PET) é considerada a melhor técnica para determinação de viabilidade miocárdica.

A ressonância magnética é também um bom método de análise da viabilidade miocárdica, ao mesmo tempo que mostra a estrutura da parede ventricular e a contratilidade global e regional.

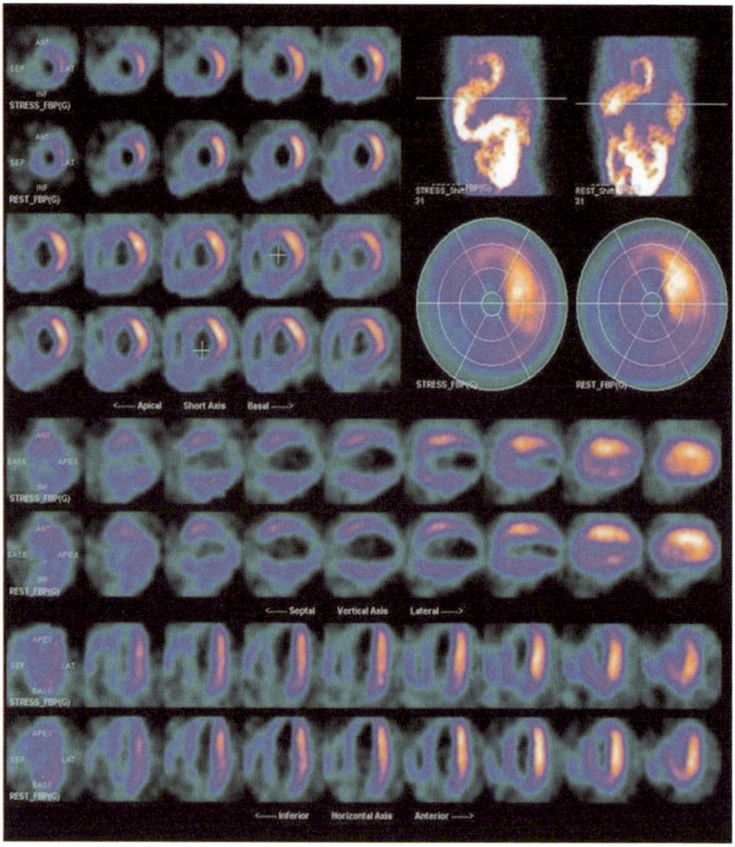

Figura 6.6 ■ Cintilografia miocárdica com tálio de paciente com sequela de infarto do miocárdio e IC. Além das áreas necróticas, evidencia-se reversibilidade isquêmica, indicativa de viabilidade peri-infarto.

TRATAMENTO

Além dos objetivos gerais do tratamento da insuficiência cardíaca (Quadro 6.7), alguns aspectos rotineiros devem ser destacados para os coronariopatas. A reversibilidade das alterações contráteis torna as medidas de proteção miocárdica e vascular e de revascularização fundamentais para o prognóstico. Isso é evidente no tratamento do infarto agudo do miocárdio (IAM), em que o uso de betabloqueadores, a reperfusão e a inibição da trombose diminuem significativamente a mortalidade.[13,14]

Quadro 6.7 ■ Objetivos do tratamento da IC

Sobrevida
Morbidade
Qualidade de vida
Normalização neuro-humoral
Progressão da IC
Sintomatologia
Progressão da doença causal

A cardioproteção buscada nos coronarianos com IC consiste em diminuir o trabalho cardíaco, reduzindo a frequência cardíaca e as pressões intraventriculares. O uso de diuréticos, vasodilatadores e betabloqueadores,[15-19] que já foi exaustivamente valorizado na literatura, além de oferecer esse efeito, contribui também para a vasculoproteção coronariana (Figura 6.7).

Essa proteção, que é significativamente reforçada pela medicação antitrombótica, necessita ser uma preocupação permanente para o resto da vida do paciente. É pensando nela, também, que é preciso atuar fortemente no controle dos fatores de risco, principalmente tabagismo, hipertensão, diabetes e dislipidemias.

A revascularização miocárdica, percutânea ou cirúrgica, também pode mudar a história natural desses pacientes e, inclusive, determinar

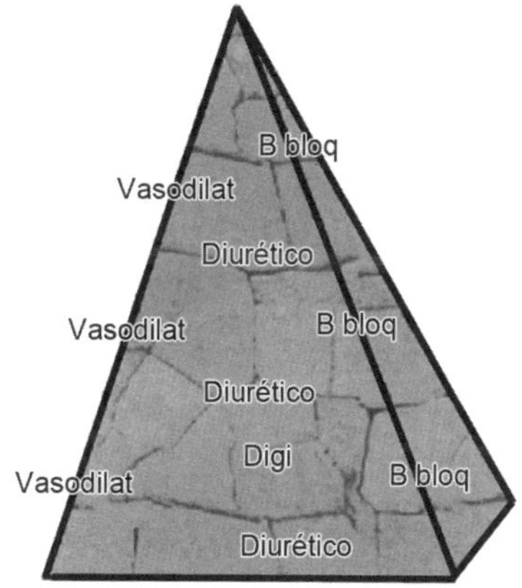

Figura 6.7 ■ Medicamentos básicos para o tratamento da IC do coronariopata, distribuindo-se na pirâmide terapêutica de acordo com o nível de disfunção.

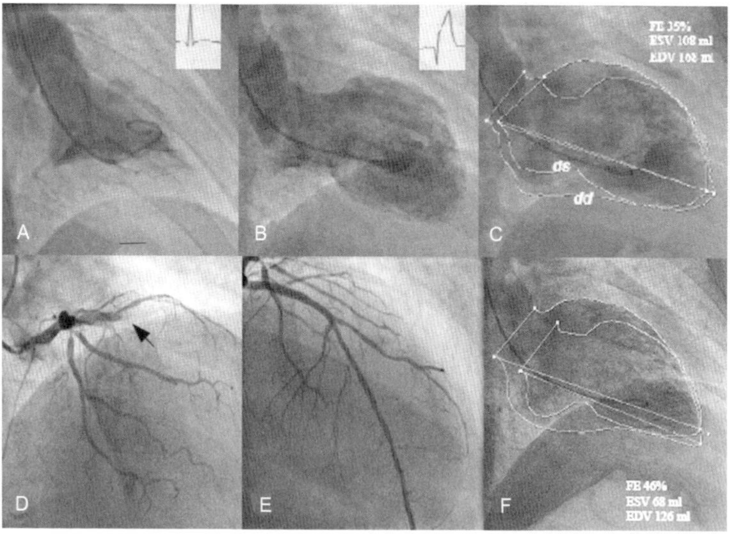

Figura 6.8 ■ **A** Cineventriculografia demonstrando a sístole de um coração normal. **B** Sístole de um coração com discinesia causada por extenso IAM. **C** Cálculo da fração de ejeção do coração infartado com linhas demonstrando o diâmetro sistólico final (ds) e o diâmetro diastólico final (dd). **D** Infarto agudo causado pela oclusão da artéria descendente anterior. **E** Angioplastia coronariana com implante de *stent*. **F** Melhora da fração de ejeção após implante de *stent*.

melhora da função contrátil.[20,21] Atualmente, a angioplastia coronariana é a técnica de reperfusão mais eficiente no tratamento do IAM, determinando aumento significativo da sobrevida. Essa vantagem, capaz de repercutir aguda e decisivamente como no caso do choque cardiogênico do IAM, também traz as consequências tardias da minimização do dano miocárdico (Figura 6.8). Esporadicamente é possível recorrer à ressecção segmentar, principalmente de áreas aneurismáticas, visando à melhora funcional significativa e/ou à eliminação de focos arritmogênicos.

MEDIDAS EXTRAORDINÁRIAS

Apesar do grande progresso no diagnóstico completo, da eficiência dos medicamentos e do aperfeiçoamento das técnicas hemodinâmicas e cirurgicas, não é rara a necessidade de recorrer a alguma medida extraordinária no tratamento de pacientes graves (Quadro 6.8).

Os dispositivos de circulação assistida são particularmente úteis nos coronarianos com IC grave que apresentam algum grau de reversibilidade da disfunção, principalmente nas síndromes isquêmicas agudas.

O emprego de marca-passos, desfibriladores e ressincronizadores pode possibilitar melhor expectativa de vida daqueles pacientes. Essa indicação, entretanto, é limitada às circunstâncias arritmogênicas, no caso dos desfibriladores, ou à presença de dissincronia grave (QRS ≥ 120ms), no caso do marca-passo biventricular ressincronizador.[22]

Quadro 6.8 ■ Tratamento da IC grave – Medidas extraordinárias

Circulação assistida
Balão intra-aórtico
Biopump
Coração artificial
Ressincronização
Cardioversor
Terapia celular
Transplante cardíaco

REFERÊNCIAS BIBLIOGRÁFICAS

1. Morrowe DA, Gersh BJ. Doença arterial coronariana crônica. In: Libby P, Zipes D, Bonw R. Braunwald tratado de doenças cardiovasculares. 8. ed.. Rio de Janeiro: Elsevier, 2010:1353-417.
2. Alla F, Zannad F, Filippatos G. Epidemiology of acute herta failure syndromes. Heart Fail Rev 2007 June; 12(2):91-5.
3. De LucaL, Fonarow GC, Adams Jr. KF et al. Acute heart failure syndromes: clinical scenarios and pathophsiologic targets for therapy. Heart Fail Rev 2007; 12:97-104.
4. Aki T, Yamaguchi K, Fujimiya Y. Phosphoinositide 3-kinase accelerates autophagic cell death during glucose deprivation in the cardiomyocyte-derived cell line H9c2. Oncogene 2003; 22:8529-35.
5. Testa M, Yeh M, Lee P et al. Circulating levels of cytokines and their endogenous modulators in patients with mild to severe congestive heart failure due to coronary artery disease or hypertension. J Am Coll Cardiol 1996; 28:964-71.
6. Bax JJ, Poldermans D, Elhendy A et al. Sensitivity, specificity, and predictive accuracies of various noninvasive techniques for detecting hibernating myocardium. Curr Probl Cardiol 2001; 26:1147.
7. Bonow RO. The hibernating myocardium: implications for management of congestive heart failure. Am J Cardiol 1995; 75:17A.
8. Carluccio E, Biagioli P, Alunni G et al. Patients with hibernating myocardium show altered left ventricular volumes and shape, which revert after revascularization:

evidence that dyssynergy might directly induce cardiac remodeling. J Am Coll Cardiol 2006; 47:969.

9. Killip T, Kimball GT. Treatment of myocardial infarction in a coronary care unit – a two year experience with 250 patients. AM J Cardiol 1967; 20:457-64.
10. Gomes MF. Angina instável. In: Dutra OP, Gottschall CAM, Nonohay NC, Leite RS. Manual de condutas do Instituto de Cardiologia do Rio Grande do Sul. Porto Alegre: IC-FUC, 2002:35-44.
11. Task Force for Diagnosis and Treatment of Chronic Heart Failure of the European Society of Cardiology: Guidelines for the diagnosis and treatment of chronic heart failure: Executive summary (update 2005). Eur Heart J 2005; 26:1115.
12. Auerbach MA, Schöder H, Hoh C et al. Prevalence of myocardial viability as detected by positron emission tomography in patients with ischemic cardiomyopathy. Circulation 1999; 99:2921.
13. Antman EM, Braunwald E. Acute myocardial infarction. In: Braunwald E, Zipes DP, Libby P (eds.). Heart disease. A testbook of cardiovascular medicine. 6. ed. Philadelphia: W.B. Saunders, 2001: 1114-31.
14. Grupo Italiano per Lo Studio Della Streptochinase Nell'Infarto Miocardico (GISSI). Effectiveness of intravenous thrombolitic therapy in acute myocardial infarction. Lancet 1986; 1:397-402.
15. Pitt B, Zannad F, Remme WJ et al. The effect of spironolactone on morbidity and mortality in patients with severe heart failure. Randomized Aldactone Evaluation Study Investigators (RALES). N Engl J Med 1999; 341:709-17.
16. The CONSENSUS Trial Study Group Effects of enalapril on mortality in severe congestive heart failure. N Engl J Med 1987; 316:1429-35.
17. Cohn JN, Archibald DG, Ziesche S et al. Effect of vasodilator therapy on mortality in chronic heart failure. Results of a Veterans Administration cooperative study (V-HeFT). N Engl J Med 1986; 314:1547-52.
18. Packer M, Bristow MR, Cohn JN et al., for the US Carvedilol Heart Failure Study Group The effect of carvedilol on morbidity and mortality in patients with chronic heart failure. N Engl J Med 1996; 334:1349-55.
19. MERIT-HF Study Group Effect of metoprolol CR/XL in chronic heart failure: Metoprolol CR/XL Randomised Intervention Trial in Congestive Heart Failure (MERIT-HF). Lancet 1999; 353:2001-7.
20. Holper EM, Blair J, Selzer F et al. The impact of ejection fraction on outcomes after percutaneous coronary intervention in patients with congestive heart failure: an analysis of the National Heart, Lung, and Blood Institute Percutaneous Transluminal Coronary Angioplasty Registry and Dynamic Registry. Am Heart J 2006; 151:69.
21. Elefteriades JA, Tolis G Jr, Levi E et al. Coronary artery bypass grafting in severe left ventricular dysfunction: excellent survival with improved ejection fraction and functional state. J Am Coll Cardiol 1993; 22:1411.
22. Cleland JGF, Daubert J-C, Erdmann E et al. for the Cardiac Resynchronization-Heart Failure (CARE-HF) Study Investigators. The effect of cardiac resynchronization on morbidity and mortality in heart failure. N Engl J Med 2005; 352:1539-49.

Capítulo 7

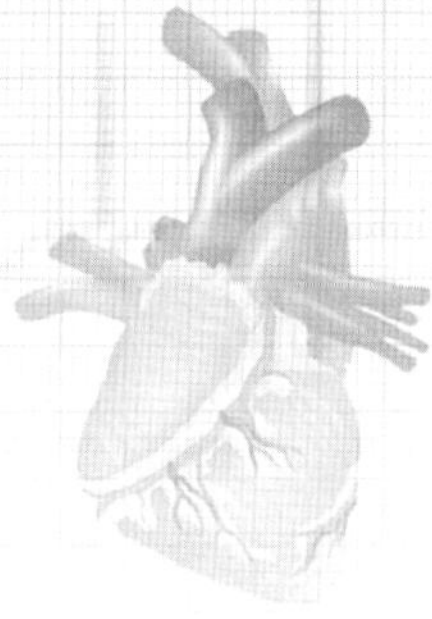

Insuficiência Cardíaca de Etiologia Valvar

José Carlos de Araújo Haertel
Fernando Pivatto Júnior

INTRODUÇÃO

Este capítulo tem por objetivo descrever, de maneira sucinta, os conhecimentos básicos necessários para a compreensão das valvopatias mais comuns relacionadas com a insuficiência cardíaca (IC), assim como fornecer uma abordagem prática para o manejo desses pacientes. O texto foi elaborado a partir das mais recentes diretrizes do American College of Cardiology/American Heart Association sobre esse assunto. As classificações das recomendações e dos níveis de evidência estão descritas nos Quadros 7.1 e 7.2, respectivamente.

ESTENOSE AÓRTICA

Etiologia

A causa mais comum de estenose aórtica em adultos é a calcificação dos folhetos previamente normais ou a valva bicúspide congênita. A calcificação progride a partir da base dos folhetos, terminando por causar redução em sua mobilidade e área valvar efetiva. A estenose aórtica de etiologia reumática é menos comum e está invariavelmente associada à doença valvar mitral. A malformação congênita (valva bicúspide) é a causa mais comum de estenose aórtica em adultos jovens.

Quadro 7.1 ■ Classificação das recomendações

Classe I	Excelente	Condições em que há evidências e/ou concordância geral de que um dado procedimento ou tratamento é útil e eficaz
Classe II	Aceitável	Condições em que há evidência conflitante e/ou divergência de opinião acerca da utilidade e eficácia do procedimento ou tratamento
Classe IIa	Evidência muito boa	O peso da evidência e da opinião está a favor da utilidade e eficácia
Classe IIb	Evidência razoável	A utilidade e a eficácia estão bem menos estabelecidas pela evidência e opinião
Classe III	Inaceitável	Condições em que há evidências e/ou concordância geral de que o procedimento ou tratamento não é útil e, em alguns casos, pode ser danoso

Quadro 7.2 ■ Classificação dos níveis de evidência

Nível A	Dados derivados de múltiplos ensaios clínicos randomizados
Nível B	Dados derivados de um único ensaio clínico randomizado ou de estudos não randomizados
Nível C	Baseado em opinião de "experts" ou estudos observacionais ou relato de casos

História natural

A história natural da estenose aórtica em adultos consiste inicialmente em um período latente prolongado, durante o qual a morbidade e a mortalidade são bastante baixas. Uma vez que uma estenose moderada já esteja presente (velocidade do jato > 3m/s), a média de progressão anual da lesão estenótica é de um aumento da velocidade de jato de 0,3m/s, do gradiente de pressão médio de 7mmHg e de redução da área valvar de 0,1cm^2 . Entretanto, existe uma marcada variabilidade individual na taxa de progressão hemodinâmica, não sendo possível predizê-la em determinado paciente. Por essa razão, um seguimento clínico regular é mandatório em todos os pacientes com estenose aórtica

Quadro 7.3 ■ Classificação da gravidade da estenose aórtica

Indicador	Leve	Moderada	Grave
Velocidade do jato (m/s)	< 3,0	3 a 4	> 4,0
Gradiente médio (mmHg)*	< 25	25 a 40	> 40
Área valvar (cm^2)	> 1,5	1 a 1,5	< 1,0
Índice da área valvar (cm^2/m^2)	–	–	< 0,6

*O gradiente valvar é dependente do fluxo transvalvar e, quando adotado para estimar a gravidade da estenose, deve ser utilizado com o conhecimento do débito cardíaco ou do fluxo através da respectiva valva.

assintomática de leve a moderada. Além disso, a progressão para estenose aórtica pode ocorrer em pacientes com esclerose aórtica, definida como um espessamento valvar sem obstrução da via de saída ventricular (velocidade de jato < 2,5m/s).

Finalmente, os sintomas de angina, síncope ou IC aparecem após um longo período latente e a perspectiva muda dramaticamente: após o início dos sintomas, a média de sobrevida é de 2 a 3 anos, com risco elevado de ocorrência de morte súbita. Consequentemente, o desenvolvimento de sintomas identifica um ponto crítico na história natural da estenose aórtica, sendo as decisões do manejo desses pacientes amplamente baseadas nessa informação. A classificação da gravidade da estenose aórtica está descrita no Quadro 7.3.

Seguimento

Pacientes assintomáticos com estenose aórtica têm desfechos similares aos de adultos normais de mesma idade. Entretanto, a progressão da doença com o desenvolvimento de sintomas é comum e, portanto, os pacientes assintomáticos com estenose aórtica exigem acompanhamento frequente a fim de se verificarem o aparecimento de sintomas e a progressão da patologia. Em pacientes sintomáticos, a troca valvar aórtica resulta em melhora dos sintomas e da sobrevida. Esses bons resultados da cirurgia são parcialmente dependentes da função ventricular esquerda, sendo semelhantes nos pacientes com função ventricular normal e nos que apresentam redução moderada da função contrátil.

A frequência do seguimento do paciente depende da gravidade da estenose valvar aórtica e da presença de comorbidades. Reconhecendo-se que uma frequência ideal para as consultas ainda não foi definida, muitos médicos realizam uma consulta anual com história e exame físico nos pacientes assintomáticos. Um componente essencial de cada consulta é a orientação do paciente sobre o curso esperado da doença e os sintomas relacionados com a estenose aórtica. A realização periódica de ecocardiografia pode ser apropriada, conforme discutido mais adiante. Os pacientes devem ser advertidos a relatar prontamente o aparecimento de qualquer mudança na tolerância ao exercício, desconforto torácico relacionado com esforço, dispneia, tonturas ou síncope.

O teste de esforço em adultos com estenose aórtica tem pouca acurácia diagnóstica em avaliar a presença de doença coronariana concomitante. Presumivelmente, isso se deve à presença de um eletrocardiograma basal anormal, hipertrofia ventricular esquerda e limitada reserva coronariana. A depressão eletrocardiográfica do segmento ST durante o teste de esforço ocorre em 80% dos adultos com estenose aórtica assintomática e tem significado prognóstico desconhecido.

O teste de esforço não deve ser realizado em pacientes sintomáticos devido a um alto risco de complicações. Todavia, nos assintomáticos, ele é relativamente seguro e pode fornecer informações que não foram obtidas durante a avaliação clínica inicial. Quando a história médica é duvidosa, o teste de esforço pode identificar uma capacidade de exercício limitada, respostas pressóricas anormais ou, até mesmo, sintomas induzidos pelo exercício.

A ecocardiografia seriada é parte importante de uma abordagem integrada, a qual inclui anamnese detalhada, exame físico e, em alguns pacientes, teste de esforço cuidadosamente monitorizado. Em razão de a taxa de progressão variar consideravelmente, os clínicos geralmente realizam uma ecocardiografia anual nos pacientes que comprovadamente apresentam estenose aórtica de moderada a grave. As ecocardiografias seriadas são úteis para avaliar mudanças na gravidade da estenose, grau de hipertrofia e função ventricular. Nos pacientes com estenose grave, uma ecocardiografia anual pode ser apropriada; com estenose moderada, estudos seriados realizados a cada 1 a 2 anos são satisfatórios e, nos com estenose leve, podem ser realizados a cada 3 a 5 anos. Ecocardiogramas devem ser realizados mais frequentemente se houver mudança nos sinais ou sintomas.

Tratamento farmacológico

A profilaxia com antibióticos contra a recorrência da febre reumática está indicada nos pacientes que apresentam estenose aórtica dessa etiologia. Os que têm hipertensão arterial sistêmica associada devem ser tratados cautelosamente com agentes anti-hipertensivos apropriados. Além dessas exceções, não existe tratamento farmacológico específico para os indivíduos que ainda não desenvolveram sintomas. Os pacientes sintomáticos necessitam de cirurgia e não de tratamento farmacológico.

Tratamento cirúrgico

As indicações de cirurgia em estenose aórtica estão descritas no Quadro 7.4.

Valvotomia aórtica percutânea

A valvotomia aórtica percutânea com balão é um procedimento no qual um ou mais balões são colocados através de uma valva aórtica estenótica e inflados a fim de reduzir a gravidade da lesão. Esse procedimento tem importante papel no tratamento de adolescentes e adultos jovens, sendo, todavia, bastante limitado em adultos de maior idade.

O mecanismo subjacente de alívio da lesão estenótica em adultos de maior idade é a fratura dos depósitos de cálcio dentro dos folhetos da valva e, em menor grau, o alongamento do anel valvar e a separação das comissuras calcificadas ou fusionadas. Resultados hemodinâmicos imediatos incluem uma redução moderada no gradiente transvalvar; entretanto, a área valvar pós-valvotomia raramente excede 1cm^2. Apesar da modesta alteração na área, uma melhora sintomática precoce é geralmente observada; entretanto, complicações agudas graves ocorrem em uma frequência superior a 10% e reestenose e deterioração clínica ocorrem dentro de 6 a 12 meses na maioria dos pacientes. Portanto, em adultos com estenose aórtica, a valvotomia por balão não é um substituto para a troca da valva aórtica. Todavia, a valvotomia pode ser aceitável como uma ponte para a realização da cirurgia em pacientes hemodinamicamente instáveis que

Quadro 7.4 ■ Indicações de cirurgia em estenose aórtica

Classe I
A troca valvar aórtica é indicada em 1. Pacientes sintomáticos com estenose aórtica grave *(nível de evidência: B)* 2. Pacientes com estenose aórtica grave sendo submetidos à cirurgia de revascularização miocárdica *(nível de evidência: C)* 3. Pacientes com estenose aórtica grave sendo submetidos à cirurgia da aorta ou de outras valvas cardíacas *(nível de evidência: C)* 4. Pacientes com estenose aórtica grave e disfunção ventricular esquerda sistólica (fração de ejeção < 50%) *(nível de evidência: C)*
Classe IIa
A troca valvar aórtica é aceitável em 1. Pacientes com estenose aórtica moderada sendo submetidos à cirurgia de revascularização miocárdica, cirurgia na aorta ou em outras valvas cardíacas *(nível de evidência: B)*
Classe IIb
A troca valvar aórtica pode ser considerada em 1. Pacientes assintomáticos com estenose aórtica grave e resposta anormal ao exercício; por exemplo, desenvolvimento de sintomas ou hipotensão assintomática *(nível de evidência: C)* 2. Adultos com estenose aórtica grave assintomática se existe elevada probabilidade de progressão rápida (idade, calcificação e doença coronariana) ou se a cirurgia possa atrasar no momento do início dos sintomas *(nível de evidência: C)* 3. Pacientes sendo submetidos à cirurgia de revascularização miocárdica que possuem estenose aórtica leve, quando há evidências, tais como calcificação valvar de moderada a grave, de que a progressão possa ser rápida *(nível de evidência: C)* 4. Pacientes assintomáticos com estenose aórtica extremamente grave (área valvar < 0,6cm^2, gradiente médio > 60 mmHg e velocidade do jato > 5m/s), quando a mortalidade operatória esperada do paciente for < 1% *(nível de evidência: C)*
Classe III
A troca valvar aórtica não é útil para a 1. Prevenção de morte súbita em pacientes assintomáticos com estenose aórtica que não apresentem nenhum dos achados listados nas recomendações das Classes IIa ou IIb *(nível de evidência: B)*

são de alto risco operatório (classe IIb/nível de evidência C), assim como paliativa em pacientes nos quais a troca valvar não pode ser realizada devido à presença de comorbidades graves (classe IIb/nível de evidência C).

INSUFICIÊNCIA AÓRTICA CRÔNICA

Etiologia

Existe um número variável de causas de insuficiência aórtica. Elas incluem dilatação ou aneurisma de aorta, anormalidades congênitas da valva aórtica (mais comumente valva bicúspide), degeneração cálcica, doença reumática, endocardite infecciosa, hipertensão sistêmica, degeneração mixomatosa, dissecção da aorta ascendente e síndrome de Marfan. Entre as causas menos comuns estão lesões traumáticas da valva aórtica, espondilite anquilosante, aortite sifilítica, artrite reumatoide, osteogênese imperfeita, aortite de células gigantes, síndrome de Ehlers-Danlos, síndrome de Reiter, estenose subaórtica e defeitos do septo ventricular com prolapso de cúspide aórtica. Recentemente, fármacos anorexígenos têm sido relatados como causa dessa valvopatia. A maioria dessas lesões produz insuficiência aórtica crônica com lenta dilatação ventricular esquerda e uma fase assintomática prolongada. Outras lesões, em particular as geradas por endocardite infecciosa, dissecção aórtica e trauma, mais frequentemente produzem insuficiência aórtica aguda grave, a qual pode resultar em súbito aumento da pressão de enchimento ventricular esquerdo e redução do débito cardíaco.

História natural

Em pacientes assintomáticos com função ventricular esquerda normal, a taxa de progressão para o aparecimento de sintomas e/ou disfunção ventricular sistólica é, em média, de 4,3% por ano. Apesar da baixa probabilidade de os pacientes desenvolverem disfunção ventricular esquerda de modo assintomático, deve ser enfatizado que mais de um quarto daqueles que evoluem ao óbito ou desenvolvem disfunção sistólica o faz antes do início de sintomas clássicos. Portanto, a avaliação dos sintomas somente por meio da anamnese não é suficiente para o seguimento dos pacientes assintomáticos; a avaliação quantitativa da função ventricular esquerda é, desse modo, indispensável.

Em pacientes assintomáticos com função sistólica reduzida, as limitadas informações indicam que a maioria desenvolve sintomas dentro de 2 a 3 anos. A média de aparecimento de sintomas nesses pacientes é maior que 25% ao ano.

Em pacientes sintomáticos, não existem grandes estudos contemporâneos sobre a história natural da insuficiência aórtica crônica, em razão de o começo de angina ou dispneia significativa ser, geralmente, indicação para a troca valvar. Dados obtidos na era pré-cirúrgica indicam que os pacientes com dispneia, angina ou IC manifesta têm pior desfecho com tratamento farmacológico, de maneira semelhante aos pacientes com estenose aórtica sintomática. Taxas de mortalidade superiores a 10% ao ano foram descritas em pacientes com angina e maiores que 20% nos que apresentam IC. A classificação da gravidade da insuficiência aórtica crônica está descrita no Quadro 7.5.

Quadro 7.5 ■ Classificação da gravidade da insuficiência aórtica crônica

	Leve	Moderada	Grave
Qualitativos			
Grau angiográfico	1+	2+	3-4+
Largura de jato regurgitante	Largura de jato < 25% da via de saída do VE	Maior que a anterior, porém sem sinais de refluxo aórtico grave	Largura de jato > 65% da via de saída do VE
Vena contracta (cm)	< 0,3	0,3 a 0,6	> 0,6
Quantitativos (cateterismo ou eco)			
Volume regurgitante (mL por batimento)	< 30	30 a 59	> 60
Fração regurgitante (%)	< 30	30 a 49	> 50
Área do orifício regurgitante (cm^2)	< 0,10	0,10 a 0,29	> 0,30
Critérios essenciais adicionais			
Tamanho do ventrículo esquerdo	–	–	Aumentado

VE: Ventrículo esquerdo.

Seguimento

O objetivo das avaliações seriadas dos pacientes assintomáticos com insuficiência aórtica crônica é detectar o início dos sintomas e avaliar objetivamente mudanças nas dimensões e na função do ventrículo esquerdo. Em geral, a estabilidade e a cronicidade da lesão regurgitante e a resposta ventricular à sobrecarga de volume necessitam ser estabelecidas na primeira consulta do paciente, especialmente se a insuficiência aórtica é moderada ou grave. Se a natureza crônica da lesão é incerta e o paciente não se apresenta inicialmente com uma das indicações de cirurgia, a repetição do exame físico e da ecocardiografia deve ser realizada dentro de 2 a 3 meses após a avaliação inicial, a fim de se assegurar que um processo subagudo com rápida progressão não esteja em andamento. Na maioria dos pacientes, o seguimento a longo prazo deve incluir anamnese detalhada, exame físico e ecocardiografia.

Pacientes assintomáticos com insuficiência aórtica leve, apresentando pequena ou nenhuma dilatação ventricular e função sistólica normal, podem ser acompanhados anualmente, com instruções para alertar o médico se sintomas aparecerem nesse ínterim. Ecocardiografia anual não é necessária, a menos que haja evidências clínicas de piora da lesão. Ecocardiografia de rotina pode ser realizada a cada 2 a 3 anos nesses pacientes.

Pacientes assintomáticos, com função sistólica normal, mas insuficiência aórtica grave e dilatação ventricular significativa (dimensão diastólica final > 60mm), necessitam de reavaliações mais frequentes e cuidadosas, com anamnese e exame físico a cada 6 meses e ecocardiografia a cada 6 a 12 meses, dependendo da gravidade da dilatação e da estabilidade das mensurações.

A repetição da ecocardiografia é também recomendada quando o paciente apresenta início dos sintomas ou quando exista história duvidosa de mudanças na sintomatologia ou na tolerância ao exercício, ou também caso apareçam achados clínicos que sugiram piora da regurgitação ou existência de dilatação ventricular esquerda progressiva. Os pacientes com evidências ecocardiográficas de dilatação ventricular progressiva ou declínio da função sistólica apresentam maior probabilidade de desenvolverem sintomas ou disfunção ventricular e devem ser reavaliados mais frequentemente (a cada 6 meses) do que aqueles com função ventricular estável.

Se o paciente é assintomático e adota um estilo de vida ativo, sendo a ecocardiografia de boa qualidade, não há necessidade de outros testes. Entretanto, se o paciente tem insuficiência aórtica grave, é sedentário ou apresenta sintomatologia duvidosa, o teste de esforço é útil para avaliar a capacidade funcional, a sintomatologia e os efeitos hemodinâmicos do exercício.

Tratamento farmacológico

O uso de agentes vasodilatadores tem a finalidade de melhorar o volume ejetado e reduzir a fração regurgitante. Esses efeitos devem se traduzir em reduções no volume diastólico final do ventrículo esquerdo, no estresse de parede e na pós-carga, resultando em preservação da função ventricular sistólica e redução da massa ventricular.

Existem três potenciais finalidades da utilização de agentes vasodilatadores na insuficiência aórtica crônica, devendo ser enfatizado que esses critérios aplicam-se somente aos pacientes com insuficiência grave. O primeiro é o tratamento a longo prazo de pacientes com regurgitação aórtica grave que apresentem sintomas e/ou disfunção ventricular, considerados candidatos ruins à cirurgia devido a fatores adicionais cardíacos ou não. O segundo é a melhora no perfil hemodinâmico dos pacientes com sintomas de insuficiência grave e importante disfunção ventricular esquerda, fazendo-se o uso a curto prazo do tratamento com vasodilatadores antes da realização da troca valvar. Nesses pacientes, os agentes vasodilatadores com efeitos inotrópicos negativos devem ser evitados. O terceiro uso em potencial consiste no prolongamento da fase compensada dos pacientes assintomáticos que apresentem ventrículo esquerdo com sobrecarga de volume, mas função sistólica normal, em vigência de refluxo valvar grave.

Tratamento cirúrgico

As indicações de cirurgia em insuficiência aórtica estão descritas no Quadro 7.6.

Quadro 7.6 ■ Indicações de cirurgia em insuficiência aórtica

Classe I

A troca valvar aórtica é indicada em

1. Pacientes sintomáticos com insuficiência aórtica grave, independentemente da função ventricular esquerda sistólica
   (nível de evidência: B)
2. Pacientes assintomáticos com insuficiência aórtica crônica grave e disfunção ventricular esquerda sistólica (fração de ejeção < 50%) em repouso
   (nível de evidência: B)
3. Pacientes com insuficiência aórtica crônica grave sendo submetidos à cirurgia de revascularização miocárdica, cirurgia na aorta ou em outras valvas cardíacas
   (nível de evidência: C)

Classe IIa

1. A troca valvar aórtica é aceitável em pacientes assintomáticos com insuficiência aórtica grave e função ventricular esquerda sistólica normal (fração de ejeção > 50%), mas com dilatação grave do ventrículo esquerdo (dimensão diastólica final > 75mm ou sistólica final > 55mm)
   (nível de evidência: B)

Classe II\Ib

A troca valvar aórtica pode ser considerada em

1. Pacientes com insuficiência aórtica moderada sendo submetidos à cirurgia na aorta ascendente
   (nível de evidência: C)
2. Pacientes com insuficiência aórtica moderada sendo submetidos à cirurgia de revascularização miocárdica
   (nível de evidência: C)
3. Pacientes assintomáticos com insuficiência aórtica grave e função ventricular esquerda sistólica normal em repouso (fração de ejeção > 50%) quando o grau de dilatação do ventrículo esquerdo excede uma dimensão diastólica final de 70mm ou sistólica final de 50mm, quando existe evidência de dilatação ventricular esquerda progressiva, declínio na tolerância ao exercício ou respostas hemodinâmicas anormais ao exercício
   (nível de evidência: C)

Classe III

1. A troca valvar aórtica não está indicada em pacientes assintomáticos com insuficiência aórtica leve, moderada ou grave e função ventricular esquerda sistólica normal em repouso (fração de ejeção > 50%) quando o grau de dilatação não é moderado ou grave (dimensão diastólica final < 70mm, sistólica final < 50mm)
   (nível de evidência: B)

ESTENOSE MITRAL

Etiologia

A causa predominante de estenose mitral é a cardite reumática. Estenose mitral isolada ocorre em 40% de todos os pacientes que apresentam doença reumática com acometimento cardíaco, podendo uma história definida de febre reumática ser obtida em aproximadamente 60% dos pacientes com essa valvopatia. A malformação congênita da valva mitral ocorre raramente e é observada principalmente em crianças. Causas adquiridas de obstrução da valva mitral, além da doença reumática, são raras e incluem mixoma atrial esquerdo, trombo móvel atrial, mucopolissacaridose e calcificação anular grave.

História natural

A estenose mitral é uma doença contínua, progressiva e que geralmente consiste em um curso lento e estável nos primeiros anos, seguido por uma aceleração progressiva posteriormente. Uma vez que os sintomas se desenvolvem, existe outro período de quase uma década antes que eles se tornem incapacitantes. Em geral, a sobrevida em 10 anos dos pacientes não tratados que apresentam estenose mitral é de 50% a 60%, dependendo da gravidade dos sintomas. No paciente assintomático ou minimamente sintomático, a sobrevida é superior a 80% em 10 anos, com 60% dos pacientes não tendo progressão clínica. Entretanto, no momento em que os sintomas limitantes aparecem, a taxa de sobrevida cai para 0 a 15% em 10 anos. No momento em que ocorre hipertensão pulmonar grave, a sobrevida média reduz-se para menos de 3 anos. A mortalidade de pacientes não operados é decorrente de congestão pulmonar e sistêmica em 60% a 70% dos casos, embolia sistêmica em 20% a 30%, embolia pulmonar em 10% e infecção em 1% a 5%. A classificação da gravidade da estenose mitral está descrita no Quadro 7.7.

Seguimento

O seguimento com testes seriados de um paciente com estenose mitral é importante na medida em que pode impor a necessidade de

Quadro 7.7 ■ Classificação da gravidade da estenose mitral

Indicador	Leve	Moderada	Grave
Gradiente médio (mmHg)*	< 5	5 a 10	> 10
Pressão sistólica da artéria pulmonar (mmHg)	< 30	30 a 50	> 50
Área valvar (cm^2)	> 1,5	1,0 a 1,5	< 1,0

*O gradiente valvar é dependente do fluxo transvalvar e, quando adotado para estimar a gravidade da estenose, deve ser utilizado com o conhecimento do débito cardíaco ou do fluxo através da respectiva valva.

uma alteração no tratamento farmacológico ou a realização de um procedimento. Os pacientes com estenose mitral geralmente passam anos assintomáticos antes do início da deterioração do quadro clínico, todos eles devem ser informados de que qualquer alteração nos sintomas justifica uma reavaliação médica. No paciente assintomático, uma reavaliação anual é recomendada, sendo nela realizada, além de anamnese e exame físico, radiografia de tórax e eletrocardiograma. O exame físico é útil em avaliar a progressão da gravidade da estenose mitral: uma diminuição no intervalo entre a segunda bulha cardíaca e o estalido de abertura da valva, uma maior duração do sopro mesodiastólico e a presença de sinais de hipertensão pulmonar indicam uma estenose mitral mais grave. Ecocardiografia anual não é recomendada, a menos que haja alteração na condição clínica ou que o paciente apresente estenose grave. A monitorização ambulatorial eletrocardiográfica (Holter) a fim de detectar fibrilação atrial paroxística é indicada nos pacientes com palpitações.

Os pacientes que estão sendo considerados para uma intervenção devem ser submetidos a uma avaliação contendo anamnese, exame físico e ecocardiograma 2D com Doppler. A aparência e a mobilidade do aparato valvar, subvalvar e comissuras devem ser avaliadas pela ecocardiografia 2D, enquanto o gradiente transmitral, a área valvar e a pressão da artéria pulmonar devem ser obtidos pelo exame Doppler. Se houver discrepância entre os sintomas e a hemodinâmica, um teste de esforço físico formal poderá ser realizado.

Tratamento farmacológico

No paciente com estenose mitral, o maior problema é a obstrução mecânica ao enchimento ventricular, e nenhum tratamento farmacológico irá especificamente aliviar essa obstrução. O ventrículo esquerdo está protegido de uma sobrecarga de volume ou de pressão e, consequentemente, nenhum tratamento farmacológico específico é necessário no paciente assintomático com ritmo sinusal que apresente estenose mitral leve. Por outro lado, em razão de a febre reumática ser a causa primária da estenose mitral, a profilaxia é recomendada.

Os pacientes com estenose mitral são propensos a desenvolver arritmias atriais, particularmente fibrilação e *flutter*. Trinta a 40% dos pacientes com estenose mitral sintomática desenvolvem fibrilação atrial. Podem ocorrer consequências hemodinâmicas significativas, resultantes do desenvolvimento agudo de fibrilação atrial, primariamente devido à rápida frequência ventricular, que reduz o período de enchimento diastólico e causa elevação da pressão do átrio esquerdo. A fibrilação atrial ocorre mais comumente em pacientes de mais idade e está associada a pior prognóstico, com sobrevida em 10 anos de 25%, comparada a 46% em pacientes que se mantêm em ritmo sinusal. O risco de embolização arterial, especificamente acidente vascular encefálico, é significativamente maior nos pacientes fibrilados.

A embolização sistêmica pode ocorrer em 10% a 20% dos pacientes com estenose mitral, sendo o risco relacionado com a idade e a presença de fibrilação atrial. Um terço dos eventos embólicos ocorre dentro de 1 mês do começo da fibrilação e dois terços dentro de 1 ano. A frequência dos eventos embólicos não parece estar relacionada com a gravidade da estenose mitral, o débito cardíaco, o tamanho do átrio esquerdo ou, até mesmo, com a presença ou ausência de sintomas de insuficiência cardíaca; consequentemente, um evento embólico pode ser a manifestação inicial da estenose mitral. Nos pacientes que já tiveram um fenômeno embólico, a frequência de recorrência, na ausência de terapia anticoagulante, é bastante elevada, oscilando na faixa de 15% a 40% de novos eventos dentro do mês subsequente ao episódio inicial.

Não existem estudos randomizados examinando a eficácia da anticoagulação em prevenir eventos embólicos, especificamente em pacientes com estenose mitral. Estudos retrospectivos demonstraram um decréscimo de quatro a 15 vezes na incidência de eventos embólicos com anticoagulação nesses pacientes, sendo esse benefício presente tanto na prevenção da embolia sistêmica como da pulmonar.

Tratamento cirúrgico

As indicações de cirurgia em estenose mitral estão descritas no Quadro 7.8.

Valvotomia mitral percutânea

Esse procedimento, no qual um ou mais balões são inflados através da valva mitral por um cateter, tem se tornado o método preferido em pacientes selecionados quando na comparação com a abordagem cirúrgica. O mecanismo de melhora da comissurotomia cirúrgica ou percutânea está relacionado com o sucesso na abertura das comissuras fusionadas pelo processo reumático. Em centros com experiência, a valvotomia percutânea por balão deve ser considerada o procedimento de escolha inicial para pacientes sintomáticos com estenose mitral de moderada a grave e que apresentem morfologia valvar favorável e ausência de regurgitação mitral significativa ou trombo no átrio esquerdo.

Os resultados imediatos, complicações agudas e resultados a longo prazo da valvotomia percutânea são dependentes de múltiplos fatores. A morfologia da valva mitral é o fator de maior importância na determinação dos resultados do procedimento: os pacientes com valvas flexíveis, não calcificadas e com fusão mínima do aparato subvalvar obtêm os melhores resultados imediatos e a longo prazo, quando um aumento substancial da área valvar pode ser alcançado. Diversos métodos são utilizados para avaliação da adequação para a valvotomia percutânea, sendo o principal a obtenção do escore de Wilkins, baseado em critérios ecocardiográficos: mobilidade e espessamento de folhetos, grau de calcificação valvar e comprometimento de aparelho subvalvar.

Quadro 7.8 ■ Indicações de cirurgia em estenose mitral

Classe I
1. A cirurgia valvar mitral (plastia se possível) é indicada em pacientes com estenose mitral moderada ou grave sintomática (classe funcional NYHA III/IV) quando: (1) a valvotomia mitral percutânea por balão estiver indisponível, (2) a valvotomia mitral percutânea por balão é contraindicada devido à presença de trombo em átrio esquerdo apesar de anticoagulação ou devido à presença concomitante de insuficiência mitral de moderada a grave, ou (3) a morfologia valvar não é favorável para a valvotomia mitral percutânea por balão em um paciente com risco operatório aceitável *(nível de evidência: B)* 2. Pacientes sintomáticos com estenose mitral de moderada a grave que também apresentem insuficiência mitral de moderada a grave devem realizar troca valvar mitral, a menos que a plastia da valva seja possível no momento da cirurgia *(nível de evidência: C)*
Classe IIa
1. A troca valvar mitral é aceitável em pacientes com estenose mitral grave e hipertensão pulmonar significativa (pressão sistólica arterial pulmonar > 60mmHg) em classe funcional NYHA I/II e que não sejam considerados candidatos à realização de valvotomia percutânea por balão ou plastia valvar mitral *(nível de evidência: C)*
Classe IIb
1. A plastia valvar mitral pode ser considerada em pacientes assintomáticos com estenose mitral moderada ou grave que tiveram eventos embólicos recorrentes apesar de adequada anticoagulação e que apresentem morfologia valvar favorável para a plastia *(nível de evidência: C)*
Classe III
1. O reparo da valva mitral não é indicado em pacientes com estenose mitral leve *(nível de evidência: C)* 2. A comissurotomia fechada não deve ser realizada em pacientes sendo submetidos a reparo valvar mitral, sendo a comissurotomia aberta a abordagem de preferência *(nível de evidência: C)*

INSUFICIÊNCIA MITRAL CRÔNICA

Etiologia

As causas mais comuns de insuficiência mitral orgânica incluem prolapso da valva mitral, doença cardíaca reumática, endocardite infecciosa, alguns medicamentos e doenças do colágeno. A insuficiência mitral de origem funcional ocorre secundariamente à dilatação do ventrículo esquerdo ou decorrente de acometimento isquêmico dessa câmara. Em alguns casos, como na ruptura de cordoalha tendinosa ou dos músculos papilares e na endocardite infecciosa, a insuficiência mitral pode ser aguda e grave. Alternativamente, a maior parte das insuficiências dessa valva tem evolução crônica, podendo agravar-se gradualmente ao longo de um período prolongado.

História natural

Os pacientes com insuficiência mitral de leve a moderada podem permanecer assintomáticos, com comprometimento hemodinâmico pequeno ou ausente, por muitos anos; todavia, a insuficiência mitral decorrente de anormalidade primária dessa valva tende a progredir ao longo do tempo com uma piora na sobrecarga de volume devido a aumento na área regurgitante efetiva. A evolução temporal da insuficiência mitral é variável, sendo determinada pela progressão das lesões valvares ou pelas dilatações do anel mitral e cavidade ventricular esquerda. Uma vez que a regurgitação tenha se tornado importante, o desenvolvimento de hipertrofia cardíaca excêntrica, na qual novos sarcômeros são dispostos em série, aumentando o comprimento das fibras miocárdicas individuais, é fundamental como mecanismo de suporte. O aumento resultante no volume diastólico final do ventrículo esquerdo é compensatório, porque permite um incremento no volume total ejetado, objetivando a restauração do débito cardíaco. Ao mesmo tempo, o aumento nas dimensões do átrio e ventrículo esquerdos possibilita a acomodação do volume regurgitante a uma menor pressão de enchimento, diminuindo os sintomas de congestão pulmonar. Nessa fase de insuficiência mitral compensada, o paciente pode estar inteiramente assintomático, mesmo durante a realização de um exercício vigoroso. Deve ser observado que, nesse período estabilizado, a pré-carga aumentada e a pós-carga reduzida ou normal (produzida pelo esvaziamento do ventrículo esquerdo para o átrio) facilitam a ejeção do ventrículo esquerdo, o que resulta em um grande volume ejetado e um débito cardíaco efetivo normal. Numerosos estudos indicam, entretanto, que pacientes com insuficiência mitral crônica grave têm alta probabilidade de desenvolverem sintomas ou disfunção ventricular esquerda em um período de 6 a 10 anos. A classificação da gravidade da insuficiência mitral crônica está descrita no Quadro 7.9.

Seguimento

Os objetivos do seguimento dos pacientes com insuficiência mitral são a avaliação subjetiva de mudanças na condição dos sintomas e a detecção objetiva de modificações na função ventricular esquerda e tolerância ao exercício, podendo essas últimas ocorrerem na ausência de sintomatologia clínica evidente. Pacientes assintomáticos com insuficiência mitral leve, sem evidências de dilatação do ventrículo esquerdo, disfunção ventricular ou hipertensão pulmonar, podem ser acompanhados anualmente, com instruções de alertarem os médicos caso haja aparecimento de sintomas nesse intervalo. Ecocardiografia anual não é necessária, a menos que haja evidências clínicas de agravamento da valvopatia mitral. Nos pacientes com insuficiência mitral moderada, a avaliação clínica, incluindo a ecocardiografia, deve ser realizada anualmente e, tão logo possível, em caso de aparecimento de sintomas.

Os pacientes assintomáticos com insuficiência mitral grave devem ter seu seguimento realizado com anamnese, exame físico e ecocardiografia a cada 6 a 12 meses, para a avaliação dos sintomas ou da transição para a disfunção ventricular esquerda assintomática. O teste de esforço pode ser utilizado a fim de adicionar evidências objetivas a respeito dos sintomas e mudanças na tolerância ao exercício. Esse exame é especificamente importante caso uma boa anamnese da capacidade de exercício do paciente não possa ser obtida. A medida da pressão da artéria pulmonar e a avaliação da gravidade da insuficiência mitral durante o exercício físico podem ser úteis como dados complementares.

Quadro 7.9 ■ Classificação da gravidade da insuficiência mitral crônica

	Leve	Moderada	Grave
Qualitativos			
Grau angiográfico	1+	2+	3-4+
Área do jato (*Color Doppler*)	Jato central pequeno (< 4cm² ou < 20% da área do átrio esquerdo)	Achados de insuficiência mitral maiores que leves, mas sem critérios para insuficiência mitral grave	*Vena contracta* > 0,7cm, com grande jato regurgitante central (área > 40% do átrio esquerdo) ou com jato excêntrico incidindo sobre parede atrial em grande extensão
Vena contracta (cm)	< 0,3	0,3 a 0,69	> 0,7
Quantitativos (cateterismo/eco)			
Volume regurgitante (mL por batimento)	< 30	30 a 59	> 60
Fração regurgitante (%)	< 30	30 a 49	> 50
Área do orifício regurgitante (cm^2)	< 0,2	0,20 a 0,39	> 0,40
Critérios essenciais adicionais			
Tamanho do átrio esquerdo	–	–	Aumentado
Tamanho do ventrículo esquerdo	–	–	Aumentado

Tratamento farmacológico

No paciente assintomático com insuficiência mitral crônica não há tratamento farmacológico amplamente aceito. Entretanto, nos pacientes com insuficiência funcional, resultante de cardiomiopatia dilatada ou isquêmica, há razões para crer que a redução da pós-carga possa ser benéfica. Existindo disfunção sistólica do ventrículo esquerdo, o tratamento primário desta, com fármacos como inibidores da enzima conversora da angiotensina (ECA) ou betabloqueadores, particularmente carvedilol e utilização de marca-passo biventricular, tem demonstrado reduzir concomitantemente a gravidade da regurgitação mitral funcional.

Nos pacientes com insuficiência mitral orgânica grave que desenvolvem sintomas e que apresentam função ventricular esquerda preservada, a cirurgia é a medida mais apropriada, não estando o tratamento farmacológico, em primeira instância, indicado nesses casos. Se houver o desenvolvimento de fibrilação atrial, a frequência cardíaca deve ser controlada com bloqueadores de canais de cálcio, betabloqueadores, digoxina ou, raramente, amiodarona. Nos pacientes com insuficiência mitral grave e fibrilação atrial crônica, o procedimento de Maze pode ser realizado conjuntamente à plastia mitral, visto que isso reduzirá a possibilidade de acidente vascular encefálico pós-operatório. Embora o risco de embolia a partir da combinação de insuficiência mitral e fibrilação atrial tenha sido anteriormente considerado similar ao da associação de estenose mitral e fibrilação atrial, estudos subsequentes sugeriram que essa probabilidade poderia ser bastante menor na insuficiência mitral; apesar disso, é recomendado que o RNI seja mantido entre 2,0 e 3,0 nessa população.

Tratamento cirúrgico

As indicações de cirurgia em insuficiência mitral estão descritas no Quadro 7.10.

Quadro 7.10 ■ Indicações de cirurgia em insuficiência mitral

Classe I

1. A cirurgia valvar mitral é recomendada para pacientes sintomáticos com insuficiência mitral grave aguda
(nível de evidência: B)
2. A cirurgia valvar mitral é benéfica para pacientes com insuficiência mitral grave e classe funcional NYHA II, III ou IV, na ausência de disfunção ventricular esquerda grave (fração de ejeção < 30%) e/ou dimensão sistólica final > 55mm
(nível de evidência: B)
3. A cirurgia valvar mitral é benéfica em pacientes assintomáticos com insuficiência mitral crônica grave e disfunção ventricular esquerda de leve a moderada (fração de ejeção entre 30% e 60% e/ou dimensão sistólica final > 40mm)
(nível de evidência: B)
4. A plastia valvar mitral é recomendada, em detrimento da troca valvar, na maioria dos pacientes com insuficiência mitral crônica grave que necessitam de cirurgia, devendo os pacientes ser encaminhados a centros cirúrgicos com experiencia nesse tipo de procedimento
(nível de evidência: C)

Classe IIa

1. A plastia mitral é aceitável, realizada em centros com experiência, em pacientes assintomáticos com insuficiência mitral crônica grave e função ventricular esquerda preservada (fração de ejeção > 60% e dimensão sistólica final < 40 mm), nos quais a probabilidade de sucesso da plastia sem regurgitação residual é superior a 90%
(nível de evidência: B)
2. A cirurgia valvar mitral é aceitável em pacientes assintomáticos com insuficiência mitral crônica grave, função ventricular esquerda preservada e começo recente de fibrilação atrial
(nível de evidência: C)
3. A cirurgia valvar mitral é aceitável em pacientes assintomáticos com insuficiência mitral crônica grave, função ventricular esquerda preservada e hipertensão pulmonar (pressão sistólica da artéria pulmonar > 50mmHg em repouso ou > 60mmHg com exercício)
(nível de evidência: C)
4. A cirurgia valvar mitral é aceitável em pacientes com insuficiência mitral crônica grave devido à anormalidade primária do aparato valvar e em classe funcional NYHA III/IV e disfunção ventricular esquerda grave (fração de ejeção < 30% e/ou dimensão sistólica final > 55mm), nos quais a plastia seja altamente provável
(nível de evidência: C)

(continua)

Quadro 7.10 ■ Indicações de cirurgia em insuficiência mitral (*continuação*)

Classe IIb
1. A plastia valvar mitral pode ser considerada em pacientes com insuficiência mitral crônica grave secundária à disfunção ventricular esquerda grave (fração de ejeção $< 30\%$), em constante classe funcional NYHA III/IV, apesar de terapia ótima para insuficiência cardíaca, incluindo marca-passo biventricular *(nível de evidência: C)*
Classe III
1. A cirurgia valvar mitral não é indicada em pacientes assintomáticos com insuficiência mitral e função ventricular esquerda preservada (fração de ejeção $> 60\%$ e dimensão sistólica final < 40mm) nos quais existam dúvidas significativas quanto à possibilidade da realização de plastia *(nível de evidência: C)*
2. Cirurgia valvar mitral isolada não está indicada em pacientes com insuficiência mitral leve ou moderada *(nível de evidência: C)*

BIBLIOGRAFIA

Bonow RO, Carabello BA, Chatterjee K. 2008 Focused Update Incorporated Into the ACC/AHA 2006 Guidelines for the Management of Patients with Valvular Heart Disease. J Am Coll Cardiol 2008; 52:e1-e142.

Capítulo 8

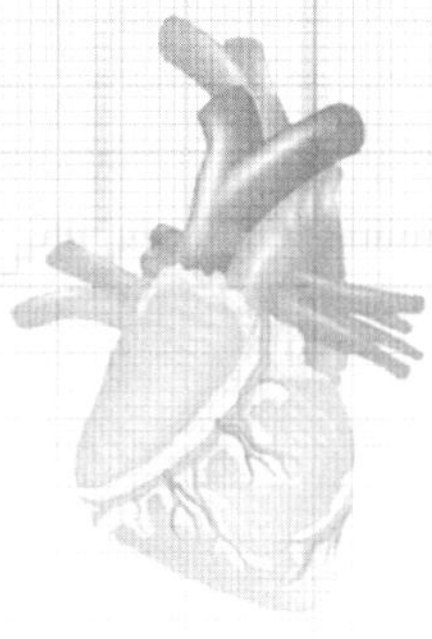

Cardiomiopatias

Felipe Homem Valle
Luciano Pereira Bender
Edemar Manuel Costa Pereira

INTRODUÇÃO

As cardiomiopatias são um conjunto de doenças caracterizadas por doença primária do coração, isto é, não estão relacionadas a doença arterial coronariana significativa, hipertensão arterial sistêmica, valvopatia ou cardiopatias congênitas. Do ponto de vista fisiopatológico, as cardiomiopatias são agrupadas em três grupos: cardiomiopatia dilatada, cardiomiopatia hipertrófica e cardiomiopatia restritiva. Diversos fatores etiológicos estão relacionados ao desenvolvimento das cardiomiopatias, embora muitas vezes não se identifique fator causal. Nesses casos, o diagnóstico é de cardiomiopatia idiopática. No Quadro 8.1 são citadas as principais causas de cardiomiopatias, de acordo com o grupo a que pertencem.

CARDIOMIOPATIA DILATADA

Introdução

As cardiomiopatias dilatadas são caracterizadas por dilatação ventricular (esquerda ou de ambos ventrículos) e disfunção contrátil ventricular. Conforme citado no Quadro 8.1, diversas causas estão as-

Quadro 8.1 ■ Etiologias de cardiomiopatias

	Dilatada	Hipertrófica	Restritiva
Etiologias	**Primárias** Familiar Distrofia muscular de Duchenne Ataxia de Friedreich's Displasia arritmogênica de ventrículo direito **Secundárias** • Agentes cardiotóxicos (álcool, quimioterápicos) • Desordens metabólicas (hipotireoidismo, hipertireoidismo, deficiência de tiamina, anemia, cardiomiopatia pós-parto, cardiomiopatia diabética, feocromocitoma, doença de Paget, síndrome de Albright's) • Catecolaminérgica (takotsubo) • Causas infecciosas (vírus, bactérias, fungos, protozoários, helmintos, espiroquetas)	Herança genética em 60% dos casos	**Primárias** Endomiocardiofibrose Endocardite de Loeffler's Cardiomiopatia restritiva idiopática **Secundárias** • Depósito intramiócito • Depósito de glicogênio • Doença de Fabry • Hemocromatose **Depósito perimiócito** • Pós-radioterapia • Sarcoidose • Amiloidose

sociadas ao desenvolvimento de dilatação ventricular. Entre as principais etiologias de cardiomiopatias dilatadas encontram-se a Doença de Chagas, cardiomiopatia alcoólica, pós-miocardite viral, cardiomiopatia pós-parto, diabética, disfunções endócrinas, carências nutricionais e cardiotoxicidade por agentes quimioterápicos.

No Brasil, a cardiomiopatia chagásica é de grande relevância. De acordo com dados do Ministério da Saúde, cerca de 3 milhões de brasileiros são portadores da doença de Chagas. Nas últimas décadas, com a adoção de medidas de controle de transmissão vetorial, houve redução na incidência de novos casos dessa doença por essa via de transmissão.

Nos Estados Unidos, a principal causa de cardiomiopatia dilatada é alcoólica. O consumo diário de 60 gramas de álcool etílico (aproximadamente 500mL de vinho, 1.200mL de cerveja ou 150mL de aguardente) por mais de 20 anos é fator de risco para o desenvolvimento de cardiomiopatia alcoólica.

Fisiopatologia

A disfunção sistólica ventricular exibida na cardiomiopatia dilatada pode resultar de diversas causas, que estão relacionadas aos fatores causais associados. Uma vez instalada a disfunção sistólica, suas consequências (baixo débito cardíaco, aumento das pressões intracavitárias) desencadeiam o surgimento da síndrome neuro-humoral de insuficiência cardíaca (detalhada no Capítulo 2 – Fisiopatologia da Insuficiência Cardíaca).

Manifestações clínicas

A apresentação clínica inicial dos pacientes com cardiomiopatia dilatada pode ocorrer de maneira insidiosa, ou seja, intolerância gradual à realização de esforços, dispneia, tosse noturna, ortopneia, dispneia paroxística noturna. Entretanto, na maior parte dos casos, a apresentação inicial está relacionada a algum evento desencadeante secundário, como infecções, anemias agudas, tireotoxicose etc. Eventualmente, a manifestação inicial é a ocorrência de fenômeno cardioembólico (encefálico, pulmonar ou periférico).

Após a apresentação inicial, a cardiomiopatia dilatada manifesta-se com a síndrome de insuficiência cardíaca crônica: congestão pulmonar e ou sistêmica, baixo débito cardíaco, maior predisposição a eventos embólicos, a arritmias e morte súbita.

Diagnóstico

O diagnóstico de cardiomiopatia dilatada pode ser decorrente de apresentação clínica (síndrome de insuficiência cardíaca congestiva, por exemplo) ou pode ser realizado incidentalmente, como na realização de exame físico e exames complementares em consultas de rotina.

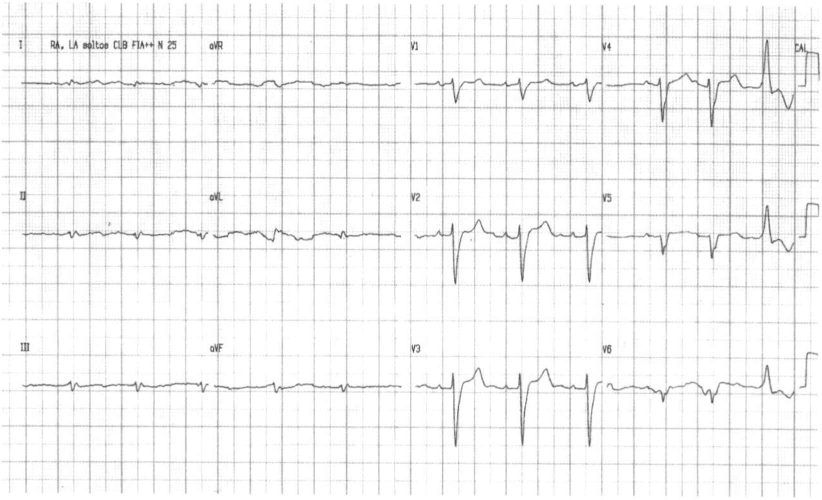

Figura 8.1 ■ ECG em cardiomiopatia dilatada. O ECG mostra ritmo sinusal, baixa voltagem do QRS no plano frontal, distúrbio de condução intraventricular inespecífico. O intervalo QRS é largo (0,13s), rS em V_1, QS em V_5 e V_6. Como não existe R monofásico em D1, AVL (mas complexos qr) ou V_5-V_6 (existe QS), não se trata de bloqueio de ramo esquerdo (BRE) típico. (*Fonte:* Texto e ECG extraídos do site: http://tracadosdeecg.)blogspot.com/).

Em exames subsidiários, destacam-se os achados eletrocardiográficos de sobrecarga de cavidades, alterações de repolarização ventricular, distúrbios de condução intraventricular e fibrilação atrial.

Na radiografia de tórax podem ser evidenciadas cardiomegalia (índice cardiotorácio > 0,5), hipertensão venosa, edema intersticial alveolar, linhas B de Kerley e eventuais infiltrados de edema pulmonar (Figura 8.2).

Ao ecocardiograma, os principais achados associados à cardiomiopatia dilatada são: dilatação ventricular (diâmetro sistólico final do ventrículo esquerdo superior a 3,7cm ou diâmetro diastólico final do ventrículo esquerdo superior a 5,7cm), hipocinesia ventricular difusa e redução da fração de ejeção ventricular, podendo chegar a valores próximos a 10% (Figura 8.3).

Para o diagnóstico etiológico definitivo, existe ampla variedade de métodos disponíveis que devem ser utilizados de forma hierarquizada

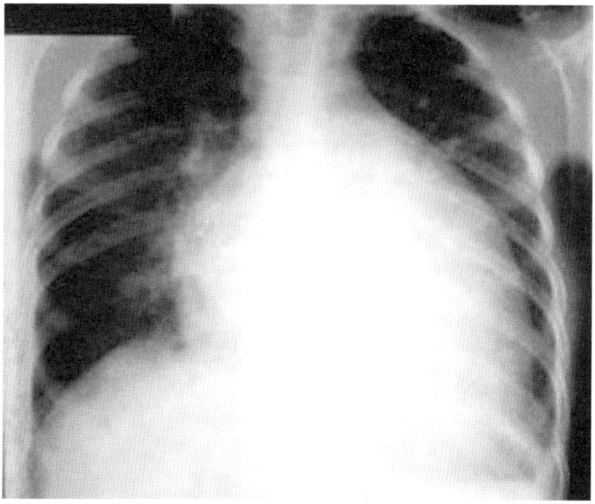

Figura 8.2 ■ Imagem de Raios-X de tórax evidenciando importante cardiomegalia com linhas B de Kerley. (Imagem extraída de: Archivos argentinos de pediatría. *Versión On-line* ISSN 1668-3501. Drs. Germán Kaltenbach, Susana Pérez y Carlos Vallejo).

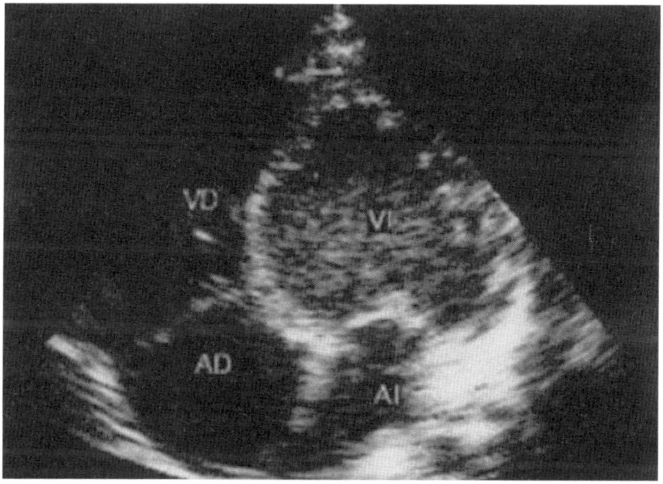

Figura 8.3 ■ VD: Ventrículo direito; VE: Ventrículo esquerdo; AD: átrio direito; AE: átrio esquerdo. Imagem ecocardiográfica em corte de quatro câmaras evidenciando aumento importante de câmaras cardíacas. (Imagem extraída de: Archivos argentinos de pediatría. *Versión On-line* ISSN 1668-3501. Drs. Germán Kaltenbach, Susana Pérez y Carlos Vallejo).

e de acordo com a suspeita etiológica. Dentre eles, o método mais invasivo é a biópsia endomiocárdica, que deve ser empregada, por exemplo, na suspeita de miocardite aguda ou neoplasias.

Tratamento

O tratamento das cardiomiopatias dilatadas deve ser dividido em duas etapas concomitantes: tratamento do agente causal – quando esse for identificado e houver tratamento específico – e tratamento da síndrome de insuficiência cardíaca. Na presença de agentes cardiotóxicos, como álcool ou quimioterápicos, o uso desses deve ser suspenso imediatamente. Além disso, o tratamento da síndrome de insuficiência cardíaca deve ser realizado conforme abordado nos Capítulos 10 a 14.

Prognóstico

O prognóstico de pacientes com cardiomiopatia dilatada é semelhante ao prognóstico de pacientes com insuficiência cardíaca por disfunção sistólica ventricular. Dessa forma, está diretamente relacionado aos marcadores prognósticos clássicos, tais como classe funcional (New York Heart Association – NYHA), hiponatremia, níveis séricos elevados de peptídeo natriurético cerebral (Peptídeo Natriurético do Tipo B – BNP), fração de ejeção do ventrículo esquerdo, dentre outros.

CARDIOMIOPATIA HIPERTRÓFICA

Introdução

A cardiomiopatia hipertrófica é uma desordem caracterizada por hipertrofia miocárdica primária, isto é, sem relação com outras doenças que causem hipertrofia miocárdica, como hipertensão arterial sistêmica ou estenose aórtica. A forma mais comum da cardiomiopatia hipertrófica é a de hipertrofia ventricular esquerda, embora estejam descritos casos de hipertrofia das outras câmaras cardíacas (Figura 8.4). Nos dias de hoje, a cardiomiopatia hipertrófica é a condição com maior frequência associada à morte súbita em atletas, motivando o estudo aprofundado dessa condição por cardiologistas e médicos do esporte.

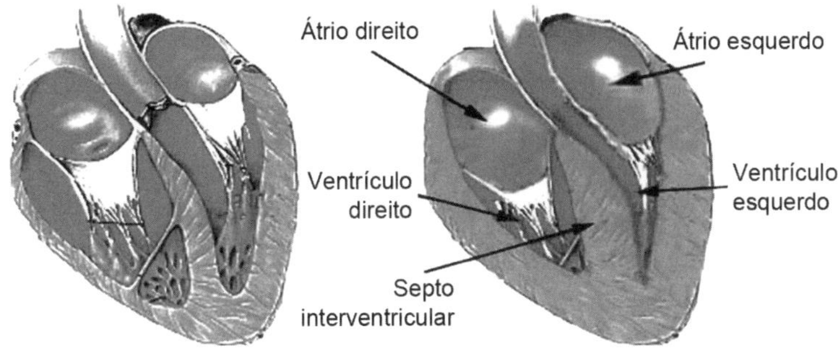

Figura 8.4 ■ Ilustração de coração normal e achados de cardiomiopatia hipertrófica.

Classificação

A cardiomiopatia hipertrófica é classificada de acordo com o segmento cardíaco acometido predominantemente. No Quadro 8.2, estão descritas as apresentações da cardiomiopatia hipertrófica.

Quadro 8.2 ■ Classificação anatômica das cardiomiopatias hipertróficas

Hipertrofia simétrica	Hipertrofia septal assimétrica	Hipertrofia apical assimétrica (forma de Yamagushi)	Outras hipertrofias segmentares
Ocorre em 55% dos casos. Caracteriza-se por hipertrofia difusa do ventrículo esquerdo, sendo mais proeminente no septo interventricular e na parede anterolateral.	A hipertrofia ventricular é predominante no septo interventricular. Pode ocorrer obstrução da via de saída do ventrículo esquerdo, configurando a cardiomiopatia hipertrófica obstrutiva.	Mais frequente em descendentes nipônicos. Há hipertrofia preferencial do ápice do ventrículo esquerdo.	Hipertrofia em parede anterolateral ou até em parede posterior. Ocorrem mais raramente.

Fisiopatologia

A cardiomiopatia hipertrófica caracteriza-se por hipertrofia dos miócitos e também por desarranjo da arquitetura tecidual miocárdica, isto é, além da hipertrofia dos miócitos, ocorre depósito de fibroblastos entremeados às células musculares. A fisiopatologia da cardiomiopatia hipertrófica caracteriza-se por três componentes: disfunção diastólica, obstrução da via de saída do ventrículo esquerdo (cardiomiopatia hipertrófica obstrutiva) e isquemia miocárdica.

A disfunção diastólica decorre do déficit de relaxamento do ventrículo esquerdo, que por sua vez gera aumento pressórico intraventricular. A hipertensão intraventricular é, retrogradamente, transmitida a montante – átrio esquerdo e circulação pulmonar –, explicando a síndrome congestiva apresentada pelos acometidos por essa doença. A disfunção diastólica do ventrículo esquerdo é a principal causa de insuficiência cardíaca na forma não obstrutiva da cardiomiopatia hipertrófica.

A forma obstrutiva da cardiomiopatia hipertrófica, responsável por 70% dos casos, caracteriza-se pela presença de gradiente de pressão intraventricular dinâmico. O desenvolvimento desse gradiente pressórico decorre de dois fenômenos: movimento mediossistólico do septo interventricular hipertrofiado, que causa obstrução à via de saída do ventrículo esquerdo, e pela ocorrência do movimento sistólico anterior da valva mitral, decorrente de aspiração do folheto anterior da valva mitral em direção à via de saída do ventrículo esquerdo (Figura 8.5), achado conhecido como fenômeno de Venturi.

Além desses mecanismos descritos, a cardiomiopatia hipertrófica pode gerar disfunção ventricular por isquemia miocárdica. Os mecanismos de indução de isquemia são: aumento da demanda metabólica ventricular (em virtude da maior massa ventricular), diminuição da perfusão coronariana (em virtude do aumento da pressão de enchimento do ventrículo esquerdo) e espessamento intramural coronariano.

Etiologia

A cardiomiopatia hipertrófica é uma desordem genética, com padrão de herança autossômico dominante e penetrância variável. Dentre

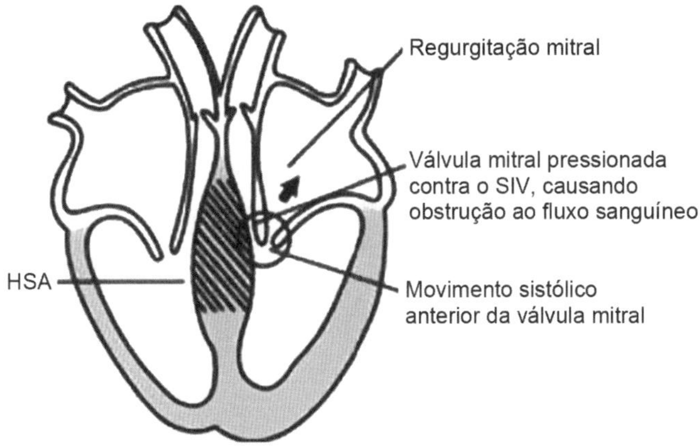

Figura 8.5 ■ Movimento sistólico anterior. HSA: Hipertrofia septal assimétrica; SIV: Septo interventricular.

as cardiopatias com origem genética, a cardiomiopatia hipertrófica é a mais comum. Atualmente, diversas mutações genéticas relacionadas à cardiomiopatia hipertrófica já foram descritas, sendo que a expressão fenotípica da doença está relacionada à mutação que a originou.

A prevalência de cardiomiopatia hipertrófica no estudo CARDIA foi de 0,17% em população jovem. O CARDIA[5] (The Coronary Artery Risk Development in Young Adults) é um estudo prospectivo, multicêntrico, com início no ano de 1986, o qual visa avaliar o desenvolvimento e as causas de doença cardiovascular clínica e subclínica, assim como seus fatores de risco, em indivíduos com faixa etária entre 18 e 30 anos de idade. Ao longo dos anos, esse estudo contribuiu com inúmeras publicações relevantes em revistas científicas.

Dados da literatura descrevem a ocorrência de cardiomiopatia hipertrófica em cerca de um terço dos familiares de primeiro grau de pacientes portadores dessa doença. Dessa forma, está indicado o rastreamento de cardiomiopatia hipertrófica em familiares de primeiro grau desses indivíduos. O rastreamento deve ser realizado através de ecocardiografia seriada até a idade adulta.

Manifestações clínicas e diagnóstico diferencial

Na maior parte dos casos de cardiomiopatia hipertrófica, a doença cursa com longo período assintomático. Quando ocorrem sintomas, os mais comuns são: dispneia aos esforços, angina de peito e síncope.

A cardiomiopatia hipertrófica deve ser distinguida, em especial, de três outras condições: estenose aórtica, hipertensão arterial sistêmica e hipertrofia ventricular fisiológica do atleta ("coração de atleta"). O diagnóstico diferencial entre essas condições é selado, comumente, por ecocardiografia (Figura 8.6).

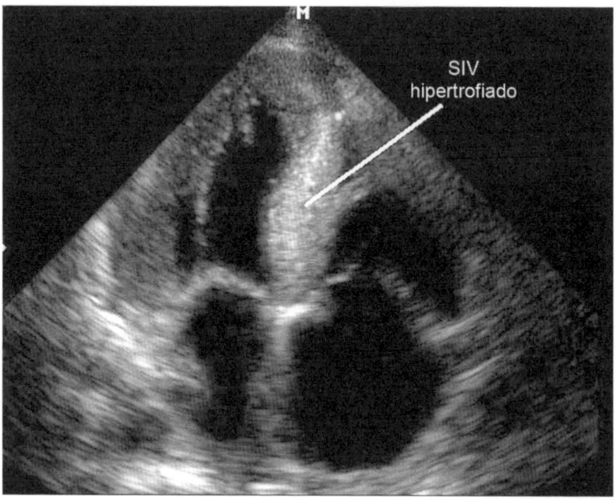

Figura 8.6 ■ Ecocardiograma bidimensional de paciente com cardiomiopatia hipertrófica. SIV: Septo interventricular.

Tratamento

O tratamento da cardiomiopatia hipertrófica visa ao controle de sintomas (quando existirem) e à prevenção de morte súbita. Infelizmente, as opções terapêuticas disponíveis não são comprovadamente eficazes na prevenção de morte súbita.

Em indivíduos sintomáticos, os betabloqueadores e os bloqueadores dos canais de cálcio (em especial o verapamil) são as melhores opções farmacológicas, sendo os betabloqueadores preferidos na maioria dos casos. Cerca de 65% dos pacientes sintomáticos apresentam boa resposta ao tratamento farmacológico. Outro aspecto relevante em relação ao manejo da cardiomiopatia hipertrófica é a manutenção do ritmo sinusal, uma vez que, na vigência de disfunção diastólica, a sístole atrial assume importante papel no enchimento ventricular esquerdo. Esse objetivo pode ser alcançado com o uso de antiarrítmicos, sendo a amiodarona a droga mais utilizada nesse contexto.

As opções de tratamentos intervencionistas na cardiomiopatia hipertrófica consistem na ventriculomiectomia, ou seja, retirada de uma porção do ventrículo esquerdo (geralmente, uma porção do septo interventricular), com vistas à diminuição do gradiente pressórico intraventricular e da embolização alcoólica do septo interventricular, que consiste na indução de infarto agudo do miocárdio em parte do septo interventricular, com vistas à diminuição do gradiente pressórico intraventricular e facilitação do esvaziamento ventricular. A cirurgia deve ser indicada em pacientes sintomáticos, refratários ao tratamento clínico. Vale ressaltar que o tratamento cirúrgico reduz a mortalidade anual de indivíduos com cardiomiopatia hipertrófica de 3% ao ano para 1% ao ano.

O implante de cardiodesfibrilador intratorácico implantável (CDI) é uma estratégia útil em casos selecionados. No Quadro 8.3, estão descritos os fatores de risco para morte súbita na cardiomiopatia hiper-

Quadro 8.3 ■ Fatores de risco para morte súbita na cardiomiopatia hipertrófica

Prevenção secundária	Morte súbita revertida
Prevenção primária	Taquicardia ventricular sustentada espontânea, história familiar de primeiro grau de morte súbita (antes dos 50 anos), síncope inexplicada, espessura da parede ventricular superior a 3,0cm, taquicardia ventricular não sustentada
Classe I	Pacientes com cardiomiopatia hipertrófica que tenham apresentado taquicardia ventricular/fibrilação ventricular sustentada de causa não reversível e expectativa de vida superior a 1 ano
Classe IIa	Pacientes com cardiomiopatia hipertrófica que apresentem 1 ou mais fatores de risco para morte súbita e expectativa de vida superior a 1 ano
Classe III	Pacientes com cardiomiopatia hipertrófica sem fatores de risco para morte súbita

trófica e as indicações do implante de CDI, de acordo com a Diretriz Brasileira de Dispositivos Cardíacos Eletrônicos (2007).

CARDIOMIOPATIA RESTRITIVA

Introdução

Cardiomiopatia restritiva é definida como doença primária do miocárdio, caracterizada por aumento da rigidez ventricular e consequente déficit de complacência durante a diástole, com função sistólica preservada. Apesar de o ventrículo direito ser preferencialmente acometido, pode haver acometimento biventricular.

Dentre as principais causas de cardiomiopatia restritiva, destacam-se a endomiocardiofibrose, a amiloidose, a sarcoidose e a cardiopatia pós-radiação. A Figura 8.7 descreve as principais causas de cardiomiopatia restritiva.

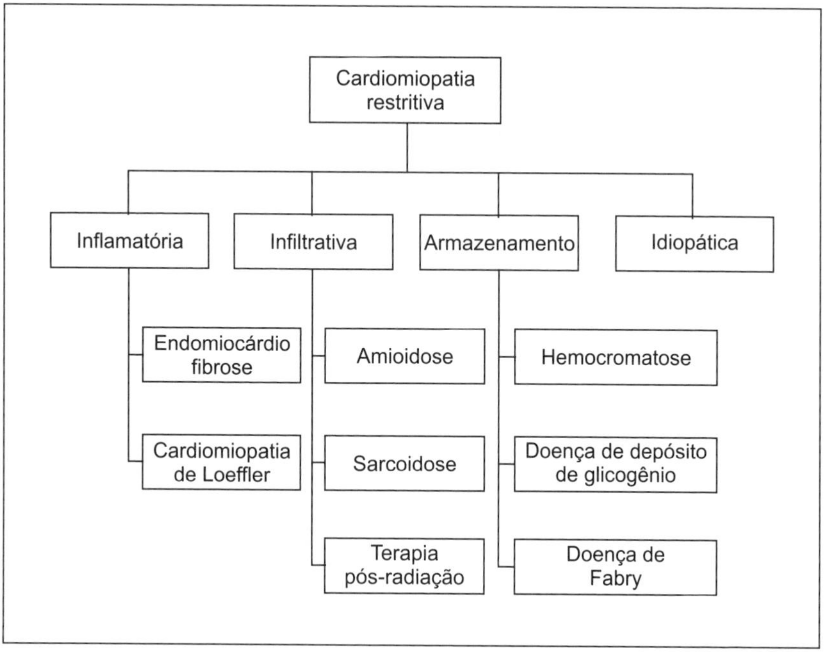

Figura 8.7 ■ Etiologias das cardiomiopatias restritivas.

Etiologia e epidemiologia

Entre os três principais tipos de cardiomiopatia, a restritiva é a mais rara, e estima-se em menos de 1% os casos de insuficiência cardíaca congestiva decorrente de cardiomiopatia restritiva. No Brasil, no entanto, devido à endomiocardiofibrose tropical, essa doença é menos rara.

Esse grupo de cardiomiopatia pode ser resultado de comprometimento miocárdico por processo infiltrativo e/ou fibrótico (Figura 8.8)

Inúmeras doenças podem causar cardiomiopatia restritiva, ocorrendo tanto o acometimento apenas do coração, quanto de outros órgãos conjuntamente, em apresentação sistêmica.

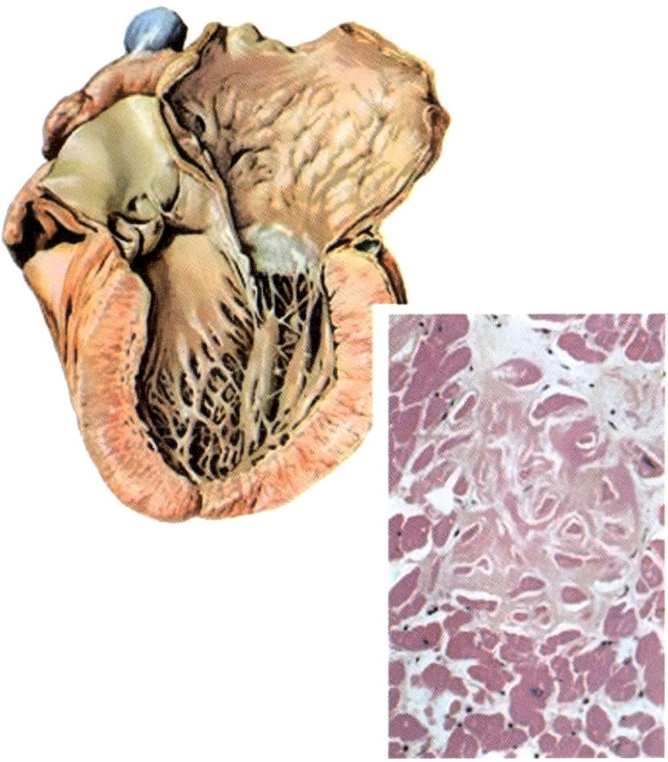

Figura 8.8 ■ Ilustração de cardiomiopatia restritiva, evidenciando aumento de átrio concomitante. Achado histológico evidenciando depósito amiloide entre as células musculares cardíacas.

Fisiopatologia

O padrão hemodinâmico de declive e platô durante a diástole (Figura 8.9), o qual é devido ao aumento na rigidez do endocárdio ou miocárdio, induz a redução do volume diastólico e restrição do enchimento ventricular. Nas cardiomiopatias restritivas, a função sistólica ventricular costuma ser normal ou próxima do normal. Devido à dificuldade de enchimento ventricular, em semelhança à cardiomiopatia hipertrófica, a sístole atrial possui importante relevância, de forma que a ocorrência de fibrilação atrial, embora comum, não é bem tolerada pelos pacientes acometidos.

Os achados histopatológicos são distintos, dependendo da causa de base da cardiomiopatia restritiva. Nas formas infiltrativas (sarcoidose, amiloidose), ocorre predomínio de infiltração intersticial entre os miócitos. Já nas doenças de depósito, como na doença de depósito do glicogênio, há acúmulo de moléculas intracelulares.

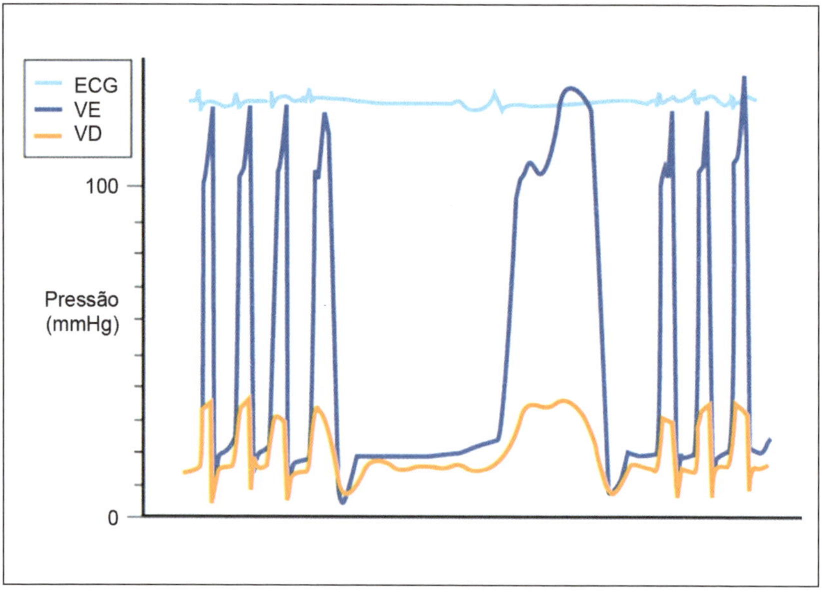

Figura 8.9 ■ Traçados pressóricos e eletrocardiográficos do ventrículo esquerdo e ventrículo direito de um paciente com cardiomiopatia restritiva. ECG: Eletrocardiograma; VE: Ventrículo esquerdo; VD: Ventrículo direito.

MANIFESTAÇÕES CLÍNICAS

Nas fases iniciais, as cardiomiopatias restritivas são assintomáticas. Com a progressão da doença surgem os primeiros sintomas. Geralmente, a síndrome de insuficiência cardíaca biventricular é a forma de manifestação clínica, ou seja, congestão sistêmica, congestão pulmonar e baixo débito cardíaco. A intensidade dos sintomas está relacionada ao grau de infiltração/fibrose ao qual o miocárdio foi submetido.

A seguir, serão descritas particularidades de causas de cardiomiopatias restritivas mais comuns.

Amiloidose

A amiloidose cardíaca decorre da deposição de proteína amiloide no coração (miócitos, válvulas, sistema de condução e artérias coronárias). Dentre as causas de amiloidose cardíaca, destacam-se a artrite reumatoide, a doença de Crohn, a tuberculose e o mieloma múltiplo. Vale ressaltar que o acometimento cardíaco independe da etiologia da amiloidose.

As manifestações clínicas da amiloidose cardíaca estão relacionadas ao segmento cardíaco preferencialmente acometido, isto é, quando o acometimento for predominantemente miocitário, ocorrerá síndrome de insuficiência cardíaca. Na vigência de acometimento coronariano, prevalece a ocorrência de angina de peito. Por outro lado, quando ocorre acometimento do sistema de condução, predominam as arritmias.

O diagnóstico de amiloidose é histopatológico. Entretanto, o sítio de obtenção de material para análise não obrigatoriamente deve ser o coração, em virtude dos riscos agregados à biópsia endomiocárdica. Dessa forma, é preferível a obtenção de amostra de gordura da parede abdominal.

A amiloidose cardíaca é uma doença progressiva, com pobre resposta ao tratamento medicamentoso. Ressalta-se que a amiloidose não deve ser tratada com transplante cardíaco, visto que é uma doença sistêmica, progressiva e fatal.

Sarcoidose

A sarcoidose é uma doença sistêmica, de origem desconhecida, que cursa com deposição de granulomas não caseosos nos órgãos acometidos. Embora cerca de 50% dos pacientes com sarcoidose apresentem comprometimento cardíaco em laudos de autópsia, o curso clínico com cardiopatia ocorre em menos de 10% dos casos.

A apresentação ocorre normalmente com defeitos de condução ou taquiarritmias ventriculares, apesar de granulomas poderem comprometer a circulação coronária e causar cardiopatia isquêmica.

À ecocardiografia, a cardiomiopatia pode ser dilatada ou restritiva. A biópsia de sítios não cardíacos é comumente adequada para o diagnóstico.

O tratamento com corticoides pode melhorar o quadro de taquiarritmia; entretanto, a insuficiência cardíaca tende a progredir independente dessa terapia. O CDI é comumente indicado para arritmias ventriculares.

Hemocromatose

A hemocromatose é uma doença caracterizada por acúmulo de ferro nos tecidos. Os sítios mais acometidos são o fígado, pâncreas ("diabetes bronzeado"), gônadas e coração. A doença pode ser decorrente de defeito genético na regulação do ferro ou por sobrecarga de ferro associada a transfusões sanguíneas múltiplas.

As manifestações clínicas estão relacionadas aos sítos acometidos pelo depósito de ferro. No caso de acometimento cardíaco, o tratamento com flebotomia e a terapia com quelantes do ferro, como deferoxamine, podem ser efetivos, sobretudo se iniciados antes da instalação de dano celular irreversível. Além disso, recomenda-se tratamento padrão de insuficiência cardíaca.

BIBLIOGRAFIA

Almeida DR, Diniz RVZ, Carvalho AS et al. Incidência de cardiomiopatia hipertrófica. Revista da Sociedade de Cardiologia do Estado de São Paulo, Julho/Agosto 2000; 10(4).

Bashore T. Cardiomiopatia Restritiva. Cardiologia de Netter, 1ª ed., ed. Artmed. 2006: 159-74.

Cambronero F, Martin F, Roldán V, Hernández-Romero D, Valdés M, Lip GY. Biomarkers of pathopysiology in hypertrophic cardiomyopathy: implications for clinical management and prognosis. European Heart Journal 2009 Jan; 30(2): 139-51; Epub 2009 Jan 9.

Dec GW, Fuster V. Idiopathic dilated cardiomyopathy. N Engl J Med 1994; 331(23): 1.564-75.

Fuster V et al. Herst's The Heart; 12 ed. Chapter 39-42. McGraw-Hill 2010.

George A, Figueredo VM. Alcoholic cardiomyopathy: a review. J Card Fail. 2011, Oct;17(10):844-9. Epub 2011, Jun 16.

Kale P, Walsh RA. Cardiomiopatia Hipertrófica; Cardiologia de Netter, 1ª ed., ed. Artmed; 2006: 152-8.

Kushwaha SS, Fallon JT, Fuster V. Restrictive cardiomyopathy. N Engl J Med 1997; 336(4):267-76.

Lakdawala NK, Givertz MM. Dilated Cardiomyopathy with conduction disease and arrhytmia. Circulation 2010, Aug 3; 122(5):527-34.

Libby P. Braunwald's heart disease: a textbook of cardiovascular medicine. 8 ed. Elsevier 2010.

Maron B, Gardin JM, Flack JM, Gidding SS, Kurosaki T, Bild DE. Prevalence of hypertrophic cardiomyopathy in a general population of young adults: Echocardiographic analysis of 4111 Subjects in the CARDIA Study. *Circulation* 1995; 92(4):785-9.

Mattos BP, Torres MA, Freitas VC. Diagnostic evaluation of hypertrophic cardiomyopathy in its clinical and preclinical phases. Arq Bras Cardiol 2008, Jul; 91(1): 51-62.

Nihoyannopoulos P, Dawson D. Restrictive cardiomyopathies. Eur J Echocardiogr 2009, Dec; 10(8):iii23-33.

Papadakis MA, McPhee SJ. Current medical and diagnosis, 49 ed. McGraw-Hill, 2010.

Piano MR. Alcoholic cardiomyopathy: incidence, clinical characteristics, and pathophysiology. Chest. 2002 May;121(5):1638-50.

Prinz C, Farr M, Hering D, Horstkotte D, Faber L. The Diagnosis and Treatment of Hypertrophic Cardiomyopathy. Deutsches Arzteblatt International 2011; 108 (13): 209-15.

Ramaraj R. Hypertrophic cardiomyopathy: etiology, diagnosis, and treatment. Cardiol Rev 2008 Jul-Aug; 16(4): 172-80.

Schultz JC, Hilliard AA, Cooper LT Jr, Rihal CS. Diagnosis and Treatment Of Viral Myocarditis. Mayo Clinic Proceedings 2009; 84 (11): 1001-9.

Serrano CV Jr, Tarasoutchi F, Jatene FB, Mathias W Jr. Cardiologia baseada em relatos de casos. 1ª ed. 2006, ed. Manole.

Soor GS, Luk A, Ahn et al. Hypertrophic cardiomyopathy: current understanding and treatment objectives. J Clin Pathol 2009, Mar; 62 (3): 226-35. Epub 2008, Oct 17.

Wexler RK, Elton T, Pleister A, Feldman D. Cardiomyopathy: An Overview. American Family Physician 2009, May 1; 79(9): 778-84.

Williams LK, Frenneaux MP, Steeds RP. Echocardiography in hypertrophic cardiomyopathy diagnosis, prognosis, and role in management. Eur J Echocardiogr 2009, Dec; 10(8):iii9-14.

Capítulo 9

Insuficiência Cardíaca de Origem Hipertensiva

Altamiro Reis da Costa
Fernanda Swarowski
Júlio Rosales Viégas
Lucas Vieira de Souza

EPIDEMIOLOGIA E IMPORTÂNCIA

A insuficiência cardíaca (IC) é uma condição clínica associada a piora da capacidade funcional, diminuição da qualidade de vida e aumento da morbidade e mortalidade dos pacientes. Apesar de todos os avanços no tratamento da IC, o prognóstico dessa síndrome é mau, com média de sobrevida após a instalação dos sintomas de somente 1,7 ano em homens e 3,2 anos em mulheres, e o tratamento tem por objetivo a melhora dos sintomas, a redução da mortalidade, a diminuição dos custos hospitalares e a prevenção de readmissões.[1,2]

Nos últimos 50 anos ocorreu uma mudança no perfil causal da IC em razão dos avanços da cardiologia e das mudanças no estilo de vida. Na década de 1950, as causas não isquêmicas eram as mais frequentes, com destaque para a hipertensão arterial sistêmica (HAS) como importante fator de risco etiológico para a IC.[3]

A melhora das condições socioeconômicas, o tratamento da HAS e as medidas para prevenção da febre reumática reduziram, de modo significativo, a incidência da IC por essas etiologias durante as últimas décadas.[3]

Atualmente, a industrialização e a urbanização, apesar de melhorarem o nível socioeconômico, trouxeram mudanças no estilo de vida relativas à dieta alimentar (aumento de calorias, sal e gorduras), aumento do hábito de fumar, falta de exercícios físicos e estresse, predispondo as pessoas ao desenvolvimento da síndrome metabólica completa ou de seus componentes (obesidade, dislipidemia, HAS, resistência à insulina e *diabetes mellitus*), aumentando a incidência de doença arterial coronariana, a qual é responsável, atualmente, por dois terços dos casos de IC com disfunção sistólica do ventrículo esquerdo. Nos demais casos, a HAS continua sendo uma das principais causas de IC, especialmente a IC com função sistólica preservada.[3]

Este capítulo abordará a IC de origem hipertensiva quanto aos aspectos fisiopatológicos, diagnóstico e terapia.

FISIOPATOGENIA

O coração de um paciente hipertenso apresenta diversas anormalidades estruturais: hipertrofia dos cardiomiócitos, hipertrofia da túnica média das artérias coronárias intramiocárdicas e deposição de colágeno, que progressivamente pode desencadear a fibrose cardíaca. Essas alterações estruturais devem-se à sobrecarga de pressão a que o coração está sujeito e à ocorrência da ativação neuro-hormonal.[4]

Mesmo sem a presença de doença arterial coronariana, no paciente hipertenso, a reserva vasodilatora está ausente ou extremamente diminuída. Assim, quando a demanda miocárdica de oxigênio está aumentada, ocorre a isquemia subendocárdica. Concomitantemente à isquemia subendocárdica, a fibrose cardíaca compromete o relaxamento diastólico, ocorrendo dispneia por esforço e insuficiência cardíaca diastólica.[4]

A hipertrofia progressiva do ventrículo esquerdo é uma resposta ao aumento da pós-carga; assim, a reserva de bombeamento sistólico torna-se diminuída e a insuficiência cardíaca é o desfecho, a menos que a pressão arterial esteja efetivamente controlada. Antes que a disfunção sistólica torne-se clinicamente evidente, a hipertrofia do ventrículo esquerdo acentua-se e o enchimento diastólico torna-se imparcial como resultado da fibrose ventricular. Em resposta ao aumento da complacência ventricular esquerda, o átrio esquerdo aumenta e engrossa para prover um bombeamento extra que atua na manutenção do preenchimento diastólico. Pacientes hipertensos com hipertrofia do ventrículo esquerdo podem desenvolver disfunção diastólica e, consequentemente, IC, apesar de uma função sistólica aparentemente normal.

Pressão e sobrecarga de volume são os fatores primários responsáveis pelo desenvolvimento de hipertrofia do ventrículo esquerdo, para o que também contribuem fatores não hemodinâmicos, como, por exemplo, angiotensina II, catecolaminas, endotelinas e outros mecanismos humorais e fatores de crescimento.

Hipertrofia do tipo concêntrica é a mais comumente associada com tamanho reduzido ou normal do ventrículo esquerdo e volume diastólico. Uma hipertrofia de ventrículo esquerdo evolui para IC em razão de uma hipertensão não tratada. Essa evolução pode estar associada a uma hipertrofia excêntrica ou concêntrica ou, ainda, a ambas. Entretanto, aqueles pacientes efetivamente tratados com terapia anti-hipertensiva manifestaram uma hipertrofia concêntrica, a qual pode ser decorrente de uma função sistólica preservada e de uma função diastólica comprometida. A disfunção diastólica pode ocorrer na falta de disfunção sistólica. Essa situação é mais comum em pacientes idosos com deposição ventricular de colágeno, fibrose e isquemia. No entanto, a disfunção diastólica também ocorre na maioria das situações em que preexiste disfunção sistólica.

Disfunção sistólica do ventrículo esquerdo é uma consequência bastante comum da hipertrofia do ventrículo esquerdo, principalmente em pacientes não tratados. Uma série de mecanismos está associada a aumento do risco da hipertrofia do ventrículo esquerdo, como comprometimento progressivo do fluxo coronariano e aumento mínimo da resistência vascular coronariana, fibrose da matriz extravascular e perivascular, assim como disfunção endotelial e apoptose.

A contração progressiva do volume intravascular e a pré-carga, em conjunto com aumento da pressão arterial e da resistência vascular, podem, a longo prazo, alterar os mecanismos de funcionamento normal da bomba cardíaca. O aumento da deposição de colágeno e fibrose diminui a complacência do ventrículo esquerdo, promove apoptose e aumenta a isquemia, assim como desenvolve insuficiência ventricular, contribuindo para o desenvolvimento da IC.[5]

AVALIAÇÃO E DIAGNÓSTICO DA HIPERTENSÃO E DA INSUFICIÊNCIA CARDÍACA HIPERTENSIVA

Cerca de 50% dos casos de IC são atribuídos à HAS. No estudo Framingham, mostrou-se que mulheres e homens hipertensos apresentaram duas a três vezes mais chance de desenvolver IC, respectivamente, evidenciando que a HAS aumenta substancialmente o risco de IC. Logo, fica evidente a importância de uma avaliação e um diagnóstico precoces.[6]

A avaliação inicial da HAS tem por objetivo: (1) o estagiamento da pressão arterial, (2) a avaliação do risco cardiovascular global do paciente e (3) a identificação de causas secundárias de hipertensão.

No primeiro ponto, vale atentar para a forma correta de medição da pressão arterial. As últimas diretrizes americanas sobre hipertensão (The Seventh Report of the Joint National Comittee on Prevention, Detection, Evaluation, and Treatment of High Blood Pressure),[7] bem como a VI Diretriz Brasileira para Diagnóstico e Tratamento da Hipertensão Arterial,[8] preconizam uma avaliação realizada por pessoa treinada e o uso de equipamentos adequados e calibrados para adequada aferição da pressão arterial. Além disso, alguns cuidados, como 5 minutos de descanso ao paciente e não uso de tabaco ou cafeína por 30 minutos antes da medição, devem ser observados. Tendo em vista as mudanças diárias da pressão arterial, o diagnóstico de HAS não deve ser feito apenas por uma única medição. Por definição, a pressão arterial é classificada como normal (< 120/80mmHg), pré-hipertensão (de 120/80 até 139/89mmHg) ou hipertensão (classe 1: de 140/90 até 159/99mmHg; classe 2: de 160/100 até 179/109mmHg; classe 3: ≥ 180/110mmHg) com base na média de duas ou mais leituras tomadas em duas ou mais visitas ao consultório.[7]

No segundo ponto, cabe ao médico identificar possíveis fatores que compõem a estratificação de risco cardiovascular em pacientes hipertensos. Entre eles estão tabagismo, obesidade, sedentarismo, dislipidemia, *diabetes mellitus*, doença renal crônica, idade e história familiar de doença cardíaca. Ainda faz parte da estratificação a avaliação de órgãos-alvo, como o cérebro (acidente vascular encefálico e ataque isquêmico transitório), os rins (nefrosclerose hipertensiva), a retina (retinopatia), os vasos periféricos (aterosclerose periférica) e, por fim, o coração (angina de peito, infarto do miocárdio, revascularização miocárdica, hipertrofia ventricular esquerda e IC).[8,9]

Já no terceiro ponto, deve-se procurar identificar as causas secundárias de HAS que podem ser tratadas especificamente, resultando na cura do paciente. A pesquisa em busca dessas causas baseia-se em sinais suspeitos ou em pacientes refratários à terapia intensiva para HAS. As principais causas de hipertensão secundária são: hipertensão parenquimatosa renal, doença renovascular, coarctação da aorta, aldosteronismo primário, síndrome de Cushing, feocromocitoma e apneia obstrutiva do sono.[8,9]

Antes de ser iniciada a avaliação do paciente com IC, vale lembrar que metade dos pacientes internados apresenta IC sistólica e igual número apresenta IC com fração de ejeção ventricular preservada. Sabe-se, ainda, que a mortalidade hospitalar é alta, chegando a cerca de 4% em grande número de estudos, e é mais elevada nos hospitais terciários, atingindo de 10% a 16%.[2]

A avaliação da IC hipertensiva inicia-se pela visão geral do paciente com doença cardíaca. História e exame físico são essenciais para a avaliação clínica desses pacientes. Os sintomas mais relatados são os congestivos (dispneia, ortopneia e dispneia paroxística noturna), intolerância a exercícios e fadiga. Já no exame físico busca-se atentar para indícios da causa e da gravidade da síndrome, assim como informações do perfil hemodinâmico e do prognóstico. Os principais sinais são aparência geral debilitada, pressão venosa jugular aumentada, sinais congestivos, como presença de estertores crepitantes pulmonares, hepatomegalia e edema. No exame cardíaco, pode haver cardiomegalia, com o *ictus cordis* desviado para baixo do quinto espaço intercostal e/ou lateral à linha hemiclavicular, além de hipertrofia ventricular esquerda com impulso pré-cordial aparente. A presença de terceira bulha cardíaca é mais frequente em pacientes com sobrecarga de volume, enquanto a quarta bulha é específica de IC, principalmente na disfunção diastólica.[10]

Os exames laboratoriais têm assumido papel importante na avaliação do paciente com IC, visto que são capazes de determinar se existe alguma anormalidade da estrutura ou função cardíaca, a gravidade e o prognóstico da doença. Os exames de rotina consistem em laboratoriais (hemograma, proteína C reativa, peptídeo natriurético cerebral [BNP], creatinina, eletrólitos, creatinocinase, troponina, testes de função hepática, hormônio estimulante da tireoide e exame de urina), radiografia do tórax, eletrocardiograma (ECG) e ecocardiografia (ECO). Esses dois últimos serão discutidos adiante, visto terem importância relevante para o diagnóstico da IC hipertensiva.

O ECG e o ECO fazem parte da avaliação das funções sistólica e diastólica esquerdas, as quais podem ou não estar alteradas na IC hipertensiva. A hipertrofia ventricular esquerda (HVE) é o principal fator que altera a função cardíaca em pacientes hipertensos, elevando de duas a três vezes a chance de desenvolver IC. Dos casos de IC, cerca de 20% apresentam ECG e 70% ECO prévios com sinais de HVE. Para a avaliação clínica de rotina, o ECG tem maior especificidade e permanece como o exame mais útil e com maior custo-efetividade, embora não detecte, geralmente, a HVE de maneira precoce. Nesses casos, o método mais utilizado e sensível é o ECO.[6]

As alterações da HVE no ECG se resumem, basicamente, à amplitude aumentada do complexo QRS. As ondas R estão mais altas do que o normal em derivações que enxergam o ventrículo esquerdo, enquanto as ondas S são mais profundas do que o normal em derivações que enxergam o ventrículo direito.[3] Há mais de 30 índices propostos para o diagnóstico eletrocardiográfico de HVE. O mais comum é o índice de Sokolow-Lyons, que consiste na soma da deflexão negativa (onda S) em V1 com a deflexão positiva (onda R) em V5 ou V6 maior que 35mV. Estudos mostraram que esse critério tem baixa sensibilidade (30%), porém altíssima especificidade (85%) para o diagnóstico de HVE.[11]

O ECO tem surgido como método diagnóstico preferido para avaliação da anatomia e função do coração. As características mais importantes no estudo de pacientes com IC são avaliação da fração de ejeção do ventrículo esquerdo, gravidade do remodelamento cardíaco e alterações nas propriedades do influxo diastólico.[3] O modo M, ECO 2D proporciona uma precisão altíssima no diagnóstico de HVE. Hipertrofia do septo interventricular (≥ 1cm) pode ser o primeiro achado, assim como o aumento da largura da parede livre do ventrículo esquerdo ≥ 1,1cm para HVE. O aumento na massa do ventrículo esquerdo, além de alterações no enchimento ventricular, também sugere HVE.[12]

TRATAMENTO DA HIPERTENSÃO ARTERIAL EM PACIENTES COM INSUFICIÊNCIA CARDÍACA

Em contraste com o padrão observado na população em geral, em que o prognóstico é pior para os hipertensos do que para os normotensos, a pressão arterial mais elevada antes do tratamento é um preditor de melhor sobrevida em pacientes com IC. É provável que essa correlação seja uma consequência do fato de a disfunção cardíaca ser mais grave quando provoca diminuição da pressão arterial sistêmica, tornando a pressão arterial baixa um marcador para a IC mais avançada. Essa constatação torna difícil o estudo dos benefícios da terapia anti-hipertensiva na população.

Apesar dessa dificuldade, é bem estabelecido que diversas classes de fármacos, incluindo enzima conversora da angiotensina (IECA), bloqueadores dos receptores da angiotensina II (BRA-II), betabloqueadores (carvedilol, succinato de metoprolol ou bisoprolol) e antagonistas da aldosterona, prolongam a sobrevida em pacientes com IC, independentemente de seus efeitos hemodinâmicos. Além disso, a HAS impõe aumento da carga hemodinâmica do ventrículo insuficiente em pacientes com IC estabelecida. Pequenas mudanças na pós-carga na IC podem produzir grandes alterações no volume de curso. Como resultado, existe um argumento mecanicista para o tratamento da HAS ou mesmo a pressão arterial "normal" em IC para diminuir a resistência vascular sistêmica.

O tratamento da HAS em pacientes com IC deve levar em conta o tipo de IC que está presente: disfunção sistólica, em que a contratilidade cardíaca prejudicada é a anormalidade primária, ou disfunção diastólica, em que há uma limitação ao enchimento diastólico e, portanto, na saída para frente devido ao aumento da rigidez ventricular. A HAS e a doença isquêmica do coração são as principais causas de disfunção diastólica.

DISFUNÇÃO SISTÓLICA

Os objetivos da terapia anti-hipertensiva no estabelecimento de disfunção sistólica são reduzir a pré-carga (diminuir os sintomas congestivos) e pós-carga (reduzir a resistência ao esvaziamento ventricular e melhorar a contratilidade miocárdica). Como resultado, os agentes anti-hipertensivos preferenciais são diuréticos (hidroclorotiazida ou furosemida, de acordo com os sintomas), incluindo antialdosterona (espironolactona, na dose de 25mg/dia), IECA ou BRA-II e betabloqueadores (carvedilol, succinato de metoprolol ou bisoprolol), bem como a digoxina, naqueles com fração de ejeção menor do que 45%. Vale lembrar que apenas os IECA ou os BRA-II, os betabloqueadores mencionados e a espironolactona melhoram a sobrevida desses pacientes, em doses adequadas.

Inibidores da enzima conversora da angiotensina (IECA)

Os IECA são uma das principais terapias para IC. Quando administrados a pacientes com IC avançada (muitos dos quais não são hipertensos), eles aumentam o débito cardíaco, diminuem os sintomas congestivos (principalmente através da venodilatação), reduzem a taxa de disfunção cardíaca progressiva e diminuem a mortalidade cardiovascular em 1 a 4 anos. Os IECA têm uma vantagem adicional em pacientes hipertensos com HVE, pois eles promovem maior regressão da HVE do que os betabloqueadores.

O maior benefício associado aos IECA na manutenção do ritmo cardíaco pode estar relacionado com a inibição do sistema renina-angiotensina local, diminuindo os efeitos deletérios da angiotensina II sobre a função miocárdica e o remodelamento ventricular. Um fato interessante é que, embora os pacientes negros apresentem menor resposta anti-hipertensiva aos IECA do que os brancos, a maior parte das evidências suporta proteção cardiovascular semelhante em pacientes com IC.

Betabloqueadores

Certos betabloqueadores, principalmente carvedilol, succinato de metoprolol e bisoprolol, têm melhorado a sobrevida global e livre de eventos em pacientes com IC avançada. A melhora na sobrevida parece ser somada àquela induzida por IECA.

O uso de betabloqueadores deve ser considerado, independentemente de HAS, em pacientes com classe funcional I, II, III ou IV de IC (New York Heart Association)[13] que foram estabilizados com a digoxina, um IECA, e diuréticos.

De acordo com o estudo CIBIS-III,[14] não há diferença em iniciar o IECA ou o betabloqueador antes. O importante é que o paciente não esteja congesto.

Diuréticos de alça

A terapia com diuréticos para sinais de sobrecarga hídrica (pulmonar e/ou edema periférico) geralmente é iniciada com um diurético de alça (p. ex., furosemida), nos pacientes em classe funcional III ou IV (em classes funcionais menores é possível o uso de hidroclorotiazida). A queda na pressão de enchimento intracardíaco resultante da ação do diurético tenderá a diminuir o débito cardíaco e a pressão arterial. A queda na produção é geralmente bem tolerada; entretanto, um aumento de outra maneira inexplicado da ureia deve ser visto como um sinal de uma redução potencialmente importante na perfusão tecidual.

Antagonistas da aldosterona

Em adição à remoção de fluido com diuréticos de alça, esse segundo componente da terapia diurética pode ser administrado em doses de 25mg/dia, havendo redução de risco de mortalidade de 30%, conforme demonstrado no estudo RALES.[15]

Esses agentes melhoram a sobrevida em pacientes com IC avançada ou em pacientes com infarto do miocárdio recente e disfunção ventricular esquerda (o estudo EPHESUS[16] demonstrou benefício da eplerenona, um análogo da espironolactona, sem efeitos colaterais ligados a hormônios sexuais). Eles também podem prevenir a mortalidade por arritmia, exceto em pacientes com IC de leve a moderada. Há evidência de que há, pelo menos, dois mecanismos de benefício: a elevação na concentração de potássio sérico e a prevenção dos efeitos tóxicos do hiperaldosteronismo sobre o coração.

DISFUNÇÃO DIASTÓLICA

A IC com função sistólica preservada parece ser uma síndrome clínica frequente, tanto nos pacientes internados como nos ambulatoriais, acometendo principalmente os idosos. Apresenta em sua evolução elevadas taxas de morbidade e mortalidade. Seu diagnóstico é baseado na presença da síndrome de IC, na documentação da função sistólica preservada e na presença de vários parâmetros da função diastólica ao Eco com Doppler.

O tratamento está voltado para alívio dos sintomas, controle dos fatores agravantes e tratamento das causas básicas associadas à utilização de fármacos como betabloqueadores e BRA-II (no estudo CHARM-preservado, a terapia com candesartana foi associada à tendência de redução de óbito de causa cardiovascular ou hospitalização por IC), que melhoram a função diastólica e reduzem a hipertrofia e a fibrose.[17]

A despeito de inúmeras áreas de incertezas sobre epidemiologia, diagnóstico, terapia e prognóstico da IC com função sistólica preservada, têm sido verificados avanços significativos em todas as etapas de sua avaliação e tratamento. Fica evidente, também, a necessidade de novos métodos de avaliação da diástole e sua função e, principalmente, a necessidade de estudos prospectivos randomizados para definição do melhor tratamento para essa doença, que tem sua incidência em crescimento progressivo com o aumento da expectativa de vida da população.

REFERÊNCIAS BIBLIOGRÁFICAS

1. American Heart Association. Heart and Stroke Statistical Update. Dallas, Texas: American Heart Association, 1999.
2. Hobbs RE. Management of decompensated heart failure. Am J Ther 2004; 11:473-9.
3. Victor RG, Kaplan NM. Systemic hypertension: mechanisms and diagnosis. In: Libby P, Bonow RO, Mann DL, Zipes DP (eds.). Braunwald's heart disease: a

textbook of cardiovascular medicine. 8. ed. Philadelphia, Pa: Saunders Elsevier, 2007:1027-43.

4. Mann DL. Pathophysiology of heart failure. In: Libby P, Bonow RO, Mann DL, Zipes DP (eds.). Braunwald's heart disease: a textbook of cardiovascular medicine. 8. ed. Philadelphia, Pa: Saunders Elsevier, 2007:541-60.
5. Frohlich ED. Pathogenesis of hypertensive left ventricular hypertrophy and diastolic dysfunction. In: Izzo JL, Jr. Black HR (eds.). Hypertension primer. 4. ed. Dallas (TX): American Heart Association, 2008:188-90.
6. Levy D. Left ventricular hypertrophy and cardiovascular disease risk. In: Izzo JL, Jr. Black HR (eds.) Hypertension primer. 4. ed. Dallas (TX): American Heart Association, 2008:254-7.
7. The Seventh Report of the Joint National Committee on Prevention, Detection, Evaluation, and Treatment of High Blood Pressure: the JNC 7 report. JAMA 2003; 289:2560-72.
8. Sociedade Brasileira de Cardiologia/Sociedade Brasileira de Hipertensão/Sociedade Brasileira de Nefrologia. VI Diretrizes Brasileiras de Hipertensão. Arq Bras Cardiol 2010; 95(1 Supl.1):1-51.
9. Victor RG. Arterial hypertension. In: Goldman L, Ausiello D (eds.). Cecil Medicine. 22. ed. Philadelphia, Pa: Saunders Elsevier, 2005:399-418.
10. Hess OM, Carroll JD. Clinical assessment of heart failure. In: Libby P, Bonow RO, Mann DL, Zipes DP (eds.). Braunwald's heart disease: a textbook of cardiovascular medicine. 8. ed. Philadelphia, Pa: Saunders Elsevier, 2007:561-81.
11. Shub C, Luisi AJ. Basic cardiac evaluation: physical examination, electrocardiogram, chest radiograph, and stress testing. In: Izzo JL Jr., Black HR (eds.). Hypertension primer. 4. ed. Dallas (TX): American Heart Association, 2008:359-62.
12. Shub C. Cardiac imaging. In: Izzo JL Jr., Black HR (eds.). Hypertension primer. 4. ed. Dallas (TX): American Heart Association, 2008:363-6.
13. The Criteria Committee of the New York Heart Association. Nomenclature and Criteria for Diagnosis of Diseases of the Heart and Great Vessels. 9. ed. Boston, Mass: Little, Brown & Co, 1994:253-6.
14. Willenheimer R, Erdmann E, Follath F et al., CIBIS-III investigators. Comparison of treatment initiation with bisoprolol vs. enalapril in chronic heart failure patients: rationale and design of CIBIS-III. Eur J Heart Fail 2004; 4:493-500.
15. Pitt B, Zannad F, Remme WJ et al. The effect of spironolactone on morbidity and mortality in patients with severe heart failure. Randomized Aldactone Evaluation Study Investigators. N Engl J Med 1999; 341(10):709-17.
16. Pitt B, Remme W, Zannad F et al. for the Eplerenone Post-Acute Myocardial Infarction Heart Failure Efficacy and Survival Study Investigators. Eplerenone, a selective aldosterone blocker, in patients with left ventricular dysfunction after myocardial infarction. N Engl J Med 2003; 348:1309-21.
17. Yusuf S, Pfeffer MA, Swedberg K et al. Effects of candesartan in patients with chronic heart failure and preserved left-ventricular ejection fraction: the CHARM--Preserved Trial. Lancet 2003; 362(9386):777-81.

Capítulo 10

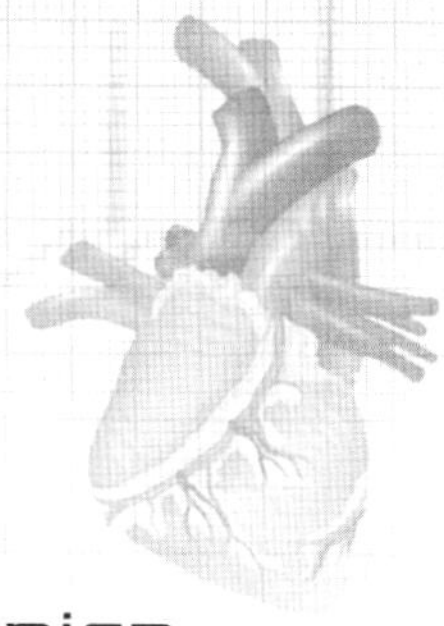

Tratamento da Insuficiência Cardíaca Crônica

Fernando Quintela Pivatto
Marcelo Trombka

INTRODUÇÃO

O tratamento da insuficiência cardíaca (IC) sofreu mudanças substanciais na última década. Esses avanços tornaram-se possíveis a partir do momento em que se passou a entender essa síndrome como consequência da hipermodulação neuroendócrina e do remodelamento cardíaco, e não mais uma simples disfunção do inotropismo, como outrora.

A IC constitui a única doença cardíaca cuja incidência vem aumentando.[1] Essa verdadeira epidemia acomete cerca de 6,4 milhões de brasileiros e é a principal responsável pelas internações de idosos no nosso sistema único de saúde.[2] Por representar um problema de saúde pública, e em virtude de as internações por esse motivo somarem uma parcela inaceitavelmente alta dos investimentos em saúde no Brasil, torna-se imprescindível que clínicos e cardiologistas saibam reconhecê-la e tratá-la de acordo com as atuais evidências científicas.

Confrontando-se com um paciente portador de IC, deve-se ter em mente suas implicações em termos de mortalidade e qualidade de vida. Dados da literatura são assustadores, revelando que um em cada cinco pacientes vai a óbito dentro de 1 ano e que 80% dos homens e 70% das mulheres com menos de 65 anos de idade não estarão vivos em um

Quadro 10.1 ■ Condições que precipitam ou agravam a IC

Atividade reumática
Endocardite infecciosa
Tromboembolismo pulmonar
Arritmias cardíacas e efeitos pró-arrítmicos de outros fármacos
Anemia
Infecções
Tireotoxicose
Gestação
Estresse físico e emocional
Administração excessiva de sal e líquidos
Medicamentos com atividade inotrópica negativa
Medicamentos vasoconstritores e com efeito retentor de sódio e água
Medicamentos que deprimem a função cardíaca
Não adesão ao tratamento

Adaptado da referência 6.

prazo de 8 anos.[3] Em homens, o prognóstico é pior do que o de câncer de cólon, próstata e bexiga, e nas mulheres, mais grave do que neoplasia de mama, ovário e cólon.[4] A qualidade de vida encontra-se mais prejudicada do que em casos de condições limitantes, como angina, artrite e doença broncopulmonar obstrutiva crônica (DPOC).[5]

A partir do momento em que o diagnóstico etiológico é estabelecido, a possibilidade de remoção ou controle da doença de base representa estratégia terapêutica essencial. Em pacientes com cardiopatia isquêmica, a viabilidade de revascularização deve ser considerada. O tratamento da pressão arterial deve ser agressivo naqueles com IC hipertensiva. Recomenda-se avaliação cirúrgica para indivíduos portadores de valvulopatias e malformações congênitas.

As variáveis que podem deflagrar ou agravar a disfunção miocárdica devem ser eliminadas (Quadro 10.1).

TRATAMENTO NÃO FARMACOLÓGICO

Em conjunto com os fármacos que são capazes de alterar a história natural da IC, devem ser implementadas medidas não farmacológicas que diminuam o aparecimento de sintomas e melhorem a qualidade de vida.

A restrição no consumo de líquidos e de sal pode prevenir manifestações congestivas. A volemia é muito bem controlada com diuréticos atualmente, não havendo necessidade de restrições à ingestão hídrica e limitando-se à utilização de cloreto de sódio em 4g diários. Nos pacientes muito sintomáticos, recomenda-se o consumo máximo de 2g/dia de sal e de 1,5 a 2L/dia[7] de líquidos (café, sopa, sucos).

O exercício físico deve ser estimulado nos portadores de IC. Ao contrário do que se supunha, a atividade não é deletéria. Os benefícios são explicados por melhora da perfusão miocárdica, sua capacidade vasodilatadora, diminuição da disfunção endotelial e do adrenergismo e aumento do tônus vagal. Vários estudos mostraram que essa prática é segura, com poder de reduzir o número de hospitalizações e a mortalidade.[8] Recomenda-se aos pacientes atividade física de moderada intensidade, praticada de modo regular (no mínimo três vezes por semana) e com aumento gradual, sempre interrompida ao surgimento de sintomas. Se houver descompensação da IC, o repouso é mandatório. É aconselhável que, antes de ser iniciado um programa de treinamento físico, os pacientes estejam estáveis clinicamente por mais de 30 dias e tenham sido submetidos a um teste ergométrico, preferentemente com análise direta dos gases expirados.[9]

A desestimulação do tabagismo, quando presente, a estipulação de um limite no consumo alcoólico, fixado em 30mL diários para homens e metade para as mulheres[10] (equivalentes a 720mL de cerveja, 240mL de vinho ou 60mL de destilados) e o controle do peso também são medidas eficazes. Em viagens longas, a manutenção dos membros inferiores elevados e caminhadas periódicas reduzem a incidência de tromboembolismo. A vacinação anual contra a gripe (influenza) e a cada 3 anos contra o pneumococo também é recomendada.[6]

A má aderência ao tratamento, justificada por motivos como falta de esclarecimento de como utilizar as medicações, seus altos custos e efeitos colaterais, aparece como importante causa de deterioração clínica, aumento no número de hospitalizações e diminuição da sobrevida.[11] Estudo mostrou que 1 hora de esclarecimentos sobre IC (orientações gerais, reconhecimento dos sinais de descompensação, instruções sobre os fármacos prescritos) aos pacientes afeta de maneira significativa sua aderência ao tratamento e é capaz de alterar seu prognóstico.[12]

TRATAMENTO FARMACOLÓGICO

O tratamento farmacológico moderno da IC sistólica é fundamentado no conceito de medicina baseada em evidências. Felizmente, a literatura disponível é ampla e recheada de estudos de grande porte, prospectivos e devidamente randomizados e controlados, dirimindo grande parte das incertezas que existiam quanto ao tratamento da IC.

Separam-se os fármacos utilizados em IC em dois grupos:

A. Aqueles capazes de reduzir a mortalidade, ou seja, que alteram o prognóstico dos pacientes.
B. Aqueles que não reduzem a mortalidade, mas têm potencial de diminuir o número de hospitalizações, controlar o aparecimento de sintomas e melhorar a qualidade de vida.

Os fármacos incluídos no grupo A, cuja prescrição é obrigatória, salvo contraindicação específica, incluem:

- **Inibidores da enzima de conversão da angiotensina (IECA):** para todos os pacientes com IC e na disfunção ventricular assintomática.[13-15]
- **Bloqueadores dos receptores da angiotensina II:** para todos os pacientes com IC que não puderem fazer uso de IECA ou não tolerarem betabloqueadores.[16,17]
- **Bloqueadores beta-adrenérgicos:** para pacientes em classes II, III e IV ou portadores de cardiopatia isquêmica classe I.[18-22]
- **Antagonistas da aldosterona:** para pacientes em classe III e IV ou aqueles no pós-infarto, independentemente da presença de sintomas.[23,24]

O grupo B é constituído pelos seguintes agentes:

- **Diuréticos:** devem ser utilizados em pacientes sintomáticos (classes II a IV).
- **Digitálicos:** devem ser utilizados em pacientes sintomáticos (classes II a IV).[25]

- **Vasodilatadores, como hidralazina e nitratos:** se, mesmo com o uso de diuréticos e digoxina, os sintomas perdurarem, podem ser associados.

INIBIDORES DA ENZIMA DE CONVERSÃO DA ANGIOTENSINA (IECA)

Inúmeros estudos de grande porte, multicêntricos, controlados e aleatórios, mostraram que os IECA constituem a principal arma terapêutica na redução da morbimortalidade da IC. O primeiro deles foi o CONSENSUS, publicado em 1987, que randomizou pacientes em classe IV para receberem enalapril (dose média de 18,4mg/dia) ou placebo. Apesar de menos de 10% da amostra ter utilizado betabloqueadores, houve uma redução na mortalidade em 6 meses de 27%, com a impressionante marca da necessidade de tratar apenas sete pacientes para evitar um óbito.[13] Para avaliação dos efeitos dos IECA em pacientes com IC não tão grave, foi desenhado o estudo SOLVD, em que se analisou o uso de enalapril (dose média de 16,6mg/dia) *versus* placebo em indivíduos classes II e III. Novamente, após uma média de acompanhamento de 41 meses, os resultados foram muito expressivos, com 16% de diminuição da mortalidade e NNT para o desfecho fatal de 22 pacientes.[14] Trabalho posterior indicou que o uso de IECA também previne o desfecho combinado de óbitos e hospitalizações de maneira significativa em pacientes com disfunção ventricular assintomática.[15] Portanto, todos os pacientes com disfunção ventricular sistólica, mesmo que assintomáticos, devem receber IECA.

Os IECA têm um mecanismo de ação complexo, acarretando diminuição da pré e pós-carga e atuando ativamente no sistema neuro-humoral, reduzindo os níveis de catecolaminas, aldosterona e angiotensina II e propiciando menor degradação de bradicinina, a qual aumenta a produção de prostaglandinas e óxido nítrico.

Estudo importante testou enalapril *versus* hidralazina + dinitrato de isossorbida, chegando à conclusão de que a associação diminui menos a mortalidade, 18% contra 28% em 2 anos e 48% contra 54% em 5 anos.[26] A superioridade dos IECA sobre uma potente associação vasodilatadora leva ao entendimento de que seus benefícios não se devem somente às suas propriedades hemodinâmicas, como demonstrado anteriormente.

Os resultados obtidos nos diversos estudos parecem ser superponíveis para todos os IECA, constituindo-se em um efeito de classe.[27] Entretanto, é recomendável o uso dos fármacos cujas doses têm comprovada eficácia em ensaios clínicos (enalapril, captopril, lisinopril, perindopril, ramipril e trandolapril).

O estudo ATLAS comparou doses baixas (2,5 a 5mg) com doses altas de lisinopril (32,5 a 35mg) em pacientes nas classes II a IV. O desfecho combinado de óbito ou hospitalização foi significativamente maior no grupo que utilizou doses baixas.[29] Na ausência de trabalhos evidenciando a eficiência de doses baixas, deve-se tentar ao máximo atingir as doses máximas toleradas da medicação.

Efeitos colaterais dos IECA incluem hipotensão, tosse seca, hiperpotassemia, angioedema e insuficiência renal. Uma piora na função renal de até 20% acontece em 5% dos pacientes e é transitória. São contraindicações formais de seu uso: presença de estenose aórtica grave, estenose bilateral da artéria renal, concentração de potássio sérico > 5mmol/L, creatinina > 2,5mg/dL e história de angioedema.

Bloqueadores dos receptores da angiotensina II (BRA)

Os bloqueadores dos receptores da angiotensina II, assim como os IECA, inibem a formação de angiotensina II. Estes fármacos atuam pelo antagonismo dos receptores AT1 da angiotensina II. Uma vez que a última pode ser sintetizada por outras rotas não dependentes da ECA, como, por exemplo, via quimases, evidenciou-se que essa classe farmacológica seria potencialmente superior aos tradicionais IECA, a despeito da vantagem de apresentarem menos efeitos adversos.

Ensaios clínicos demonstraram que os BRA, quando comparados a placebo, reduzem a mortalidade.[17,29,30] Para comparação dos BRA com os IECA, configurou-se o estudo ELITE II, o qual não conseguiu demonstrar a superioridade de losartana sobre o captopril em pacientes classes II a IV e com mais de 60 anos de idade. A mortalidade total, desfecho primário do estudo, foi semelhante nos dois grupos (17,7% para losartana e 15,9% para captopril), com tendência a maior mortalidade no grupo que recebeu losartana.[16]

Não se comprovando que os BRA eram melhores que os inibidores da ECA, passou-se a estudar se o sinergismo da associação poderia alterar o prognóstico da IC, uma vez que promoveria melhor bloqueio da angiotensina II. Os trabalhos que compararam, além do tratamento convencional, a combinação dos dois fármacos contra somente o IECA falharam em encontrar diferenças na sobrevida. Foi demonstrado somente que a associação obteve maior êxito no controle de sintomas, diminuindo de maneira significativa o número de hospitalizações por piora da IC.[31,32]

Conclui-se que os BRA estão indicados nos pacientes que não tolerarem o uso de IECA e naqueles que persistirem sintomáticos mesmo com tratamento otimizado. Os pacientes que já estiverem fazendo uso de IECA e antagonistas da aldosterona não devem receber BRA, pois a segurança do triplo bloqueio não está comprovada. Recomenda-se ainda a prescrição de BRA caso o uso de betabloqueadores esteja impossibilitado, já que nessa situação diminuem as hospitalizações, com tendência à diminuição da mortalidade cardiovascular.[17]

Valsartana e candesartana são os BRA mais estudados e aprovados pelo Food and Drug Administration (FDA) para IC. A dose de 150mg de losartana, uma vez ao dia, mostra-se superior a 50mg diários.[33]

Os efeitos colaterais dos BRA são os mesmos dos IECA, à exceção da tosse.

Betabloqueadores

Por seu efeito inotrópico negativo, os betabloqueadores foram por muito tempo contraindicados no tratamento da IC. Evidências mostrando que altos níveis de noradrenalina poderiam ser cardiotóxicos e que a atividade simpática persistente aumentaria o consumo de oxigênio pelo miocárdio e a frequência cardíaca, causar arritmias, além de estimular os sistemas renina-angiontensina e arginina-vasopressina, sugeriram que o betabloqueio poderia ser uma estratégia terapêutica eficaz.

O primeiro estudo maior com desfechos duros a ser realizado nesse sentido foi o US-Carvedilol, que comparou carvedilol com placebo, adicionados ao tratamento com diuréticos e IECA em mais de 1.000 pacientes com IC classes II e III, demonstrando redução de risco na mortalidade global de 65% em 6 meses.[18] Esse estudo foi criticado em virtude do tempo de seguimento muito curto. O benefício inequívoco do uso dos betabloqueadores veio com a publicação dos estudos CIBIS II e MERIT-HF, que testaram, respectivamente, bisoprolol por 15 meses e metoprolol (succinato) por 1 ano, ambos obtendo, em relação ao placebo, uma diminuição de 34% da mortalidade.[19,20] Melhora semelhante na sobrevida, de 35%, também foi encontrada em pacientes graves (classes III e IV) com carvedilol no estudo COPERNICUS,[21] estendendo a indicação do uso de betabloqueadores. Outro grupo de pacientes que merece receber esse fármaco é o dos portadores de miocardiopatia isquêmica e disfunção ventricular, mesmo que assintomáticos, já que evidências sólidas apontaram para superlativa redução da mortalidade nessa população.[22]

O ensaio COMET comparou dois betabloqueadores entre si, carvedilol *versus* metoprolol (tartarato), resultando em aumento absoluto de 6% para o risco de óbito com o metoprolol.[34] Esse estudo merece duas ressalvas: foram testadas doses máximas de carvedilol (25mg duas vezes ao dia) contra doses menores de metoprolol (50mg duas vezes ao dia). Nota-se também que o metoprolol utilizado foi o de curta ação e não o succinato, que tem efeito prolongado e eficácia já comprovada no estudo MERIT-HF. Assim, ao se prescrever metoprolol, ele deverá estar sempre na forma de succinato.

Diferentemente dos IECA, até que se prove o contrário, as consequências marcantes e irrefutáveis de que os betabloqueadores diminuem a mortalidade, a sintomatologia, o número de hospitalizações e o índice de morte súbita, aumentam a qualidade de vida e a fração de ejeção e promovem regressão da dilatação ventricular – esta última, inclusive, maior do que com os IECA[35] – não são um efeito de classe. Assim, os betabloqueadores testados e aprovados são carvedilol, metoprolol (succinato), bisoprolol e nebivolol.

Os benefícios advindos do uso dos betabloqueadores são dose-dependentes;[36] portanto, o clínico deve esforçar-se para alcançar as doses plenas. Inicia-se com doses baixas e, de acordo com as condições clínicas, a cada 2 semanas aumenta-se a dose gradativamente. Em casos de descompensação, as doses devem ser reduzidas, e somente considerada a suspensão em circunstâncias muito graves.

Os possíveis efeitos adversos dessa medicação são hipotensão, bradicardia, piora inicial da IC e broncoespasmo. O betabloqueio apresenta um risco teórico, não comprovado em estudos científicos de grande porte, de piora de sintomas em pacientes com doença arterial periférica. Deve, portanto, ser utilizado com cautela nesse grupo de indivíduos.[37] A presença de asma, bloqueios de segundo e terceiro graus e bradicardia sinusal (< 50bpm) é contraindicação para sua utilização.

Antagonistas da aldosterona

A aldosterona tem um papel central na fisiopatologia da IC. Retenção de sódio, perda de potássio e magnésio, ativação simpática, inibição parassimpática, disfunção de barorreceptores e fibrose miocárdica estão entre os principais efeitos deletérios do hiperaldosteronismo. A hipótese de que a inibição direta da aldosterona poderia causar benefício adicional ganhou força quando alguns trabalhos mostraram que a redução dos níveis plasmáticos de aldosterona com IECA era transitória e não sustentada a longo prazo.[38,39]

O estudo RALES comparou espironolactona com placebo em 1.663 pacientes classe III ou IV recebendo tratamento com diuréticos de alça, IECA e, em sua maioria, digoxina. Após 2 anos, o estudo teve de ser interrompido porque a mortalidade por todas as causas no grupo ativo foi 30% menor, com um NNT de nove pacientes para evitar um óbito.[23] O estudo EPHESUS demonstrou ainda a redução na morbimortalidade com o uso de eplerenona em pacientes com fração de ejeção (FE) < 40% ou diabetes no pós-infarto.[24] Sendo assim, merecem receber um antagonista da aldosterona todos os pacientes com IC classe III ou IV ou portadores de disfunção ventricular pós-infarto, independentemente da presença de sintomas. Aqueles não incluídos na orientação anterior também se beneficiam do uso dessa classe farmacológica se, apesar do tratamento otimizado com betabloqueadores e IECA, persistirem com redução da FE.

O ensaio EMPHASIS foi desenvolvido para avaliar o possível benefício da adição de eplerenona ao tratamento padrão (IECA e/ou BRA + betabloqueadores) em pacientes com IC classe II e disfunção sistólica (FE < 30%).[40] Recentemente, o estudo foi interrompido quando se evidenciou que o grupo alocado para o uso de eplerenona apresentou significativa diminuição do risco de óbito cardiovascular ou hospitalização por IC, quando comparado ao tratamento padrão + placebo.

São contraindicações para a utilização de antagonistas da aldosterona: potássio sérico > 5mmol/L, creatinina > 2,5mg/dL ou seu uso concomitantc com diuréticos poupadores de potássio. Sua associação com IECA e BRA deve ser evitada devido ao risco potencial de hiperpotassemia.[41] Piora da função renal, hiperpotassemia e ginecomastia, esta última ausente com eplerenona (não disponível comercialmente no Brasil), são efeitos colaterais da medicação. Recomenda-se monitorização dos níveis de potássio e da função renal 3 dias, 1 semana, mensalmente no primeiro trimestre e, em seguida, a cada 3 meses depois do início de sua prescrição.[42]

Diuréticos

Apesar da ausência de trabalhos que evidenciem redução da mortalidade, sua utilização está baseada nos efeitos farmacológicos de seu mecanismo de ação. Por aumentarem a excreção de sódio e água e diminuírem a pré-carga, as pressões de enchimento ventricular e a congestão venosa pulmonar e sistêmica consistem, certamente, nas medicações que melhor exercem controle dos sintomas da IC.

Quando a função renal estiver preservada e a retenção hídrica for pequena, os diuréticos tiazídicos em doses baixas poderão ser utilizados isoladamente. Se a filtração glomerular for < 30mL/min, sua efetividade estará comprometida. Pacientes com IC moderada e grave beneficiam-se bastante da associação de diuréticos de alça e baixas doses de tiazídicos em virtude da atuação em diferentes locais do néfron e da associação de diurese rápida e intensa com efeito sustentado.

Por gerarem ativação do sistema renina-angiotensina-aldosterona, recomenda-se o uso concomitante de IECA ou BRA.

Os efeitos adversos mais prevalentes do uso de diuréticos são hipopotassemia, hipomagnesemia, hipotensão, hipovolemia e azotemia pré-renal. O risco pró-arrítmico da hipopotassemia e da hipomagnesemia é contrabalançado pelo uso de IECA ou BRA.

Digitálicos

O digital já foi considerado o grande fármaco no tratamento da IC, o que é plenamente compreensível na medida em que não existiam estudos controlados avaliando sua eficácia, e suas propriedades farmacológicas intrínsecas sugeriam vir ao encontro do que necessitava um coração insuficiente. De fato, esses fármacos apresentam múltiplos efeitos positivos, aumentando o inotropismo cardíaco, diminuindo a frequência cardíaca e o tônus simpático e estimulando a diurese,[43] entre outros. No entanto, o único grande ensaio clínico randomizado e placebo-controlado realizado desmistificou seu poder. O estudo DIG acompanhou quase 7.000 pacientes por um período médio de 37 meses, 80% deles em classes II e III, recebendo diuréticos, IECA e digoxina ou diurético, IECA e placebo. O resultado evidenciou taxas de mortalidade semelhantes nos dois grupos, embora o número de hospitalizações tenha sido 6% menor nos indivíduos alocados para o grupo ativo.[25]

Digoxina não se constitui mais em terapia de primeira linha para IC. Seu uso, devido às suas propriedades de diminuir o número de internações e melhorar o controle dos sintomas e a qualidade de vida, está indicado para pacientes sintomáticos (classes II a IV) e para aqueles com fibrilação atrial cuja resposta ventricular permanece elevada a despeito do uso de betabloqueadores.

É interessante que a digoxinemia situe-se entre 0,5 e 1ng/mL, pois estudo retrospectivo encontrou maior mortalidade quando os níveis séricos eram superiores a 1ng/mL.[44] Assim, o uso de doses superiores a 0,25mg diárias não parece trazer benefícios, pois mesmo níveis considerados terapêuticos (2ng/mL) podem causar efeitos cardiovasculares deletérios a longo prazo.[42] Vale a pena ressaltar que a dose deve ser titulada de acordo com a função renal, o índice de massa corpórea e a idade. Em idosos, devem ser baixas, não ultrapassando 0,125mg/dia.[45]

Em razão da variedade de fármacos que interagem com a digoxina e por sua excreção se dar eminentemente por via renal, deve-se estar alerta para sinais e sintomas de intoxicação digitálica, uma vez que o intervalo entre sua dose efetiva e sua dose tóxica é estreito. Anorexia, náuseas, vômitos, diarreia e dor abdominal são os principais efeitos gastrointestinais da intoxicação digitálica. Em nível ocular, apresentam-se redução da acuidade visual, fotofobia, escotomas e xantopsia. Manifestações neurológicas incluem fadiga, alucinações, agitação e pesadelos. Alterações psicomotoras, erupções cutâneas e ginecomastia também podem ocorrer.[46]

Inibidores diretos da renina

Alisquireno, primeiro fármaco dessa nova classe farmacológica em uso para o tratamento da hipertensão, atua bloqueando a atividade da renina plasmática, etapa inicial da cascata renina-angiotensina-aldosterona.

O estudo AVOID comparou o uso de losartana + alisquireno *versus* losartana + placebo por 6 meses em 599 pacientes com diagnóstico de hipertensão, diabetes tipo 2 e nefropatia. Os resultados mostraram que os pacientes que receberam a associação dos fármacos tiverem uma redução média da taxa de albuminúria/creatinúria (estimativa indireta da proteinúria de 24 horas) de 20% ($p < 0,001$), sugerindo um possível efeito nefroprotetor do alisquireno, independente de sua ação anti-hipertensiva.[48]

O papel do alisquireno no tratamento da IC não está bem definido, porém é promissor. Trabalhos têm demonstrado sua eficácia em desfechos intermediários, como o estudo ALOFT, o qual encontrou reduções significativas nos níveis plasmáticos de pró-BNP NT em indivíduos com IC classes II a IV que utilizaram alisquireno em adição a betabloqueadores e IECA ou BRA.[49] Novos ensaios clínicos são aguardados. O Quadro 10.2 descreve a posologia das medicações comumente prescritas para IC.

Após a exposição de evidências inquestionáveis de que o tratamento moderno da IC reduz sobremaneira a morbimortalidade, é inaceitável sua não adoção. A Figura 10.1 demonstra que, em apenas 6 meses de

Quadro 10.2 ■ Dosagens de medicações comumente prescritas para IC

Medicação	Dose inicial	Dose-alvo
Enalapril	2,5mg – 2× por dia	10 a 20mg – 2× por dia
Captopril	6,25mg – 3× por dia	50mg – 3× por dia
Lisinopril	2,5mg – 1× por dia	20 a 40mg – 1× por dia
Ramipril	1,25mg – 2× por dia	5mg – 2× por dia
Trandolapril	1mg – 1× por dia	4mg – 1× por dia
Perindopril	2mg – 1× por dia	8 a 16mg – 1× por dia
Losartana	12,5 a 25mg – 1× por dia	150mg – 1× por dia
Valsartana	20 a 40mg – 2× por dia	160mg – 2× por dia
Candesartana	4 a 8mg – 1× por dia	32mg – 1× dia
Bisoprolol	1,25mg – 1× por dia	10mg – 1× por dia
Metoprolol (succinato)	12,5mg – 1× por dia	200mg – 1× por dia
Carvedilol	3,125mg – 2× por dia	25 a 50mg – 2× por dia
Nebivolol	1,25mg – 1× por dia	10mg – 1× por dia
Espironolactona	12,5 a 25mg – 1× por dia	25 a 50mg – 1× por dia

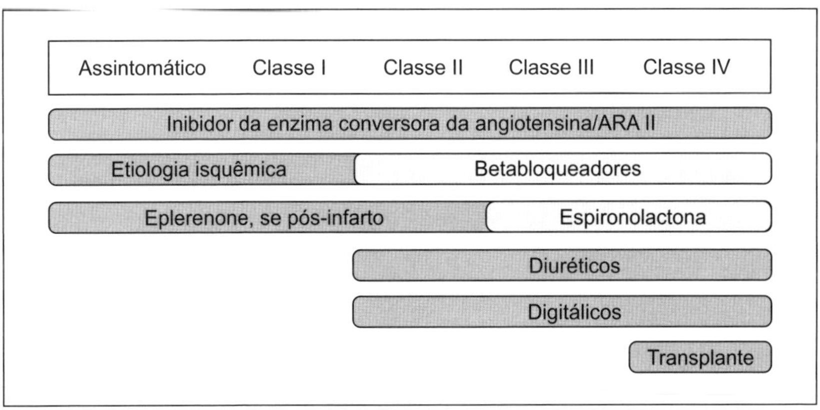

Figura 10.1 ■ Tratamento da IC com base em evidências.

acompanhamento, a diferença na taxa de hospitalizações de pacientes que receberam as medicações consoantes às diretrizes, comparados com os que não receberam, já é expressiva. Saindo do universo dos ensaios clínicos, quando se atenta para a realidade, os números mostram que os pacientes não estão sendo beneficiados como deveriam. Dados europeus apontam que apenas 83%, 54% e 43% dos pacientes portadores de IC que deveriam receber IECA, betabloqueadores e antagonistas da aldosterona, respectivamente, assim o fazem. Mesmo quando os fármacos são prescritos, os IECA só atingem as doses recomendadas em metade dos casos, enquanto com os betabloqueadores nem em 10% das vezes alcançam-se as doses-alvo.[50]

Cerca de 50% dos portadores de disfunção ventricular não apresentam sintomas. Nesse contexto, a atuação do profissional é fundamental no intuito de evitar a instalação da IC. Além do tratamento da cardiopatia de base, todos devem receber IECA (BRA se não tolerados) e quem possui doença arterial coronariana, betabloqueadores.[15,22] O emprego deste último também é recomendado para pacientes não isquêmicos com disfunção ventricular assintomática, mesmo na ausência de ensaios clínicos controlados para esse fim.[42] Reitera-se ainda que a tentativa de utilização das doses plenas dos fármacos

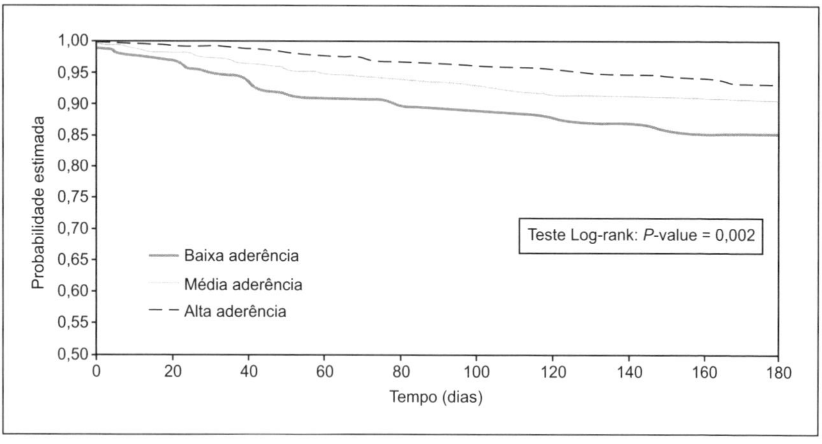

Figura 10.2 ■ Probabilidade de hospitalização de acordo com o grau de aderência às diretrizes. (Retirada da referência 49.)

para todos os pacientes com IC necessita ser escopo constante do cardiologista.

Por fim, não obstante a adequada seleção farmacológica inicial, é imperativo o seguimento dos pacientes com o intuito de estimar a evolução da patologia estrutural para eventuais acertos de doses ou adição de novos fármacos. Para esse propósito, a clínica, isoladamente, não representa um marcador confiável. Parâmetros bem mais fidedignos são representados pelas modificações da FE, pelo grau de dilatação ventricular e, mais recentemente e adquirindo especial importância, pela dosagem de BNP. Trabalhos evidenciam que o tratamento orientado pelos níveis de BNP ou N-BNP obtém taxas significativamente menores de óbito ou hospitalização por IC[51,52] (Figura 10.3).

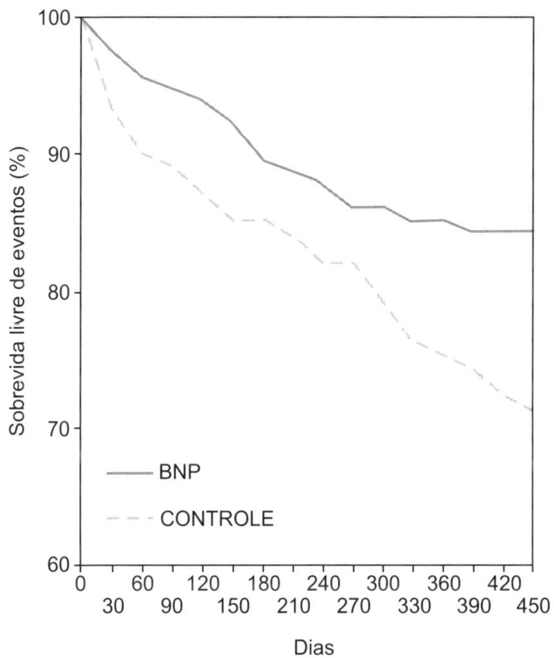

Figura 10.3 ■ Tratamento guiado pelo BNP, sobrevida livre de eventos (internação hospitalar ou óbito devido à IC). (Retirada da referência 51.)

INSUFICIÊNCIA CARDÍACA COM FUNÇÃO SISTÓLICA PRESERVADA

A IC com função sistólica preservada é uma condição muito mais frequente do que se imagina, sendo responsável por 50% dos casos de IC.[53] É especialmente prevalente em idosos, mulheres, hipertensos e diabéticos. Seu prognóstico, ao contrário do que se supunha, é tão maligno quanto o da IC com disfunção sistólica.[54,55]

O tratamento da IC diastólica ainda não pode ser baseado em evidências consistentes devido aos poucos estudos de grande porte e controlados nesse sentido. Diferentemente da IC com baixa FE, o empirismo ainda predomina e a necessidade de avanços científicos nesse campo é inequívoca.

Até hoje, nenhum grande estudo conseguiu demonstrar redução da mortalidade com alguma classe farmacológica em indivíduos com função sistólica preservada. As estatinas lograram êxito em atingir esse objetivo em um estudo observacional e com casuística limitada (137 pacientes),[56] mas aguardam-se trabalhos com maior poder estatístico para sua indicação formal. Outros dois pequenos ensaios, com amostra não ultrapassando 20 pacientes, demonstraram que verapamil, quando comparado a placebo, foi eficaz em reduzir sintomas e aumentar a tolerância ao exercício.[57,58] A digoxina não altera a evolução desses pacientes e não está indicada para pacientes com frequência cardíaca normal.[59]

Para investigação do papel da inibição da angiotensina II, 3.023 e 850 pacientes com FE > 40% foram arrolados para receber candesartana ou placebo e perindopril ou placebo, respectivamente, nos estudos CHARM-Preserved e PEP-CHF. Em ambos, evidenciaram-se melhora sintomática e redução no número de hospitalizações para o grupo ativo; no entanto, a mortalidade foi semelhante.[60,61] Esses resultados não foram corroborados pelo estudo I-PRESERVE, em que se comparou irbesartana *versus* placebo em 4.128 pacientes com FE > 45%. Nesse trabalho, não se conseguiu demonstrar nenhuma diferença entre os grupos, seja em termos de mortalidade, seja de hospitalizações.[62]

Os pacientes com IC e função sistólica normal não vinham sendo incluídos nos ensaios com betabloqueadores até o surgimento do estudo SENIORS. Em subanálise do referido estudo, após 21 meses, os indivíduos com mais de 70 anos de idade e disfunção diastólica que receberam nebivolol apresentaram tendência à diminuição do desfecho primário de mortalidade por todas as causas e internações por causas cardiovasculares em relação ao grupo placebo.[63]

Portanto, o tratamento desses pacientes tem sido fundamentado principalmente no combate às alterações fisiológicas subjacentes que levam ao aumento das pressões de enchimento ventricular e a seu déficit de relaxamento, como hipertensão, taquicardia, hipervolemia e isquemia miocárdica. Os diuréticos controlam a dispneia e o edema mediante a manutenção de um volume vascular adequado. A pressão arterial, à revelia do agente anti-hipertensivo, deve ser mantida abaixo de 130/80mmHg. A revascularização deve ser ponderada para os pacientes com doença coronariana sintomáticos ou cuja isquemia seja fator preponderante na gênese da disfunção diastólica, pois essa conduta parece aumentar a sobrevida.[42,64] A manutenção de ritmo sinusal melhora a sintomatologia. Ademais, fármacos que diminuem a frequência cardíaca, como betabloqueadores, digoxina ou alguns bloqueadores dos canais de cálcio, devem ser utilizados em pacientes com taquiarritmias supraventriculares e alta resposta ventricular, já que aumentam o tempo de enchimento ventricular e de perfusão coronariana.

REFERÊNCIAS BIBLIOGRÁFICAS

1. Kalon KL, Pinsky JL, Kannel WP. Epidemiology of heart failure. The Framingham Study. J Am Coll Cardiol 1933; 22 (Supl. A):6A-13A.
2. Datasus. Morbidade hospitalar do SUS – Sistema de informações hospitalares do SUS (SIH/SUS). Brasília: Ministério da Saúde. Disponível em http://www.datasus.gov.br.
3. Lloyd-Jones D, Adams R, Carnethon M et al. Heart Disease and Stroke Statistics – 2009 Update. A Report from the American Heart Association Statistics Committee and Stroke Statistics Subcommittee. Circulation 2008 Dec 15.
4. McMurray JJV, Stewart S. The burden of heart failure. Eur Heart J Suppl. 2002; 4:D50-D5.
5. Stewart AL, Greenfield S, Hays RD et al. Functional status and well-being of patients with chronic conditions. Results from the Medical Outcomes Study. JAMA 1989 Aug 18; 262(7):907-13.

6. Revisão das II Diretrizes da Sociedade Brasileira de Cardiologia para o Diagnóstico e Tratamento da Insuficiência Cardíaca. Arquivos Brasileiros de Cardiologia 2002: 79(Supl. IV):9.
7. Dickstein K, Cohen-Solal A, Filippatos G et al. ESC Guidelines for the diagnosis and treatment of acute and chronic heart failure 2008: the Task Force for the Diagnosis and Treatment of Acute and Chronic Heart Failure 2008 of the European Society of Cardiology. Eur Heart J 2008 Oct; 29(19):2388-442.
8. Piepoli MF, Davos C, Francis DP, Coats AJ. Exercise training meta-analysis of trials in patients with chronic heart failure (ExTraMATCH). BMJ 2004 Jan 24; 328(7433):189.
9. Serrano Jr. CV (ed.). Como tratar: arritmias cardíacas. Insuficiência cardíaca. 1. ed. Barueri, SP: Manole 2008:462.
10. Dufour MC. The dietary guidelines: surveillance issues and research needs. If you drink alcoholic beverages do so in moderation: What does it means. J Nutr 2001; 131:552S-61S.
11. Van de Val MH, Jaarsma T, van Veldhuisen DJ. Non-compliance in patients with heart failure; how can we manage it? Eur J Heart Fail 2005 Jan; 7(1):5-17.
12. Koelling TM, Johnson ML, Cody RJ, Aaronson KD. Discharge education improves clinical outcomes in patients with chronic heart failure. Circulation 2005; 111:179-85.
13. Effects of enalapril on mortality in severe congestive heart failure. Results of the Cooperative North Scandinavian Enalapril Survival Study (Consensus). The Consensus Trial Study Group. N Engl J Med. 1987 Jun 4; 316(23):1429-35.
14. Effect of enalapril on survival in patients with reduced left ventricular ejection fractions and congestive heart failure. The SOLVD Investigators. N Engl J Med. 1991 Aug 1; 325(5):293-302.
15. Effect of enalapril on mortality and the development of heart failure in asymptomatic patients with reduced left ventricular ejection fractions. The SOLVD Investigators. N Engl J Med 1992 Sep 3; 327(10):685-9.
16. Pitt B, Poole-Wilson PA, Segal R et al. Effect of losartan compared with captopril on mortality in patients with symptomatic heart failure: randomized trial – the Losartan Heart Failure Survival Study. Lancet 2000; 355:1582-7.
17. Granger CB, McMurray JJ, Yusuf S et al. Effects of candesartan in patients with chronic heart failure and reduced left-ventricular systolic function intolerant to angiotensin-converting-enzyme inhibitors: the CHARM-Alternative trial. Lancet 2003; 362:772-6.
18. Packer M, Bristow MR, Cohn JN et al. The effect of carvedilol on morbidity and mortality in patients with chronic heart failure. U.S. Carvedilol Heart Failure Study Group. N Engl J Med 1996 May 23; 334(21):1349-55.
19. The Cardiac Insufficiency Bisoprolol Study II (CIBIS-II): a randomized trial. Lancet. 1999 Jan 2; 353(9146):9-13.
20. Hjalmarson A, Goldstein S, Fagerberg B et al. Effects of controlled-release metoprolol on total mortality, hospitalizations, and well-being in patients with heart failure: the Metoprolol CR/XL Randomized Intervention Trial in congestive heart failure (MERIT-HF). MERIT-HF Study Group. JAMA. 2000 Mar 8; 283(10):1295-302.

21. Packer M, Coats AJ, Fowler MB et al. Effect of carvedilol on survival in severe chronic heart failure. N Engl J Med 2001 May 31; 344(22):1651-8.
22. The CAPRICORN Investigators. Effect of carvedilol on outcome after myocardial infarction in patients with left-ventricular dysfunction: the CAPRICORN randomised trial. Lancet 2001; 357:1385-90.
23. Pitt B, Zannad F, Remme WJ et al. The effect of spironolactone on morbidity and mortality in patients with severe heart failure. Randomized Aldactone Evaluation Study Investigators. N Engl J Med 1999 Sep 2; 341(10):709-17.
24. Pitt B, Williams G, Remme W et al. The EPHESUS trial: eplerenone in patients with heart failure due to systolic dysfunction complicating acute myocardial infarction: Eplerenone Post-AMI Heart Failure Efficacy and Survival Study. Cardiovasc Drugs Ther 2001 Jan; 15(1):79-87.
25. The Digitalis Investigation Group. The effect of digoxin on mortality and morbidity in patients with heart failure. N Engl J Med 1997; 336:525-33.
26. Cohn JN, Johnson G, Ziesche S et al. A comparison of enalapril with hydralazine-issorbide dinitrate in the treatment of chronic congestive heart failure. N Engl J Med 1991; 325:303-10.
27. Garg R, Yusuf S. Overview of randomized trials of angiotensin-converting enzyme inhibitors on mortality and morbidity in patients with heart failure. Collaborative Group on ACE Inhibitor Trials 1995 May 10; 273(18):1450-6.
28. Packer M, Poole-Wilson PA, Segal R et al. Comparative effects of low and high doses of the angiotensin-converting enzyme inhibitor, lisinopril, on morbidity and mortality in chronic heart failure. Circulation 1999; 100;2312-8.
29. Maggioni AP, Anand I, Gottlieb SO et al. Effects of valsartan on morbidity and mortality in patients with heart failure not receiving angiotensin-converting enzyme inhibitors. J Am Coll Cardiol 2002; 40:1414-21.
30. Jamali AH, Tang WH, Khot UN, Fowler MB. The role of angiotensin receptor blockers in the management of chronic heart failure. Arch Intern Med 2001 Mar 12; 161(5):667-72.
31. Cohn JN, Tognoni G. A randomized trial of the angiotensin-receptor blocker valsartan in chronic heart failure. N Engl J Med 2001; 345:1667-75.
32. McMurray JJ, Ostergren J, Swedberg K et al. Effects of candesartan in patients with chronic heart failure and reduced left ventricular systolic function taking angiotensin-converting enzyme inhibitors: the CHARM-Added trial. Lancet. 2003 Sep 6; 362(9386):767-71.
33. Konstam MA, Neaton JD, Dickstein K et al. Effects of high-dose versus low-dose losartan on clinical outcomes in patients with heart failure (HEAAL study): a randomised, double-blind trial. Lancet 2009 Nov 28; 374(9704):1840-8.
34. Poole-Wilson PA, Swedberg K, Cleland JG et al. Comparison of carvedilol and metoprolol on clinical outcomes in patients with chronic heart failure in the Carvedilol Or Metoprolol European Trial (COMET): randomised controlled trial. Lancet 2003 Jul 5; 362(9377):7-13.
35. Komajda M, Lutiger B, Madeira H et al. Tolerability of carvedilol and ACE-Inhibition in mild heart failure. Results of CARMEN (carvedilol ACE-Inhibitor remodelling mild CHF evaluation. Eur J Heart Fail 2004 Jun; 6(4):467-75.

36. Colucci WS, Packer M, Bristow MR et al. Carvedilol inhibits clinical progression in patients with mild symptoms of heart failure. US Carvedilol Heart Failure Study Group. Circulation 1996 Dec 1; 94(11):2800-6.

37. Paravastu SC, Mendonca DA, da Silva A. Beta blockers for peripheral arterial disease. Eur J Vasc Endovasc Surg 2009 Jul; 38(1):66-70.

38. Borghi C, Boschi S, Ambrosioni E, Melandri G, Branzi A, Magnani B. Evidence of a partial escape of renin-angiotensin-aldosterone blockade in patients with acute myocardial infarction treated with ACE inhibitors. J Clin Pharmacol 1993; 33:40-5.

39. Staessen J, Lijnen P, Fagard R, Verschueren LJ, Amery A. Rise in plasma concentration of aldosterone during long-term angiotensin II suppression. J Endocrinol 1981; 91:457-65.

40. Zannad F, McMurray JJ, Drexler H et al. Rationale and design of the Eplerenone in Mild Patients Hospitalization And Survival Study in Heart Failure (EMPHASIS-HF). Eur J Heart Fail 2010 Jun; 12(6):617-22.

41. Jessup M, Abraham WT, Casey DE et al. 2009 focused update: ACCF/AHA Guidelines for the Diagnosis and Management of Heart Failure in Adults: a report of the American College of Cardiology Foundation/American Heart Association Task Force on Practice Guidelines: developed in collaboration with the International Society for Heart and Lung Transplantation. Circulation. 2009 Apr 14; 119(14):1977-2016.

42. Hunt SA, Abraham WT, Chin MH et al. ACC/AHA 2005 Guideline Update for the Diagnosis and Management of Chronic Heart Failure in the Adult: a report of the American College of Cardiology/American Heart Association Task Force on Practice Guidelines. Circulation. 2005 Sep 20; 112(12):e154-235.

43. Strickler JC, Kessler RH. Direct renal action of some digitalis steroids. J. Clin Invest 1964; 43:532-43.

44. Rathore SS, Curtis JP, Wang Y, Bristow MR, Krumholz HM. Association of serum digoxin concentration and outcomes in patients with heart failure. JAMA 2003; 289:871-8.

45. Jelliffe RW, Brooker G. A nomogram for digoxin therapy. Am J Med 1974; 57:63-8.

46. Mattos B, Köhler I, Bersano E, Zago A, Mattos AG. Digitalis poisoning: electrophysiology, clinical aspects and therapeutics. Arq Bras Cardiol 1983 Jun; 40(6):423-8.

47. Parving HH, Persson F, Lewis JB, Lewis EJ, Hollenberg NK; AVOID Study Investigators. Aliskiren combined with losartan in type 2 diabetes and nephropathy. N Engl J Med 2008 Jun 5; 358(23):2433-46.

48. McMurray JJ, Pitt B, Latini R et al. Aliskiren Observation of Heart Failure Treatment (ALOFT) Investigators. Effects of the oral direct renin inhibitor aliskiren in patients with symptomatic heart failure. Circ Heart Fail 2008 May; 1(1):17-24.

49. Komajda M, Lapuerta P, Hermans N et al. Adherence to guidelines is a predictor of outcome in chronic heart failure: the MAHLER survey. Eur Heart J 2005 Aug; 26(16):1653-9.

50. Lenzen MJ, Boersma E, Reimer WJ et al. Under-utilization of evidence-based drug treatment in patients with heart failure is only partially explained by dissimi-

larity to patients enrolled in landmark trials: a report from the Euro Heart Survey on Heart Failure. Eur Heart J 2005; 26:2706-13.

51. Jourdain P, Jondeau G, Funck F et al. Plasma brain natriuretic peptide-guided therapy to improve outcome in heart failure: the STARS-BNP Multicenter Study. J Am Coll Cardiol 2007 Apr 24; 49(16):1733-9.
52. Troughton RW, Frampton CM, Yandle TG, Espiner EA, Nicholls MG, Richards AM. Treatment of heart failure guided by plasma aminoterminal brain natriuretic peptide (N-BNP) concentrations. Lancet. 2000 Apr 1; 355(9210):1126-30.
53. Vasan RS, Larson MG, Benjamin EJ, Evans JC, Reiss CK, Levy D. Congestive heart failure in subjects with normal versus reduced left ventricular ejection fraction: prevalence and mortality in a population-based cohort. J Am Coll Cardiol 1999 Jun; 33(7):1948-55.
54. Senni M, Redfield MM. Heart failure with preserved systolic function: a different natural history? J Am Coll Cardiol 2001; 38:1277-82.
55. Bhatia RS, Tu JV, Lee DS et al. Outcome of heart failure with preserved ejection fraction in a population-based study. N Engl J Med 2006 Jul 20; 355(3):260-9.
56. Fukuta H, Sane DC, Brucks S, Little WC. Statin therapy may be associated with lower mortality in patients with diastolic heart failure. Circulation. 2005 Jul 19; 112(3):357-63.
57. Setaro JF, Zaret BL, Schulman DS, Black HR, Soufer R. Usefulness of verapamil for congestive heart failure associated with abnormal left ventricular diastolic filling and normal left ventricular systolic performance. Am J Cardiol 1990 Oct 15; 66(12):981-6.
58. Hung MJ, Cherng WJ, Kuo LT, Wang CH. Effect of verapamil in elderly patients with left ventricular diastolic dysfunction as a cause of congestive heart failure. Int J Clin Pract 2002 Jan-Feb; 56(1):57-62.
59. Ahmed A, Rich MW, Fleg JL et al. Effects of digoxin on morbidity and mortality in diastolic heart failure: the ancillary digitalis investigation group trial. Circulation 2006 Aug 1; 114(5):397-403.
60. Yusuf S, Pfeffer MA, Swedberg K et al. Effects of candesartan in patients with chronic heart failure and preserved left-ventricular ejection fraction: the CHARM-Preserved Trial. Lancet 2003 Sep 6; 362(9386):777-81.
61. Cleland JG, Tendera M, Adamus J, Freemantle N, Polonski L, Taylor J. The perindopril in elderly people with chronic heart failure (PEP-CHF) study. Eur Heart J 2006 Oct; 27(19):2338-45.
62. Massie BM, Carson PE, McMurray JJ et al. Irbesartan in patients with heart failure and preserved ejection fraction. N Engl J Med 2008 Dec 4; 359(23):2456-67.
63. Flather MD, Shibata MC, Coats AJ et al. Randomized trial to determine the effect of nebivolol on mortality and cardiovascular hospital admission in elderly patients with heart failure (SENIORS). Eur Heart J 2005 Feb; 26(3):215-25.
64. O'Connor CM, Gattis WA, Shaw L, Cuffe MS, Califf RM. Clinical characteristics and long-term outcomes of patients with heart failure and preserved systolic function. Am J Cardiol 2000 Oct 15; 86(8):863-7.

Capítulo 11

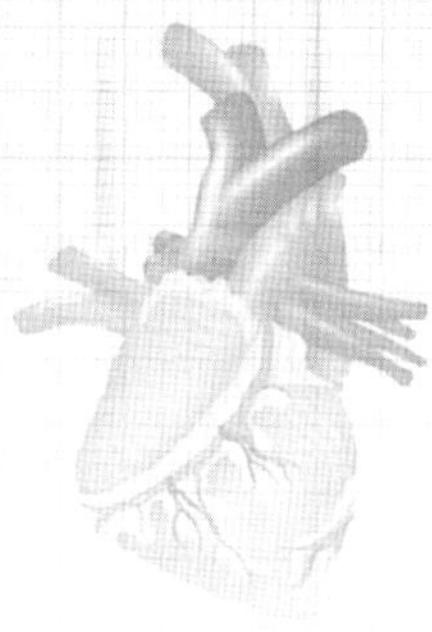

Insuficiência Cardíaca Descompensada: Tratamento Clínico

Solange Bordignon
Lucas Vieira de Souza

INTRODUÇÃO

No Brasil, descompensações de quadros de insuficiência cardíaca (IC) são os principais responsáveis, isoladamente, por internações hospitalares em pacientes idosos. O tratamento adequado de pacientes com IC pode diminuir a incidência de quadros de descompensação.

A IC descompensada é uma síndrome clínica em que, mediante o dano cardíaco funcional e/ou estrutural, ocorre incapacidade de ejeção e/ou acomodação do sangue. Clinicamente, os pacientes apresentam-se com limitação funcional, mudança nos sinais e sintomas de IC e necessidade de tratamento imediato.[1]

Esse quadro clínico pode ser dividido em três categorias: a IC aguda (sem diagnóstico prévio), a IC crônica agudizada (exacerbação aguda de um quadro crônico) e a IC crônica refratária (baixo débito cardíaco crônico e/ou vários graus de congestão). Estudos anteriores tentaram associar a descompensação a razões específicas, porém, em 30% dos casos, não é possível determinar a etiologia. As principais causas encontradas foram: redução inapropriada da terapia, embolia pulmonar, arritmias, infecção sistêmica, infarto agudo do miocárdio, miocardite aguda, ruptura/perfuração de valva cardíaca, retenção de sódio ou fármacos cardiossupressores e excessos físicos, emocionais ou ambientais.[2]

TRATAMENTO

O tratamento da IC descompensada tem como principal objetivo promover rápida melhora dos sintomas, sem agravar a função renal. Logo, as intervenções se baseiam em três pilares: oxigenação dos tecidos, estabilização hemodinâmica e alívio da congestão.

Terapia não farmacológica

Durante algum tempo, a terapia não farmacológica era utilizada apenas como complemento à farmacoterapia; atualmente, entretanto, sabe-se que é essencial para a eficácia do tratamento da IC descompensada. As medidas gerais baseiam-se na dieta, na atividade física e no uso de oxigênio.

O paciente descompensado deve ter uma dieta controlada, a fim de obter melhores resultados quanto à retenção hídrica. Para isso, indica-se uma restrição na ingestão de água em torno de 800 a 1.000mL/dia, dependendo da dose de diurético em uso. Além disso, uma dieta hipossódica também é recomendada, com a ingestão máxima não devendo ultrapassar 2 a 3g por dia, verificando-se a concentração sérica de sódio para evitar hiponatremia.

A atividade física é importante aliado à recuperação do paciente. Ela deve ser estabelecida a fim de que o paciente não fique restrito ao repouso total nem volte às atividades de rotina, sempre respeitando suas limitações de acordo com cada quadro clínico. Deve-se estar atento à descompensação da IC, pois nessa fase não é recomendado esforço físico, mas apenas quando o quadro clínico encontra-se estável.

O uso do oxigênio tem como propósito manter a adequada saturação de O_2 acima de 90%. No caso de uma congestão pulmonar, pressão positiva contínua das vias aéreas (CPAP ou BIPAP) é recomendada por ser uma medida não invasiva e efetiva para alcançar a saturação desejada.

Além dessas medidas, cabe orientar o paciente descompensado para que evite o uso de álcool e cigarro, visando a melhores resultados no tratamento e no prognóstico da doença.[1,3]

Terapia farmacológica

A seguir, serão apresentadas, individualmente, as classes farmacológicas utilizadas no tratamento clínico da IC descompensada.

Diuréticos

Os diuréticos são conhecidos por promover natriurese e melhor controle do estado volêmico. Não existem trabalhos controlados que demonstrem redução de mortalidade com diuréticos; entretanto, sua utilização é indiscutível para melhora dos sintomas de hipervolemia e congestão. Os tiazídicos (hidroclorotiazida e clortalidona) têm ação modesta em comparação com os diuréticos de alça (furosemida e bumetamida) e perdem a efetividade na presença de insuficiência renal (*clearance* de creatinina < 30mL/min).[1]

Na terapia farmacológica da IC descompensada, o uso de diuréticos de alça é o mais indicado, já que seus efeitos, como maior excreção de água para o mesmo nível de natriurese, manutenção da eficácia na diminuição da função renal e a ação diurética relacionada à dose, proporcionam melhores resultados, se comparados aos tiazídicos. Além disso, diuréticos devem ser utilizados por via endovenosa, pois a redução da perfusão intestinal, assim como da motilidade, e o edema das alças intestinais reduzem a absorção oral do fármaco. Após o controle da congestão, a terapia de manutenção por via oral deve ser iniciada, a fim de prevenir novos episódios de acúmulo de líquidos.[3]

Em geral, pacientes em quadros descompensados já estão em tratamento para IC com diuréticos. Logo, não é raro encontrar resistência a esses fármacos, o que, inicialmente, dificulta o ajuste das doses. Nesses casos, recomenda-se uma infusão inicial de 50% da dose oral prévia de furosemida, seguida de infusão contínua de 20mg/h e, caso a diurese não seja mantida, aumenta-se para 40mg/h. O tratamento com diuréticos exige monitorização dos efeitos adversos, como alteração dos níveis de eletrólitos, perda da função renal e hipovolemia.

Antagonistas da aldosterona

A aldosterona tem papel importante na produção de fibroblastos e no aumento do teor de fibrose miocárdica, o que prejudica a função contrátil do coração. Além disso, proporciona retenção de sódio, causando aumento do volume hídrico do corpo e quadro de descompensação. Esses efeitos justificam o uso dos antagonistas da aldosterona (espironolactona e eplerenona) em pacientes descompensados, o que foi corroborado por estudos como RALES e EPHESUS.[4]

A dose de espironolactona inicia-se em 25mg/dia, e os níveis de potássio e creatinina devem ser monitorizados, pois os antagonistas da aldosterona podem causar hiperpotassemia. Níveis de potássio acima de 5,5mEq/L e creatinina acima de 2,5mg/dL indicam suspensão do fármaco.[1]

Vasodilatadores

Vasodilatadores intravenosos são importantes e eficazes no tratamento da IC descompensada em virtude de suas ações de melhora da bomba cardíaca, redução da pressão de enchimento e sistêmica, diminuição da resistência vascular pulmonar, diurese e, por fim, estabilidade clínica. Quando administrados isoladamente, é necessário que a pressão arterial sistêmica esteja adequada e acima de 85mmHg, sendo geralmente usadas em unidades de terapia intensiva (UTI), onde há monitorização constante dos sinais vitais.

Nitroglicerina

A nitroglicerina ou gliceril trinitrato (NTG) age por meio do aumento do nível de GMP-c intracelular, atuando na diminuição das pressões de enchimento (menor pré-carga) e aumento do débito cardíaco.[5] Além disso, reduz a resistência arterial coronariana e diminui o estresse da parede ventricular esquerda, proporcionando menor demanda de oxigênio pelo miocárdio, sendo eficaz, especialmente, em casos de IC descompensada por etiologia isquêmica, exceto em infarto de ventrículo direito. Em doses baixas, a NTG tem seu efeito predominantemente no leito venoso, enquanto em altas doses age nas artérias.[1] A dose inicial é de 0,5µg/kg/min e pode ser ajustada de acordo com os sintomas e a pressão arterial. A NTG pode apresentar efeitos reflexos, como taquicardia, dor de cabeça e hipotensão. Esta última contraindica o uso em pacientes com pressão arterial sistólica abaixo de 85mmHg.[3]

Nitroprussiato de sódio

Agindo diretamente nos vasos, tanto do leito arterial como venoso, o nitroprussiato é um importante vasodilatador utilizado em casos de descompensação. Atua na queda da pré e pós-carga de maneira equilibrada, reduzindo a resistência vascular sistêmica e pulmonar, aumentando a complacência aórtica e melhorando o ajustamento ventricular-vascular.[5] Utilizado especialmente em casos de hipertensão arterial sistêmica e pulmonar e/ou regurgitação (mitral ou aórtica), não deve ser utilizado na isquemia ativa por alterar o fluxo coronário de segmentos abastecidos do miocárdio pelos vasos epicardicos com lesões de alto grau.[5] Por ser rapidamente metabolizado em cianeto, o qual é transformado em tiocianeto pelo fígado, o nitroprussiato tem efeito quase instantâneo, sendo recomendado o uso cuidadoso em pacientes com insuficiência renal e hepática e quase restrito às salas de emergência e UTI, onde haja monitorização dos níveis pressóricos e de concentrações séricas de tiocianeto (toxicidade > 10ng/mL). A dose inicial é de 0,2μg/kg/min, sendo monitorizada a cada 5 minutos até a estabilização hemodinâmica.[1]

Nesiritida

A nesiritida é um peptídeo natriurético recombinado sintetizado a partir do peptídeo natriurético cerebral (BNP – *brain natriuretic peptide*), sendo este último, fisiologicamente, armazenado no miocárdio ventricular e responsável por alterações nas pressões de enchimento ventricular, promovendo natriurese e vasodilatação.[5] Esse fármaco representa uma nova classe de vasodilatadores para o tratamento da IC descompensada e mostrou-se promissor nos primeiros ensaios, melhorando os perfis hemodinâmico e clínico. O uso desse fármaco melhorou sintomas congestivos em razão da redução dos níveis de pressão final no ventrículo esquerdo, da artéria pulmonar e dos capilares pulmonares e da resistência vascular periférica.[4] No estudo VMAC, apresentou significativa melhora da pressão pulmonar, assim como regressão dos sintomas, quando comparada com a nitroglicerina. Já no estudo PRECEDENT, mostrou-se menos arritmogênica do que a dobutamina e, no estudo PROACTION, diminuiu o número de reinternações por IC e o tempo de internação. Entretanto, não há um grande estudo comprovando seus reais benefícios a curto e longo prazo, assim como, em recente análise retrospectiva, houve indícios de possíveis efeitos adversos quanto à função renal e à mortalidade, tornando necessários maiores pesquisas sobre a segurança desse fármaco.[2]

Agentes inotrópicos

Por melhorarem a contratilidade miocárdica, os inotrópicos devem ser administrados apenas a pacientes com baixo débito cardíaco ou baixa pressão arterial sistólica na presença de sinais de hipoperfusão ou congestão. Além disso, o uso precoce, assim como a interrupção logo após a restauração da perfusão e/ou diminuição da congestão, está indicado, visto que eles aumentam os níveis intracelulares de cálcio, podendo causar efeitos adversos, como maior consumo de oxigênio miocárdico, arritmias e maior mortalidade a longo prazo.[6] Atualmente, existem três classes de agentes inotrópicos: agonistas beta-adrenérgicos, inibidores da fosfodiesterase III e sensibilizadores do cálcio.

Agonistas beta-adrenérgicos

Agentes agonistas beta-adrenérgicos (dopamina, dobutamina, noradrenalina, isoproterenol e adrenalina) são capazes de estimular receptores beta presentes no coração, aumentando os níveis de AMP-c, o qual produz o sinal para aumento do cálcio intracelular e consequente efeito inotrópico positivo.[1] A dopamina e a noradrenalina estão indicadas em quadros de hipotensão grave, sendo utilizadas de modo cuidadoso, pois estudo prévio[7] mostrou que a dopamina está associada a aumento da frequência cardíaca, do consumo de oxigênio pelo miocárdio, de isquemia miocárdica e de arritmias ventriculares. Apesar de alguns autores contraindicarem o uso disseminado da dobutamina por não haver estudos que comprovem a segurança a longo prazo, esse fármaco está recomendado em casos de IC descompensada com hipotensão ou choque cardiogênico, sendo, muitas vezes, necessária a associação com dopamina ou noradrenalina.[2] A dopamina pode ser empregada em doses de 2 a 20μg/kg/min, enquanto a dobutamina é iniciada com dose de 5μg/kg/min, podendo ser aumentada para 20µg/kg/min. Em pacientes previamente betabloqueados, a dose necessária pode ser maior.

Inibidores da fosfodiesterase III

Atuam no aumento da concentração intracelular do cálcio mediante a inibição da degradação do AMPc, ocasionando efeito inotrópico positivo, além de promoverem vasodilatação periférica por meio de sua ação no GMP-c e produção de óxido nítrico (NO). O uso de milrinona, principal fármaco dessa classe, foi praticamente abandonado após o estudo OPTIME-CHF, que mostrou aumento significativo na mortalidade a médio prazo. Atualmente, estuda-se o uso dos inibidores da fosfodiesterase em pacientes betabloqueados, visto que não competem pelos receptores beta como os agonistas beta-adrenérgicos.[6]

Sensibilizadores do cálcio

Essa nova classe de inotrópicos promove efeito hemodinâmico e aumento da contratilidade miocárdica, comparável a um inotrópico beta-agonista ou inibidor da fosfodiesterase, além de ter ação vasodilatadora por meio da ativação de canais de potássio dependentes de ATP na parede arterial.[1] O mecanismo de ação da levosimendana e da pimobendana, representantes dessa classe, é peculiar, visto que agem de maneira mista, aumentando a sensibilidade da troponina C ao cálcio, assim como inibem a fosfodiesterase III. Isso contribui para que não haja aumento do tempo de contração, o que ocorreria se houvesse somente o efeito de sensibilização e prejudicaria a função diastólica.[5] Alguns estudos tentaram comprovar a eficácia da levosimendana no tratamento da IC. No estudo REVIVE II, a levosimendana foi comparada a placebo em pacientes refratários à terapia diurética, mostrando melhora sintomática, diminuição no tempo de internação hospitalar e maior frequência de arritmias e hipotensão no grupo levosimendana. Já no estudo LIDO, a levosimendana apresentou melhor resposta hemodinâmica que a dobutamina apenas em pacientes betabloqueados; nos demais pacientes, a resposta foi semelhante. Nesses estudos, dois benefícios mostraram-se importantes: o primeiro foi a maior duração da resposta hemodinâmica e clínica da levosimendana, devido a um metabólito com meia-vida de eliminação de 70 a 80 horas, o que seria uma vantagem na administração ambulatorial, mas não na emergência, onde são necessárias respostas rápidas e de pouca duração; o segundo é a possibilidade de uma opção terapêutica aos betabloqueados. Entretanto, no estudo SURVIVE, quando comparada à dobutamina, a levosimendana não mostrou benefício em relação à sobrevida em 31 e 180 dias, sendo equivalente entre ambos. Nesse contexto, há necessidade de maiores estudos sobre esse grupo farmacêutico.[5]

Inibidores da enzima conversora da angiotensina II (IECA)

As ações resultantes da diminuição da formação de angiotensina II e do acúmulo de bradicinina são extremamente importantes na IC. Entre essas, incluem-se a vasodilatação e a redução da concentração de sódio via diminuição da aldosterona, as quais proporcionam redução da pressão capilar pulmonar, levando à queda na pré-carga, na pressão arterial sistêmica e, consequentemente, na pós-carga.

Estudos comprovaram a eficácia dos IECA na morbimortalidade da IC. Sabe-se, portanto, que esses fármacos não devem ser suspensos em períodos de descompensação, exceto se houver hiperpotassemia, diminuição da função renal ou hipotensão refratária.[1,3]

A dose inicial deve ser baixa e ajustada gradualmente conforme a função renal, a pressão arterial e os níveis de potássio.[2] A partir desses parâmetros, foram estabelecidas contraindicações para o uso de IECA: potássio sérico > 5,5mEq/L, estenose de artéria renal bilateral, história de angioedema documentado com uso prévio de IECA, hipotensão arterial sistêmica sintomática e estenose aórtica grave. Além disso, cabe atenção em pacientes com creatinina sérica > 2,5mg/dL ou pressão arterial sistólica persistente inferior a 80mmHg. Efeitos adversos encontrados com o uso de IECA consistem em tosse e os já citados angioedema, hipotensão e insuficiência renal.[8]

Bloqueadores dos receptores de angiotensina II (BRA)

Mediante o bloqueio dos receptores do subtipo AT1 da angiotensina II, os BRA apresentam os mesmos efeitos do tratamento com os IECA: vasodilatação arterial, diminuição dos níveis de aldosterona e redução da resistência vascular periférica. Entretanto, não agem na degradação da bradicinina, contribuindo para evitar o efeito adverso da tosse, presente com o uso de IECA.

Atualmente, a terapia com BRA está reservada a duas situações: a primeira, quando há intolerância ao uso dos IECA; a segunda é aplicada associada aos IECA, sob rigoroso controle dos níveis séricos de potássio, creatinina sérica e da pressão arterial, em casos descompensados refratários à terapia convencional, visto que o uso isolado de IECA não inibe por completo o sistema renina-angiotensina-aldosterona. Estudos comprovaram que essa associação pode melhorar os sintomas e diminuir o número de reinternações em casos de descompensação.[2]

Betabloqueadores

Pacientes descompensados estão frequentemente em terapia prévia com betabloqueadores. Nesses casos, recomenda-se que não sejam suspensos durante a descompensação, a menos que haja sinal de hipotensão ou choque cardiogênico. Análises retrospectivas de ensaios clínicos indicam que a suspensão ou redução da dose enquanto o paciente está descompensado pode estar associada a maior mortalidade. Em pacientes descompensados pós-infarto agudo do miocárdio, está recomendado o início da terapia com betabloqueadores o mais cedo possível.[2]

Digoxina

A digoxina, um glicosídeo cardíaco, tem seu uso no tratamento da IC descompensada limitado apenas a pacientes com fibrilação atrial com alta resposta. Nos demais, após estabilização clínica, a digoxina pode ser reiniciada de acordo com o tratamento prévio à descompensação.[2]

Morfina

O sulfato de morfina pode ser considerado uma opção terapêutica na IC descompensada em pacientes que apresentam agitação, dispneia, ansiedade e dor no peito.[6] Ela promove vasodilatação arterial e venosa, diminui a ativação do sistema nervoso simpático e reduz a sensação de dispneia. No entanto, pode levar à hipotensão arterial,

Quadro 11.1 ■ Doses de cada classe farmacológica

Classe farmacológica	Dose inicial	Dose-alvo	Dose máxima
Diuréticos			
Diuréticos de alça			
Furosemida Bumetamida	20mg 0,5 a 2mg	– –	240mg 10mg
Tiazídicos			
Hidroclorotiazida Clortalidona Indapamida	25mg 12,5mg 2,5mg	– – –	100mg 50mg 5mg
Antagonista da aldosterona			
Espironolactona	25mg	–	50mg
Betabloquadores			
Bisoprolol Succinato de metoprolol Carvedilol Nebivolol	1,25mg 12,5mg 3,125mg (2× dia) 1,25mg	10mg 200mg 50mg (2× dia) ≥85kg 25 mg (2× dia) ≤85kg 10mg	– – – –
Inotrópicos			
Agonistas beta-adrenérgicos			
Dopamina Dobutamina	2µg/kg/min 5µg/kg/min	– –	20 µg/kg/min 20 µg/kg/min
Inibidores da fosfodiesterase			
Milrinona	50µg/kg/min (ataque) 0,375µg/kg/min (manutenção)	–	0,75 µg/kg/min
Sensibilizadores de cálcio			
Levosimendana	6 a 12µg/kg (em 10 min) 0,05 a 0,1µg/kg/min (por 24h)	–	0,2 µg/kg/min

(*Continua*)

Quadro 11.1 ■ Doses de cada classe farmacológica (*continuação*)

Classe farmacológica	Dose inicial	Dose-alvo	Dose máxima
Inibidores da ECA			
Captopril	6,25mg (3× dia)	50mg (3× dia)	–
Enalapril	2,5mg (2× dia)	10 a 20mg (2× dia)	–
Lisinopril	2,5mg (1× dia)	30 a 35mg (1× dia)	–
Ramipril	2,5mg (1× dia)	5 a 10mg (1× dia)	–
Trandolapril	1mg (1× dia)	4mg (1× dia)	–
Perindopril	2mg (1× dia)	16mg (1× dia)	–
Bloqueadores do receptor de angiotensina II			
Candesartana	8mg (1× dia)	32mg (1× dia)	–
Valsartana	80mg (1× dia)	320mg (1× dia)	–
Losartana	25mg (1× dia)	100mg (1× dia)	–

Adaptado da Referência nº 1.

bradicardia e depressão respiratória.[4] O uso na IC descompensada ainda não está bem definido.

Stenvenson,[9] em seu estudo de 1999, dividiu os pacientes de acordo com o quadro clínico apresentado e estabeleceu uma classificação com o intuito de facilitar o tratamento. Essa classificação baseia-se na congestão e no débito cardíaco, determinando quatro tipos de pacientes: quente e seco (quadro A), quente e úmido (quadro B), frio e úmido (quadro C) e frio e seco (quadro D). Pacientes frios são aqueles que apresentam um índice cardíaco reduzido e baixa perfusão, enquanto pacientes ditos úmidos apresentam pressão capilar elevada e congestão. A Figura 11.1 mostra uma representação dessa classificação.

É importante salientar que a maioria dos pacientes com IC descompensada apresenta-se com congestão (quadro B), enquanto hipoperfusão ou baixo débito ocorre em menos de um terço dos casos.[4]

Em pacientes do quadro B, com extremidades quentes, congestão e sem hipotensão, está indicada, inicialmente, terapia com diuréticos e vasodilatadores intravenosos. Se não houver resposta satisfatória, pode-se

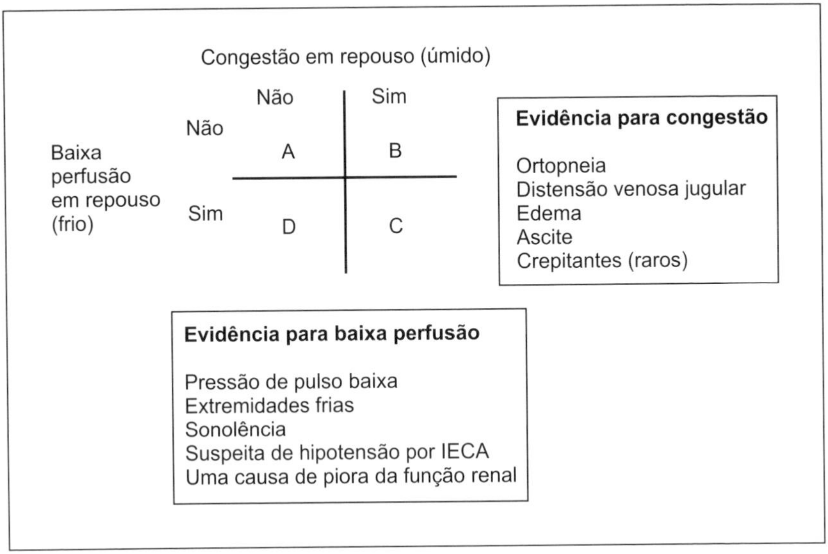

Figura 11.1 ■ Seleção de pacientes e tratamento. (Adaptada da referência 9.)

adicionar levosimendana ao esquema terapêutico. Pacientes do quadro C, com sintomas de baixa perfusão e congestão, necessitam de vasodilatadores intravenosos ou, se possível, levosimendana, associados a diuréticos. Já no quadro D, os pacientes que apresentam sinais de baixa perfusão, mas não estão congestos, devem ser investigados quanto à presença de sinais de hipovolemia e, em caso afirmativo, torna-se necessária a reposição volêmica inicialmente. A seguir, terapia com agentes inotrópicos, como a combinação de dobutamina com dopamina ou noradrenalina, deve ser instituída. Em pacientes betabloqueados, deve-se atentar para o uso de agentes que não agem nos receptores beta, como milrinona e levosimendana.

CONSIDERAÇÕES FINAIS

A terapia da IC sofreu grandes progressos nas últimas décadas, inicialmente com o entendimento de sua fisiopatologia e, posteriormente, a partir dos dados de grandes estudos. Apesar desses avanços, os níveis de evidência e os graus de recomendação dos procedimentos e tratamentos na IC descompensada, incluindo diagnóstico, estratificação de

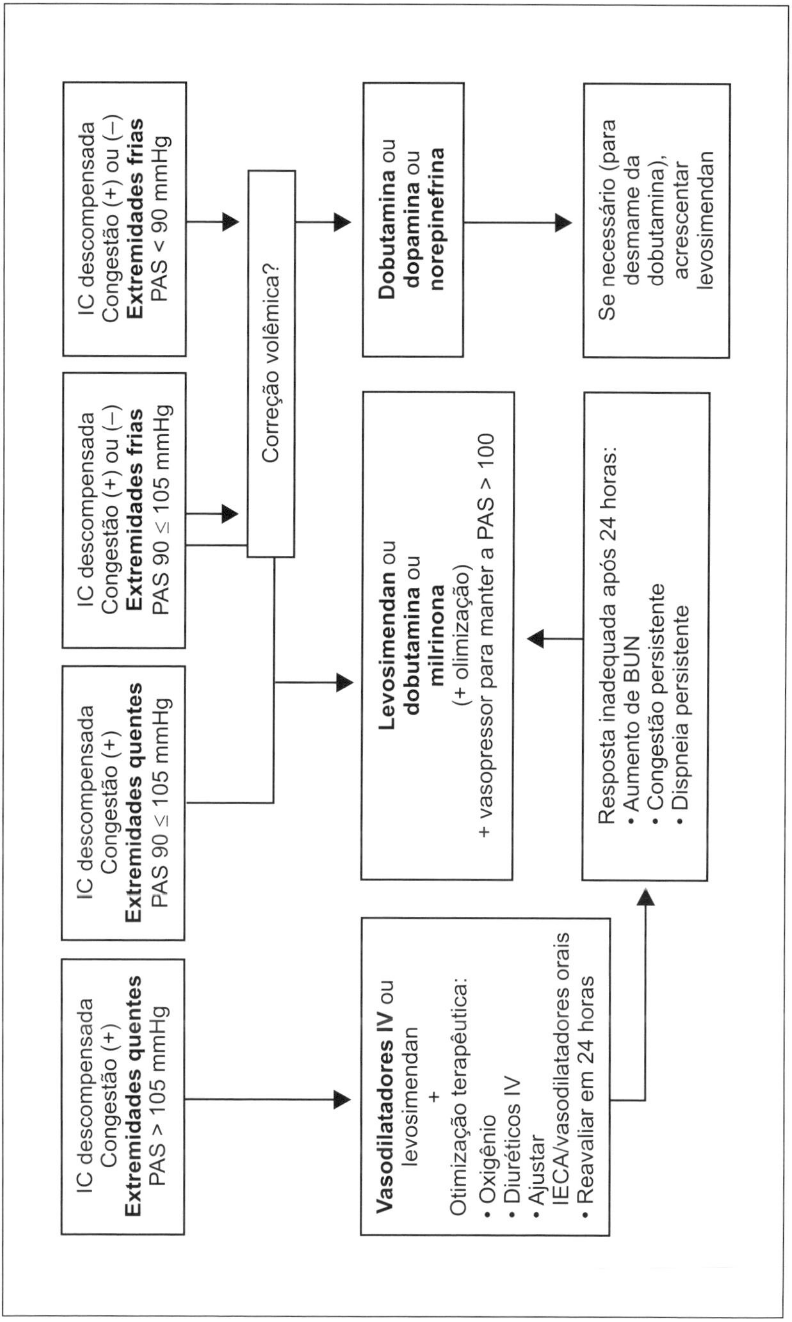

Figura 11.2 ■ Fluxograma para o tratamento da IC descompensada. (Adaptada da referência 2.)

risco, terapia clínica farmacológica, não farmacológica e cirúrgica, ainda apresentam limitações.[1]

Por outro lado, a descompensação da IC representa uma nova fase da doença, visto que leva à hospitalização, promovendo maior mortalidade já no primeiro ano de seguimento, em comparação a pacientes nunca internados. Além disso, a IC aguda por si causa mais hospitalizações, proporcionando cerca de 50% de re-hospitalizações nos primeiros 12 meses após a alta hospitalar.[1]

Logo, o tratamento correto dos pacientes é fundamental para diminuição das hospitalizações, proporcionando, assim, a melhora clínica dos pacientes e a redução nos gastos com essa doença. Nesse contexto, cabe ao médico, por meio das evidências, da relação custo-benefício e da experiência clínica, decidir sobre a terapia mais indicada para seu paciente.

REFERÊNCIAS BIBLIOGRÁFICAS

1. Bocchi EA, Vilas-Boas F, Perrone S et al. II Diretriz Brasileira de Insuficiência Cardíaca Aguda. Arq Bras Cardiol 2009; 93(Suppl. 3): 1-65.
2. Vilas-Boas F, Follath F. Tratamento atual da insuficiência cardíaca descompensada. Arq Bras Cardiol 2006; 87:1-9.
3. Bocchi EA, Vilas-Boas F, Perrone S et al. I Diretriz Latino-Americana para Avaliação e Conduta na Insuficiência Cardíaca Descompensada. Arq Bras Cardiol 2005; 85(Suppl. III):8-13.
4. Pavanello R, Bacal F. Tratamento da insuficiência cardíaca aguda descompensada. In: Serrano Jr. CV, Timerman A, Stefanini E. Tratado de cardiologia SOCESP. 2. ed. Barueri: Manole, 2009:1055-64.
5. Teerlink JR. Diagnosis and managment of acute heart failure. In: Braunwald E, Zipes DP, Libby P, Bonow RO, Mann DL. Heart disease: a textbook of cardiovascular medicine. 8. ed. United States of America: W.B. Saunders, 2008:583-610.
6. Dickstein K, Cohen-Solal A, Filippatos G et al. ESC Guidelines for the diagnosis and treatment of acute and chronic heart failure 2008: the Task Force for the Diagnosis and Treatment of Acute and Chronic Heart Failure 2008 of the European Society of Cardiology. Developed in collaboration with the Heart Failure Association of the ESC (HFA) and endorsed by the European Society of Intensive Care Medicine (ESICM). Eur Heart J 2008; 29:2388-442.
7. Van de Borne P, Oren R, Somers VK. Dopamine depresses minute ventilation in patients with heart failure. Circulation 1998: 98:126-31.
8. Bocchi EA, Vilas-Boas F, Perrone S et al. III Diretriz Brasileira de Insuficiência Cardíaca Crônica. Arq Bras Cardiol 2009; 93(Suppl.1):1-71.
9. Stevenson LW. Tailored therapy to hemodynamic goals for advanced heart failure. Eur J Heart Fail 1999; 1(3):251-7.

Capítulo 12

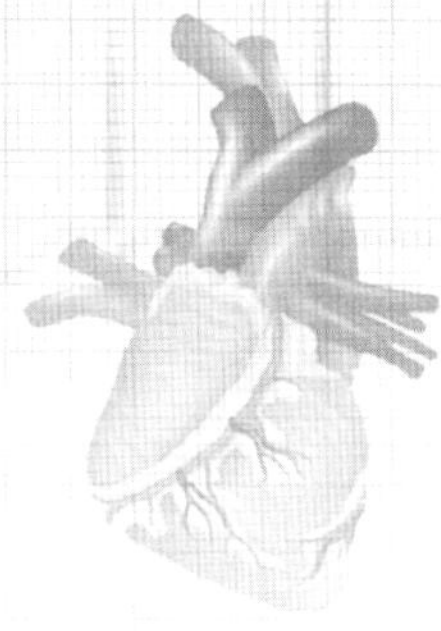

Insuficiência Cardíaca Refratária

Antônio Carlos Pereira Barretto
Marcelo Villaça Lima

INTRODUÇÃO

Insuficiência cardíaca (IC) refratária é definida segundo as diretrizes latino-americanas como a situação clínica na qual pacientes com diagnóstico prévio de IC se apresentam com quadro de baixo débito e/ou congestão sistêmica e/ou limitação funcional persistente, refratário ao melhor tratamento possível.[1]

Entretanto, na prática clínica, torna-se difícil diferenciar o paciente crônico descompensado daquele refratário. Muitas das condutas são iguais, entretanto, ao definir-se refratariedade ao tratamento convencional devem-se instituir medidas adicionais ao tratamento que, muitas vezes, são baseadas em experiência, com pouca evidência.

Os pacientes refratários ao tratamento apresentam-se, em geral, em baixo débito contínuo, com internação prolongada e em uso de inotrópico intravenoso e vasodilatadores em doses máximas permitidas ou toleradas.

Este capítulo apresentará situações e condutas que devem ser consideradas diante do paciente já tratado convencionalmente. Muitas dessas condutas são baseadas em pequenos estudos e não estão presentes nas diretrizes, já que não há evidência e estudos randomizados para essa situação clínica.

INIBIDORES DA ENZIMA CONVERSORA DA ANGIOTENSINA II (IECA) + ÁCIDO ACETILSALICÍLICO (AAS)[2-5]

O uso de AAS em pacientes com IC é controverso. Acredita-se que haja interação direta entre a administração concomitante de IECA e AAS, principalmente mediante o mecanismo de inibição da síntese das prostaglandinas, vasodilatadores potentes que são fundamentais para a compensação da IC na fase avançada.

Na IC refratária, talvez essa interação seja o diferencial entre a compensação e a manutenção do quadro clínico instável.

Vários estudos foram publicados com o intuito de elucidação dessa questão. Alguns deles demonstraram influência direta do AAS na inibição da vasodilatação sistêmica, pulmonar e renal promovida pelos IECA.

No estudo CONSENSUS II foram incluídos 6.090 pacientes pós-infarto agudo do miocárdio. Em uma análise retrospectiva, Nguyen e cols. demonstraram que o uso de AAS diminuía o efeito esperado do enalapril. Hall e cols. demonstraram o mesmo efeito com a administração de 325mg de AAS a pacientes com IC.

O estudo mais interessante foi realizado no Brasil por Da Luz e cols. Foram estudados prospectivamente 40 pacientes com IC refratária que não estavam em uso de AAS ou em uso de quaisquer anti-inflamatórios por um período de 15 dias.

Esses pacientes foram submetidos à passagem do cateter de artéria pulmonar (Swan-Ganz) e avaliados por 6 dias consecutivos. Além das medidas hemodinâmicas pelo cateter, foram comparadas as dosagens de prostaglandina E2 e prostaciclina I2 a cada 8 horas por 4 dias, após estabilização do paciente nas primeiras 48 horas. No terceiro dia foi feita a randomização em quatro grupos: G1 – captopril (150mg/dia); G2 – AAS (300mg/dia no primeiro dia e 100mg/dia após); G3 – captopril (150mg/dia) + AAS (300mg/dia no segundo dia e 100mg/dia após); G4 – AAS (300mg/dia no primeiro dia e 100mg após) + captopril (150mg/dia a partir do terceiro dia). As Figuras 12.1 e 12.2 apresentam os resultados.

Apesar de tratar-se de um estudo de curta duração, foi demonstrado que realmente ocorre interação entre os IECA e o AAS na fase des-

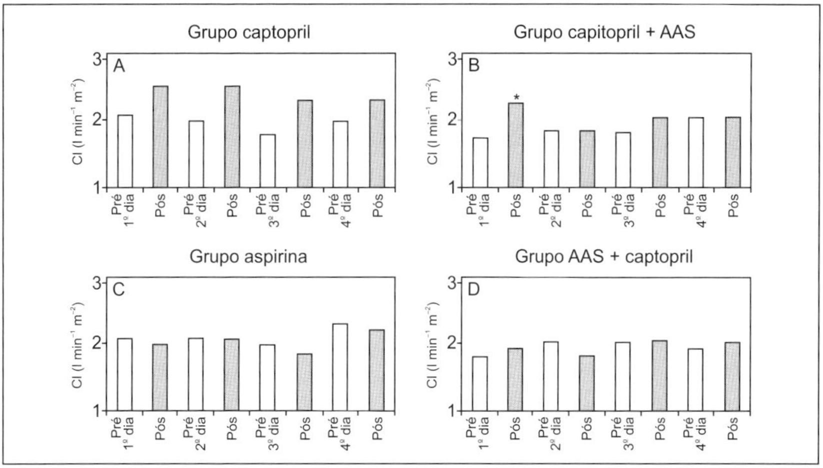

Figura 12.1 ■ Índice cardíaco antes (coluna branca) e 1 hora após (coluna cinza) a administração de captopril (Cap), ácido acetilsalicílico (AAS) ou ambos. O índice cardíaco aumentou significativamente no grupo captopril e no primeiro dia de tratamento no grupo captopril + AAS ($P < 0,0001$). A introdução de AAS no segundo dia no grupo captopril + AAS inibiu o aumento do IC. No grupo AAS, o IC permaneceu inalterado.

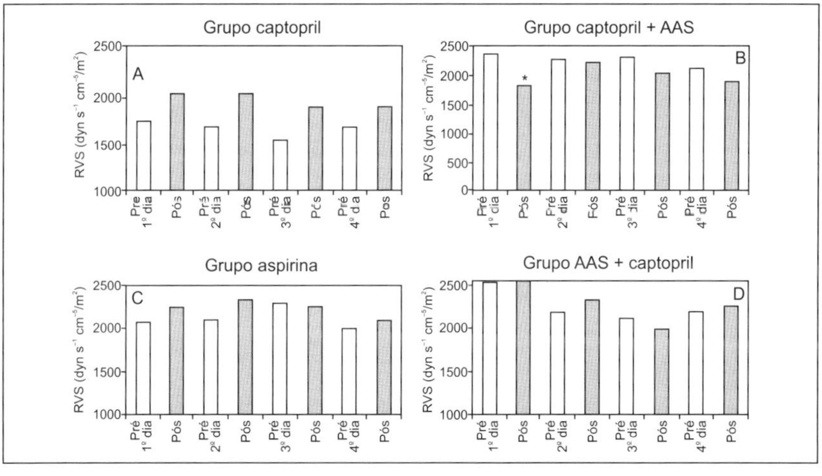

Figura 12.2 ■ Resistência vascular sistêmica (RVS) antes (coluna branca) e 1 hora após (coluna cinza) a administração de captopril (Cap), ácido acetilsalicílico (AAS) ou ambos. A RVS diminuiu significativamente no grupo captopril e no primeiro dia de tratamento no grupo captopril + AAS ($P < 0,0001$); entretanto, aumentou com a introdução de AAS no segundo dia neste grupo. A RVS manteve-se inalterada no grupo AAS e no grupo AAS + captopril.

compensada da IC. Não há evidência suficiente para a recomendação da suspensão do AAS diante da IC refratária. Entretanto, essa medida pode ser utilizada em casos em que o efeito vasodilatador do IECA não esteja sendo alcançado.

INIBIDORES DA ENZIMA CONVERSORA DA ANGIOTENSINA II (IECA) + BLOQUEADORES DOS RECEPTORES DA ANGIOTENSINA II (BRA)[6-8]

O uso dos IECA para pacientes com IC refratária está bem estabelecido. Entretanto, existem evidências sobre a produção de angiotensina II por vias acessórias não relacionadas com a enzima de conversão.

Roig e cols. estudaram 70 pacientes com IC em uso de doses máximas de captopril ou enalapril e encontraram em 50% desses pacientes taxas plasmáticas elevadas de angiotensina II. Encontraram também correlação entre o nível sérico de angiotensina e o prognóstico.

Sendo assim, parece razoável a adição de um BRA ao efeito vasodilatador do IECA. Sabe-se que os IECA, além da ação direta sobre a angiotensina II, inibem a inativação da bradicinina e que os BRA, além do bloqueio dos receptores AT1, estimulam a produção da bradicinina através dos receptores AT2 não bloqueados.

Entre os estudos para essa avaliação, três se destacam: CHARM-added (Candesartan in Heart Failure: Assessment of Reduction in Mortality and Morbidity), VALIANT (Valsartan in Acute Myocardial Infarction Trial) e VAL-HeFT (Valsartan Heart Failure Trial).

O estudo CHARM-added foi o único a demonstrar diminuição de mortalidade (redução de risco absoluto de 3,6%) e hospitalização (redução de risco absoluto de 4%). Os outros dois não demonstraram benefício adicional.

Com relação à fase avançada da IC, Ochiai e cols. conduziram um estudo caso-controle com 24 pacientes descompensados (fração de ejeção do ventrículo esquerdo [FEVE] < 0,45), refratários ao tratamento convencional, em uso de dobutamina há 15 dias. Todos já estavam com doses otimizadas de IECA. Doze pacientes receberam adicionalmente BRA (losartana potássica), e o desfecho do estudo foi a retirada ou não do medicamento vasoativo.

O sucesso na retirada da dobutamina ocorreu em oito pacientes do grupo BRA (67,7%) e em dois no grupo-controle (16,7%), com *odds ratio* de 10 e $p = 0,02$.

Apesar do número reduzido de pacientes, a associação IECA + BRA na IC com baixo débito demonstrou ser mais uma opção para o tratamento clínico do paciente refratário. Deve-se ressaltar a importância do controle laboratorial adequado, com função renal e potássio diário.

INIBIDORES DA ENZIMA CONVERSORA DA ANGIOTENSINA II (IECA) + BLOQUEADOR DO RECEPTOR DA ALDOSTERONA (ALDACTONA)[9]

O valor da espironolactona no tratamento da IC compensada está estabelecido. Ao contrário, não há dados avaliando seu papel durante a descompensação cardíaca.

A literatura vem mostrando que pacientes tratados com IECA e espironolactona apresentam maior incidência de hiperpotassemia. É possível, entretanto, que a hiperpotassemia ocorra com maior frequência na fase descompensada e nos pacientes refratários, devido à piora da função renal, ao baixo débito cardíaco ou ao efeito de medicações.

No momento da descompensação, os vasodilatadores orais são mais importantes do que o bloqueador do receptor de aldosterona, entretanto são muitas vezes difíceis de serem mantidos. Quando ocorre hiperpotassemia, IECA, BRA e espironolactona são suspensos até que se normalize o potássio sérico, interrompendo o processo de compensação do paciente.

Na IC refratária, diferentemente da fase estável, a prioridade é a melhora dos sintomas, decorrente da melhora hemodinâmica. Não há comprovação de melhora hemodinâmica aguda com a espironolactona.

Cruz e cols. realizaram um estudo com 100 pacientes com IC descompensada em uso de IECA. Consideraram como hiperpotassemia $K > 5,5 mEq/L$. Os pacientes foram divididos em dois grupos, conforme o uso ou não da espironolactona. A incidência de hiperpotassemia foi de 32% no grupo espironolactona e 2% no controle, com *odds ratio* de 24,2 (IC 95% 3,1 a 191,6).

Lima e cols. selecionaram 186 pacientes internados com IC descompensada. Os pacientes foram divididos em dois grupos: grupo C (controle – sem espironolactona) e grupo E (em uso de espironolactona). O tempo médio de hospitalização dos pacientes foi de 23,65 dias. Durante o seguimento ocorreram nove óbitos, três no grupo E e seis no grupo C, sem diferença estatística entre os grupos. A hiperpotassemia foi registrada em 7,69% dos pacientes, sendo duas vezes maior no grupo E (10,7% *vs.* 5,4%), p = 0,862. A incidência de hiperpotassemia e a necessidade do uso de poliestireno de cálcio foram maiores no grupo em que a espironolactona foi mantida na prescrição durante a internação.

Nesse estudo, os pacientes que apresentaram piora da função renal durante a internação (ureia > 60,5mg/dL) tiveram maior probabilidade de desenvolver hiperpotassemia – RR de 9,6 (IC 95% 8,03 a 11,20) para o aumento de K > 6mEq/dL, em relação aos pacientes com ureia inferior a esse valor (p = 0,005).

Consequentemente, propõe-se a suspensão da espironolactona por alguns dias no paciente com IC refratária. Essa conduta pode evitar a suspensão de fármacos importantes para a compensação do paciente na fase aguda. A espironolactona deve ser prescrita após a estabilização do paciente.

NITRATO + HIDRALAZINA[10-14]

Na IC, o aumento da resistência periférica é o principal elemento fisiopatológico responsável pela progressão da disfunção ventricular e da alta mortalidade. Os estudos que empregam vasodilatadores na otimização do tratamento demonstraram melhora na evolução dos pacientes.

O estudo V-HeFT documentou que fármacos vasodilatadores de ação prolongada modificavam a história natural da IC. No entanto, o estudo mostrou que essa redução não ocorria com todos os vasodilatadores. A redução foi observada com os nitratos associados à hidralazina.

O uso concomitante de hidralazina com o nitrato impede o desenvolvimento da tolerância ao nitrato e promove a manutenção do efeito vasodilatador.

Na análise do efeito hemodinâmico do nitrato observa-se um efeito vasodilatador nas primeiras horas que vai se reduzindo, praticamente desaparecendo em 24 horas. Com a prescrição concomitante de hidralazina, observa-se o desaparecimento da tolerância. Desde essa documentação, a associação de nitrato e hidralazina passou a ser pesquisada no tratamento da IC e o estudo V-HeFT I documentou a redução de mortalidade.

O estudo V-HeFT II comparou a eficácia da associação de nitrato e hidralazina associada ao enalapril, fármaco que promoveu redução de mortalidade no estudo CONSENSUS.

A documentação de que o enalapril promovia redução mais expressiva da mortalidade do que a associação de nitrato e hidralazina tornou os IECA os vasodilatadores de escolha para o tratamento da IC.

Entretanto, a análise mais cuidadosa dos resultados dos estudos V-HeFT I e II mostrou que a associação de nitrato e hidralazina promoveu aumento mais expressivo da fração de ejeção do que o enalapril, sugerindo diferenças no modo de ação e permitindo supor que os dois poderiam ser empregados em adição, possivelmente promovendo resultados mais intensos do que o uso isolado de cada esquema. Isso foi posteriormente pesquisado no estudo A-HeFT e em estudos menores, documentando que o uso concomitante dos dois esquemas promove melhora ainda mais acentuada da evolução do que os esquemas terapêuticos separados.

A associação de nitrato e hidralazina tem também grande indicação nos casos em que durante o tratamento da IC ocorre piora da função renal. A função renal deteriorada poderá impedir a prescrição dos IECA, BRA e bloqueadores da renina e da aldosterona. Nessa circunstância, a associação de nitrato e hidralazina torna-se a única opção de tratamento vasodilatador, de importância inquestionável para o tratamento da IC. A disfunção renal transitória ou definitiva é um achado frequente nos pacientes refratários.

INOTRÓPICOS NA SÍNDROME CARDIORRENAL[15-18]

Os inotrópicos são fármacos de grande utilidade no tratamento da IC e são especialmente empregados em pacientes com sintomas e sinais de baixo débito cardíaco.

Com o inotrópico ocorrem aumento do débito cardíaco e melhora da perfusão tecidual, e com isso estabilizam-se fatores com elas relacionados, como é o caso da disfunção renal. Diferentes estudos clínicos comprovaram a melhora da função renal com o uso de inotrópico.

Na IC refratária, a disfunção renal é muito frequente e, na maioria dos casos, relacionada ao baixo débito cardíaco.

Nos pacientes hospitalizados que durante o tratamento apresentam piora significativa da função renal, o uso de inotrópicos pode promover pronta melhora nos níveis de ureia e creatinina. A suspensão ou diminuição da dose, quando não bem indicada, pode promover nova piora da função renal. Assim, a otimização dos vasodilatadores durante o suporte inotrópico torna possível sua retirada sem piora da função renal.

Desse modo, o uso de inotrópicos para os casos refratários que apresentam piora da função renal pode ser indicado. A piora da função renal pode ser um dos primeiros sinais de baixo débito ou de piora da função cardíaca ante o paciente descompensado e sua identificação pode mudar o prognóstico intra-hospitalar.

TERMOTERAPIA[19-22]

Recentemente, novas modalidades de intervenções não farmacológicas têm sido relatadas, entre as quais a vasodilatação térmica. Tei e cols. avaliaram 34 pacientes com IC: 19 em classe funcional III e 13 em classe funcional IV – NYHA, monitorados antes, durante e após 15 minutos de sauna seca a 60°C. Durante a sessão observou-se aumento significativo do VO_2 em 20% e da frequência cardíaca em 25% (de 77 para 97bpm); a pressão arterial sistólica não se alterou, mas houve redução tanto da pressão arterial diastólica (de 78 para 70mmHg) como da resistência vascular sistêmica ($p < 0,001$). Assim, em pacientes com IC crônica, a sessão de sauna reduziu a pré-carga e a pós-carga e aumentou o débito e o índice cardíaco, principalmente em virtude da redução da resistência vascular sistêmica. Além disso, foi observado que a vasodilatação através do calor proporcionava melhora dos sintomas clínicos e do bem-estar.

Miyamoto e cols. incluíram 15 pacientes hospitalizados por IC nas classes funcionais II e III da NYHA com estabilidade clínica e tratamento convencional otimizado. Foram realizadas sessões de sauna por 4 semanas e 13 dos 15 pacientes apresentaram melhora dos sintomas, traduzida por queda na pressão arterial sistólica sem alteração da frequência cardíaca e aumento da tolerância aos exercícios, avaliado pelo teste de caminhada de 6 minutos (de 338 ± 110 para 448 ± 118 metros percorridos). Constataram, também, aumento da fração de ejeção do ventrículo esquerdo com a intervenção (de 30 ± 11 para 34 ± 11). Além disso, houve redução da adrenalina plasmática (de 40 ± 42 para 21 ± 23), mostrando o benefício da vasodilatação térmica na inibição do sistema simpático.

Kyhara e cols. estudaram 24 pacientes com IC classes funcionais III e IV da NYHA, submetidos a sessões de sauna seca a 60°C por 15 minutos e depois deitados no leito cobertos por 30 minutos, diariamente, por 2 semanas. Havia um grupo-controle que recebia somente a terapia padrão e era mantido em leitos com temperatura de 24°C por 45 minutos. Usando ultrassonografia de alta resolução, o diâmetro da artéria braquial em repouso foi medido nos dois grupos, durante a sessão de sauna e após a administração de nitroglicerina sublingual no grupo-controle. Verificaram-se, após 2 semanas, aumento do diâmetro da artéria braquial e queda dos níveis de BNP no grupo tratado com calor.

Portanto, as evidências indicam a capacidade de vasodilatação adicional através do calor na IC. Particularmente na fase descompensada e na IC refratária, quando ocorre grande ativação neuro-hormonal e, consequentemente, vasoconstrição periférica intensa, o uso do calor como vasodilatador pode ser útil.

Lima e cols. propuseram o uso do calor por meio de um dispositivo infravermelho portátil (Figura 12.3) para o manejo da IC descompensada com monitorização hemodinâmica pelo cateter de Swan-Ganz.

Foram selecionados pacientes com IC refratária em uso de suporte inotrópico intravenoso há pelo menos 5 dias e em uso de um ou mais fármacos vasodilatadores orais. Os pacientes foram divididos em dois grupos (T = intervenção e C = controle). O grupo T foi tratado com o dispositivo portátil até ser alcançada a temperatura de 50°C durante 40 minutos. As medidas hemodinâmicas foram aferidas imediatamente

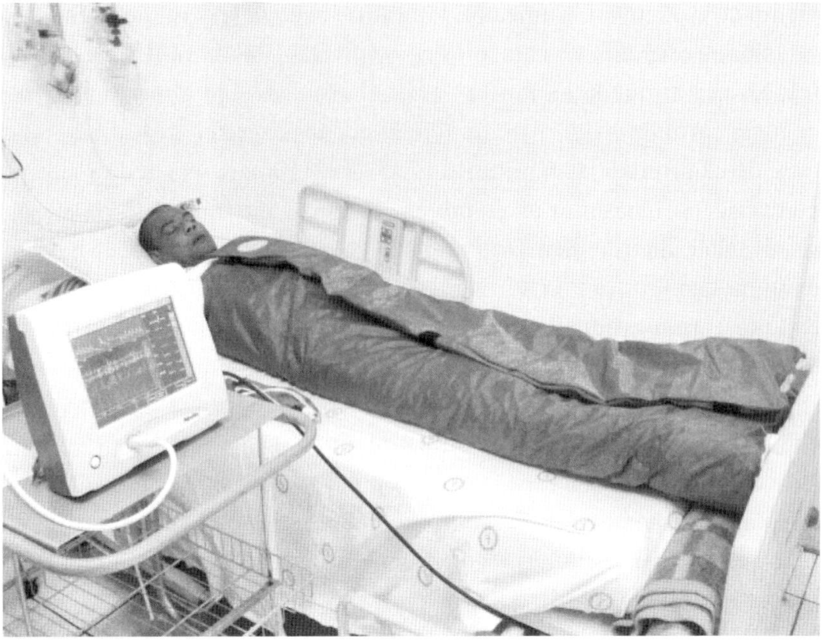

Figura 12.3 ■ Termoterapia (dispositivo infravermelho portátil).

antes da terapia e logo após a sessão de calor pelo método de termodiluição (Swan-Ganz). Dos 13 pacientes estudados, nove foram submetidos ao calor e quatro receberam a terapia convencional. O índice cardíaco aumentou 18,8% ($p = 0{,}074$) e a resistência vascular sistêmica diminuiu 22,2% ($p < 0{,}001$) no grupo intervenção.

Assim sendo, o uso da termoterapia para pacientes compensados já é uma realidade e, para os pacientes refratários ao tratamento, é uma terapia promissora. Mais estudos devem ser realizados para sua recomendação e, no momento, deve ser reservada para caráter de pesquisa.

ALISQUIRENO[23,24]

Indicado e bem estudado no tratamento da hipertensão arterial sistêmica, esse fármaco é um inibidor direto da renina e age na via do sistema renina-angiotensina-aldosterona com teórica vantagem por bloquear o angiotensinogênio logo no início da cascata, reduzindo a síntese dos substratos subsequentes. Como os BRA, pode ser uma alternativa aos IECA ou, até mesmo, podem ser utilizados em associação, principalmente na IC refratária.

Com o uso dos BRA e IECA, ocorre uma indução compensatória da produção da renina *(feedback* positivo), reativando a cascata. O alisquireno poderia compensar esse efeito, além de inibir as vias secundárias da produção de angiotensinogênio II, como a via da catepsina D e a bradicinina.

O principal estudo com alisquireno na IC é o ALOFT. Foram estudados 302 pacientes, 62% em classe funcional II, FEVE média de 31% e pressão arterial sistólica de 129mmHg, em uso de IECA ou BRA e betabloqueador, que foram divididos em dois grupos: o primeiro recebeu alisquireno 150mg/dia e o segundo placebo, por 12 semanas. O estudo tinha o poder de 89% para detectar uma redução de 25% do pró-BNP NT no grupo intervenção. No fim do estudo, não houve diferença estatística entre os grupos em relação a sintomas, FEVE ou outras medidas ecocardiográficas. Houve redução significativamente estatística do pró-BNP NT e no valor da renina plasmática.

Esse estudo trouxe informações sobre a segurança do uso do alisquireno na IC compensada. Entretanto, não existem estudos randomizados sobre seu uso na IC refratária.

Brancalhão e cols. estudaram, no Instituto do Coração da FMUSP, 10 pacientes com IC descompensada em uso de IECA em vigência de dobutamina, FEVE média de 21,4%, sem sinais de disfunção renal (Cr < 2mg/dL e K < 5,5mEq/L) e com pressão arterial sistólica acima de 80mmHg. Esses pacientes foram divididos em dois grupos: o primeiro recebeu alisquireno 150mg e o segundo placebo por 7 dias. Foram feitas as medidas hemodinâmicas através do cateter de Swan-Ganz no primeiro e último dias. Observou-se que a pressão capilar pulmonar e a resistência vascular sistêmica diminuíram significativamente no grupo intervenção após 7 dias (Figuras 12.4 e 12.5).

Concluindo, o alisquireno reduziu a resistência vascular periférica e a pressão capilar pulmonar em pacientes com IC descompensada considerados refratários ao tratamento convencional.

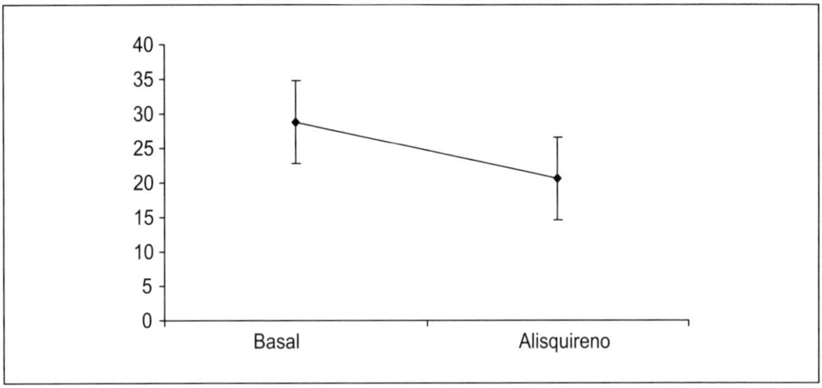

Figura 12.4 ■ Redução da pressão capilar pulmonar.

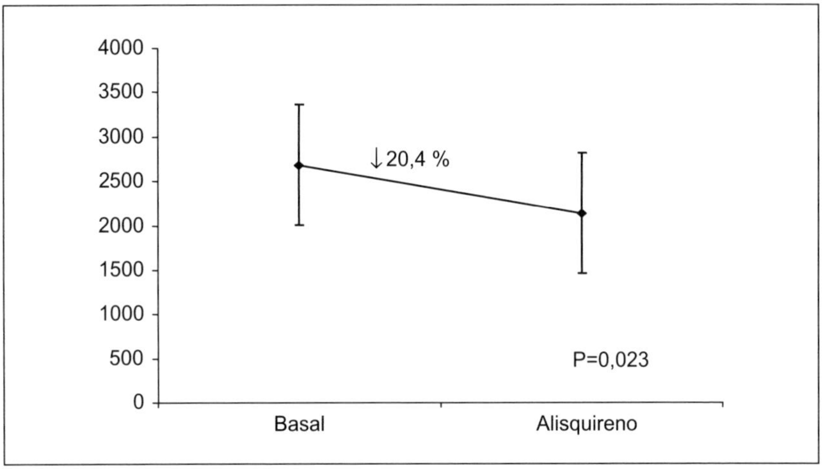

Figura 12.5 ■ Redução da resistência vascular sistêmica.

Essa medida pode ser útil para o tratamento da IC refratária; entretanto, ainda não há estudos randomizados que confirmem esse benefício.

CONSIDERAÇÕES FINAIS

O tratamento da IC refratária ainda é controverso. Condutas específicas baseadas em pequenos estudos ou na experiência do médico especialista se fazem necessárias e podem mudar o tratamento e o prognóstico do paciente na fase hospitalar. Ainda não há evidência suficiente para que essas condutas sejam incluídas nas diretrizes.

REFERÊNCIAS BIBLIOGRÁFICAS

1. Bocchi EA, Vilas-Boas F, Perrone S et al. I Diretriz Latino-Americana para Avaliação e Conduta na Insuficiência Cardíaca Descompensada. Arq Bras Cardiol 2005; 85 (Suppl. III):8-13.
2. Guazzi M, Brambilla R, Reina G et al. Aspirin-angiotensin-converting enzyme inhibitor coadministration and mortality in patients with heart failure. Arch Intern Med 2003; 163:1574-9.
3. Meune C, Wahbi K, Fulla Y et al. Effects of aspirin and clopidogrel on plasma brain natriuretic peptide in patients with heart failure receiving ACE inhibitors. Eur J Heart Fail 2007; 197-201.
4. Da Luz PL, Ramires JAF et al. Antagonism of the acute hemodynamic effects of captopril in decompensated congestive heart failure by aspirin administration. Braz J Med Biol Res 2003; 36(6):771-80.
5. Levy PD, Nandyal D, Welch RD et al. Does aspirin use adversely influence intermediate-term postdischarge outcomes for hospitalized patients who are treated with angiotensin-converting enzyme inhibitors or angiotensin receptor blockers? Findings from Organized Program to Facilitate Life-Saving Treatment in Hospitalized Patients with Heart Failure (OPTIMIZE-HF). Am Heart J 2010; 159:222-30.
6. Van Veldhuisen DJ, Voors AA. Blockade of the renin angiotensin system in heart failure: the potential place of angiotensin II receptor blockers. Eur Heart J 2000; 21:14-6.
7. Juhlin T, Erhardt LR, Ottsson H et al. Treatments with losartan or enalapril are equally sensitive to deterioration in renal function from cyclooxygenase inhibition. Eur J Heart Fail 2007; 191-6.
8. Messerli FH, Yuzefpolskaya M. Is an ACE inhibitor plus an ARB more effective than either drug alone? Clev Clin J Med 2009; 76:693-6.
9. Lima MV, Ochiai ME, Pereira-Barretto AC et al. Hiperpotassemia na vigência de espironolactona em pacientes com insuficiência cardíaca descompensada. Arq Bras Cardiol 2008; 91(3):194-9.
10. Elkayan U, Bitar F. Effects of nitrates and hydralazine in heart failure: clinical evidence before the African American heart failure trial. Am J Cardiol 2005; 96 (Suppl. i):37i-43i.
11. Gogia H, Mehra A, Parikh S et al. Prevention of tolerance to hemodynamic effects of nitrates with concomitant use of hydralazine in patients with chronic heart failure. J Am Coll Cardiol 1995; 26:1575-80.
12. Cohn JN, Johnson G, Ziesche S et al. A comparison of enalapril with hydralazine-isosorbide dinitrate in the treatment of chronic congestive heart failure. N Engl J Med 1991; 325:303-10.

13. The CONSENSUS Trial Study Group. Effect of enalapril on mortality in severe congestive heart failure: results of the Cooperative North Scandinavian Enalapril Survival Study (CONSENSUS). N Engl J Med 1987; 316:1429-35.

14. Taylor AL, Ziesche S, Yancy C et al. Combination of isosorbide dinitrate and hydralazine in blacks with heart failure. N Engl J Med 2004; 35:2049-57.

15. Bocchi EA, Vilas-Boas F, Perrone S et al. III Diretriz Brasileira de Insuficiência Cardíaca Crônica. Arq Bras Cardiol 2009; 93(Suppl..1):1-71.

16. Bocchi EA, Vilas-Boas F, Perrone S et al. II Diretriz Brasileira de Insuficiência Cardíaca Aguda. Arq Bras Cardiol 2009; 93 (Suppl. 3):1-65.

17. Follath F, Cleland JG, Just H et al. Efficacy and safety of intravenous levosimendan compared with dobutamine in severe low-output heart failure (the LIDO study): a randomised double-blind trial. Lancet 2002; 360(9328):196-202.

18. Zemljic G, Bunc M, Yazdanbakhsh AP et al. Levosimendan improves renal function in patients with advanced chronic heart failure awaiting cardiac transplantation. J Cardiac Fail. 2007; 13:417-21.

19. Tei C, Horikiri Y, Park JC et al. Acute hemodynamic improvement by thermal vasodilation in congestive heart failure. Circulation 1995; 91:2582-90.

20. Miyamoto H, Kai H, Nakaura H, et al. Safety and efficacy of repeated sauna bathing in patients with chronic systolic heart failure: a preliminary report. J Card Fail 2005; 11(6):432-6.

21. Kihara T, Miyata M, Fukudome T et al. Waon therapy improves the prognosis of patients with chronic heart failure. J Cardiol 2009; 53:214-8.

22. Lima MV, Ochiai ME, Pereira-Barretto AC et al. Thermal vasodilation by portable device in decompensated severe heart failure with inotropic support. J Card Fail 2008; 14:S115.

23. McMurray JJV, Pit B et al. Effects of the oral direct renin inhibitor aliskiren in patients with symptomatic heart failure. Circ Heart Fail 2008; 1:17-24.

24. Brancalhao ECO, Ochiai ME, Lima MV et al. Melhora hemodinâmica com uso de alisquireno dos pacientes com insuficiência cardíaca descompensada. Rev Soc Cardiol Est S Paulo 2010; 20:33.

Capítulo 13

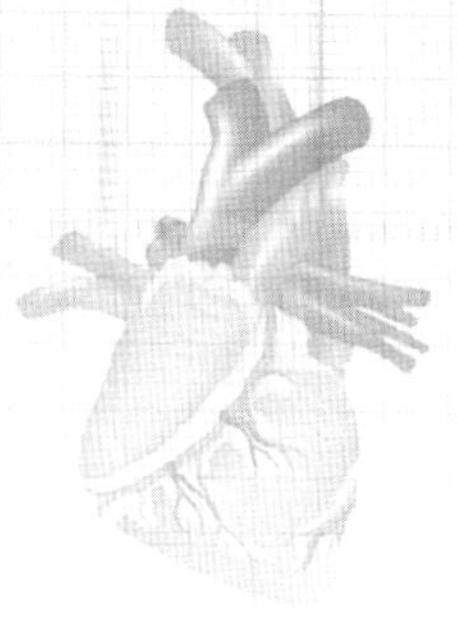

Tratamento Cirúrgico da Insuficiência Cardíaca

Renato Abdala Karam Kalil
Fernando Pivatto Júnior

INTRODUÇÃO

Apesar de melhorias na função ventricular e nos desfechos a longo prazo apresentados pelo tratamento farmacológico da insuficiência cardíaca (IC), os resultados continuam sendo insuficientes, e a mortalidade permanece elevada. As opções de tratamento cirúrgico para a doença em estágio final são diversas, e novos tipos de tratamento continuam a ser desenvolvidos como alternativas ao transplante. Além disso, procedimentos que eram contraindicados em corações insuficientes estão sendo utilizados para estabilizar ou reverter o remodelamento cardíaco e melhorar a função ventricular.[1]

Embora não exista cura, o padrão-ouro do tratamento cirúrgico para o estágio final da IC ainda é o transplante cardíaco; entretanto, ele não é uma ótima opção de tratamento em razão, principalmente, da falta de doadores. Para os pacientes que conseguem realizá-lo, a expectativa de vida em 1 e 5 anos é de 85% e 68,5%, respectivamente. Apesar do sucesso, o transplante tem sido relegado como um último recurso: uma opção para os pacientes que foram malsucedidos em todas as outras opções terapêuticas disponíveis. Esses fatos, portanto, servem como motivação para a continuidade da busca de alternativas cirúrgicas viáveis para o tratamento da IC em estágio final.[1]

REVASCULARIZAÇÃO MIOCÁRDICA

O conceito de recuperação do miocárdio disfuncionado, porém viável, forma a base fisiopatológica dos benefícios da revascularização.[2] Os pacientes que mais se beneficiam com essa terapia são aqueles que apresentam miocárdio hibernante, expressão utilizada para descrever regiões cardíacas que estão disfuncionadas sob isquemia, mas que mantêm a capacidade de recuperar sua função normal após a restauração do fluxo sanguíneo;[3] esses pacientes com viabilidade mostram uma relação direta entre a gravidade da disfunção ventricular e a magnitude do benefício da revascularização.[1]

Dados de estudos observacionais sugerem que pacientes com doença coronariana e disfunção ventricular esquerda podem ter melhores desfechos após revascularização cirúrgica ou percutânea, quando comparados aos obtidos com tratamento farmacológico isolado.[2] Uma série de estudos demonstrou que pacientes com IC de etiologia isquêmica e áreas substanciais de miocárdio viável podem ter redução da mortalidade, melhora da classe funcional, alteração favorável da geometria ventricular esquerda e aumento da fração de ejeção (FE) após a revascularização cirúrgica.[3]

A cirurgia de revascularização miocárdica é a intervenção cirúrgica cardíaca mais comum para os pacientes com disfunção ventricular esquerda grave. Historicamente, foi considerada um procedimento de alto risco e que deveria ser evitado. Entretanto, dados recentes de diversos estudos e do banco de dados da Society of Thoracic Surgeons (STS)[4] indicaram que esses pacientes estão somente sob aumento moderado do risco de mortalidade operatória. Por exemplo, de acordo com o calculador de risco da STS, um homem de 70 anos de idade submetido à primeira cirurgia de revascularização, sem comorbidades, com função ventricular normal, pode esperar uma mortalidade operatória de 0,9%. Esse mesmo paciente, sendo apenas com uma fração de ejeção de 20% como variável diferente, esperaria uma mortalidade de 1,6%.[1] Essa baixa mortalidade esperada foi comprovada em recente publicação do estudo STICH,[5] que analisou resultados cirúrgicos em pacientes com grave disfunção ventricular esquerda (FE $< 35\%$), no qual a mortalidade operatória foi de 5%.

Os discriminadores mais importantes na seleção pré-operatória de pacientes para a cirurgia de revascularização são a viabilidade miocárdica e a presença de isquemia nesse miocárdio viável. Atualmente, é amplamente aceito que até 40% dos segmentos ventriculares com ondas Q no eletrocardiograma (ECG) ou discinesia após um infarto do miocárdio não estão lesados irreversivelmente.[1] Em meta-análise envolvendo 3.088 pacientes com fração de ejeção média de 32%, Allman e cols.[6] demonstraram forte associação entre a viabilidade miocárdica e a melhora na sobrevida após a revascularização em pacientes com doença coronariana e disfunção ventricular (Figura 13.1).

O potencial para reverter a disfunção ventricular esquerda crônica em pacientes com miocárdio hibernante levou ao amplo uso de testes para predizer o desfecho clínico. Os métodos mais capazes de predizer

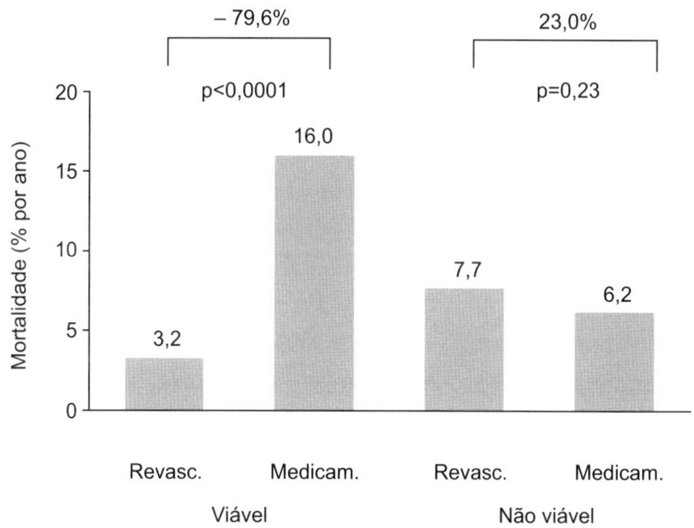

Figura 13.1 ■ Taxas de mortalidade anual para pacientes com e sem viabilidade miocárdica tratados com revascularização miocárdica ou terapia medicamentosa isolada. Houve redução de 79,6% na mortalidade dos pacientes com miocárdio viável que foram revascularizados ($p < 0,0001$); nos pacientes sem viabilidade, não houve diferença significativa na mortalidade na comparação revascularização *vs.* terapia medicamentosa. (Adaptada da referência 6.)

a recuperação após a revascularização são aqueles que são capazes de demonstrar a preservação da atividade metabólica ou a reserva contrátil no miocárdio disfuncionado. Tomografia computadorizada com emissão de pósitrons (PET), tomografia computadorizada com emissão de fóton único (SPECT) e ecocardiografia de estresse com baixa dose de dobutamina permanecem com alta acurácia e são métodos aceitáveis para a avaliação da viabilidade miocárdica. A ressonância magnética contrastada é uma nova modalidade de exame de imagem que está rapidamente se tornando outra ferramenta útil para a detecção de miocárdio viável.[1]

CIRURGIA DA VÁLVULA MITRAL

A regurgitação mitral é comumente observada em pacientes com IC.[1] Se significativa e na presença de disfunção ventricular esquerda, representa uma doença mais avançada e está associada a prognóstico desfavorável: existe uma relação linear entre a gravidade da regurgitação e a diminuição da sobrevida em casos de IC.[7] O reparo ou a troca valvar mitral a fim de restabelecer a competência da válvula é procedimento já bem estabelecido quando há sintomas de IC e doença primária dos folhetos valvares (p. ex., na doença degenerativa valvar). Entretanto, recente interesse tem sido direcionado para a regurgitação mitral secundária ou "funcional" (Figura 13.2), na qual os folhetos valvares, apesar de anatomicamente normais, não coaptam completamente em razão da dilatação do anel valvar e do movimento restrito do folheto devido ao aumento do ventrículo esquerdo e sua esfericidade.[1] Além de causar a regurgitação mitral, essa alteração na geometria do ventrículo esquerdo contribui para a sobrecarga de volume, aumento na tensão de parede ventricular e na suscetibilidade do paciente a exacerbações da IC.[3]

A cirurgia valvar mitral em pacientes com IC tem sido recebida com entusiasmo, visto que ela trata a lesão regurgitante, melhora o rendimento cardíaco e diminui a sintomatologia. O racional fisiopatológico para reparo ou troca valvar mitral consiste em reverter o ciclo de volume ventricular excessivo, permitir o alívio ventricular e promover o re-

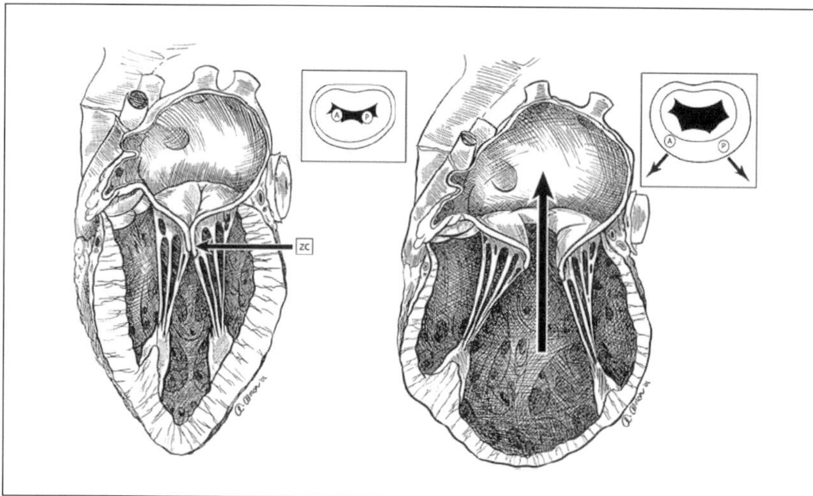

Figura 13.2 ■ Alterações morfológicas observadas na IC. À esquerda, aparato valvar mitral normal e sua zona de coaptação efetiva (ZC); à direita, alterações que ocorrem na IC. Essas alterações incluem espessamento e dilatação miocárdica, diminuição do ângulo aortomitral, ampliação da distância interpapilar, aumento da tração dos folhetos e diminuição das forças de fechamento destes, o que promove alteração do vetor de força nos músculos papilares (*setas*). Essas alterações morfológicas combinadas resultam em perda da zona de coaptação e regurgitação mitral central.[8]

modelamento miocárdico.[3] Embora melhora clínica tenha sido relatada nos pacientes com grau clinicamente importante de regurgitação mitral secundária à dilatação ventricular, nenhum estudo controlado avaliou os efeitos desse procedimento na função ventricular, condição clínica ou sobrevida.[9]

Bolling e cols.[10] foram os proponentes do reparo valvar mitral na miocardiopatia dilatada, relatando os resultados de 140 casos com miocardiopatia em estágio final e regurgitação mitral refratária. Todos os pacientes estavam em classe funcional NYHA III/IV, apesar de terapia farmacológica ótima, e tinham disfunção sistólica grave (FEVE < 25%). A mortalidade cirúrgica global foi de 5% e a sobrevida atuarial em 1 e 2 anos foi de 80% e 70%, respectivamente. Após 2 anos de seguimento, todos os pacientes estavam em classe funcional NYHA I/II e a fração de ejeção média era de 26%. A classe funcional melhorou em todos os pacientes, e todos relataram melhora subjetiva na condição funcional. Observou-se melhora na FE, no débito cardíaco e no volume diastólico final, com redução do índice de esfericidade e da fração de regurgitação.[1]

Apesar da melhora funcional, estudos posteriores mostraram não haver redução da mortalidade a longo prazo, como o de Wu e cols.,[11] que analisaram pacientes com regurgitação mitral grave e disfunção ventricular esquerda submetidos a reparo valvar. Essa informação não foi uma surpresa, na medida em que a IC, na maioria desses pacientes, não se deve à disfunção valvar, mas é secundária à disfunção ventricular. Embora não pretenda aumentar a sobrevida nesses pacientes de alto risco, os efeitos benéficos na qualidade de vida irão provavelmente manter as intervenções mitrais em pacientes com baixa FE no arsenal terapêutico para tratamento da IC.[3]

TERAPIA MECÂNICA ANTIRREMODELAMENTO (*VENTRICULAR RESTRAINT DEVICES*)

Consiste na implantação de dispositivos que visam limitar, por contenção mecânica, o remodelamento ventricular associado à história natural da IC. O desenvolvimento dessa terapia foi embasado na crença de que a IC era o resultado de um remodelamento ventricular contínuo e de que um dispositivo que resultasse na diminuição do estresse de parede diastólico poderia limitar esse remodelamento.[1]

O conceito da terapia mecânica antirremodelamento derivou de uma técnica prévia chamada cardiomioplastia,[12] cuja intenção era devolver potência ao coração insuficiente usando músculo esquelético autólogo. O músculo (grande dorsal) era mobilizado com seu pedículo neurovascular até o tórax, por meio de uma pequena toracotomia, envolvendo o coração com o objetivo de aumentar a massa muscular, adicionando mais potência à contração ventricular e melhorando, consequentemente, a função cardíaca sistólica. O músculo era continuamente estimulado com um marca-passo, a fim de transformar a contração muscular de rápida em lenta e de sincronizar a contração com o batimento cardíaco.[13] Todavia, descobriu-se, após um período relativamente curto, que a estimulação contínua do músculo esquelético causava fadiga, fazendo com que o enxerto não mais contraísse a cada estimulação e, ao final, o músculo se tornava um envoltório apenas passivo ao redor do coração. Embora o estudo tenha falhado em mostrar benefícios clínicos, alguns pacientes aparentemente se beneficiaram, havendo redução no tamanho do coração e alguma melhora na função cardíaca, o que levou ao conceito de que o mesmo efeito poderia ser obtido com um material passivo apropriadamente adaptado e ajustado ao coração.[12]

CorCap® (Acorn Cardiovascular) é o dispositivo mais estudado e consiste em um suporte semelhante a uma malha que é fixado circunferencialmente ao redor do ventrículo esquerdo (Figura 13.3). Estudos iniciais em humanos demonstraram redução nas dimensões da cavidade ventricular e melhora na fração de ejeção e na classe funcional dos pacientes em uso desse dispositivo.[3]

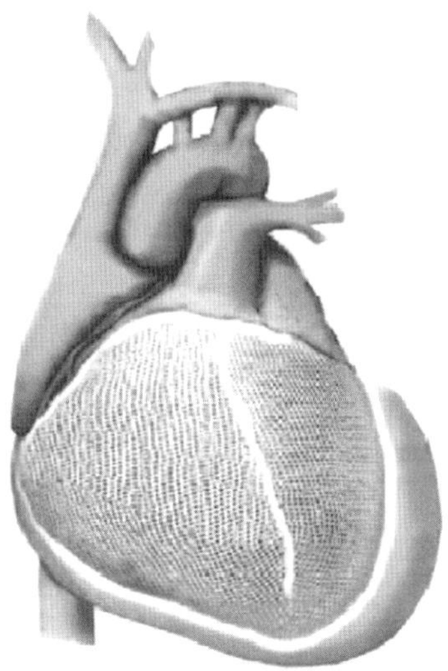

Figura 13.3 ■ CorCap®. Esse dispositivo constitui-se de um suporte, semelhante a uma malha, que é fixado ao redor do ventrículo, visando reduzir a taxa de progressão da dilatação ventricular. (Retirada da referência 13.)

Mann e cols.[14] relataram recentemente os resultados do estudo Acorn Pivotal, o maior ensaio clínico randomizado com uso de dispositivo cirúrgico já completado, o qual avaliou a segurança e a eficácia desse dispositivo em 300 pacientes com IC.[1] Demonstrou-se que, comparados ao grupo-controle, os pacientes que receberam esse dispositivo necessitaram de menos procedimentos cardíacos (transplante, suporte circulatório mecânico), e tiveram grande redução no volume sistólico e diastólico finais e considerável melhora na qualidade de vida.[3] Os resultados desse estudo mostraram que esse dispositivo representa uma opção terapêutica segura e eficaz para estabilizar a progressão da IC em pacientes que permanecem sintomáticos apesar de terapia farmacológica ótima, agindo favoravelmente na desfavorável história natural dessa doença.[1] O uso difundido dessa opção terapêutica ainda não está disponível, e o Food and Drug Administration (FDA) negou sua aprovação, citando a necessidade de mais evidências para demonstrar sua eficácia.[3]

VENTRICULECTOMIA PARCIAL REDUTORA

Uma classe de procedimentos que recebeu atenção significativa foi genericamente chamada de cirurgia redutora do ventrículo. O conceito por trás desse procedimento consistia em reduzir o raio da curvatura aumentado que ocorre nos corações dilatados, o que causa aumento no estresse de parede sistólico miocárdico (lei de Laplace): uma redução nesse raio iria diminuir o estresse de parede, permitindo o remodelamento reverso.

A técnica cirúrgica envolvia a exclusão de uma porção da parede do ventrículo e a posterior reconstrução de uma cavidade menor, preferencialmente mais elíptica. Entretanto, foi demonstrado posteriormente que essa abordagem piorava a função de bomba global e, em geral, não propiciava benefício aos pacientes. Esse procedimento não é mais realizado.[12]

CIRURGIA DE RESTAURAÇÃO VENTRICULAR

Os infartos miocárdicos da parede anterior, comuns em pacientes com miocardiopatia isquêmica, levam à perda de função ventricular, progressivo remodelamento cardíaco e, finalmente, sintomas de IC. Além disso, infartos miocárdicos transmurais anteriores podem levar ao adelgaçamento e à subsequente formação de um aneurisma ventricular.[1]

Após infarto do miocárdio transmural, o ventrículo remodela-se patologicamente de sua forma elíptica normal para um formato esférico, e essa mudança na geometria é responsável, em parte, pelos sintomas associados à IC e à diminuição da sobrevida dos pacientes com essa alteração. As várias técnicas de restauração ventricular existentes visam à restauração da alteração patológica na geometria:[3] um segmento discinético do ventrículo é removido (cicatricial, fibrótico), reduzindo o diâmetro ventricular e, consequentemente, a tensão em sua parede, com o objetivo de reduzir o volume ventricular aumentado e reverter as forças que levam a um remodelamento ventricular ainda maior.[13]

A maioria das abordagens envolve a incisão e exclusão de miocárdio não viável com reconstrução primária ou uso de um *patch*, diminuindo o volume ventricular. A primeira operação para a correção do aneurisma do ventrículo esquerdo foi descrita por Cooley, em 1958. O procedimento envolvia a excisão do segmento adelgaçado com uma sutura linear das margens livres: esse procedimento, entretanto, foi associado a inconsistentes resultados clínicos e inspirou Cooley, junto com Dor e Jatene, a desenvolver uma abordagem alternativa para a reconstrução ventricular após infarto anterior com formação de aneurisma. Dor descreveu a colocação de um *patch* intraventricular de modo a excluir todas as áreas acinéticas e não ressecáveis, por meio disso restaurando uma cavidade ventricular mais normal. Quase concomitantemente, Jatene realizou uma redução ventricular esquerda similar mediante uma redução externa circular e sobreposição do septo acinético. Pouco tempo depois, Cooley descreveu a endoaneurismorrafia com um *patch* de Dacron®.[1]

O sucesso da terapia lítica ou angioplastia percutânea precoce para o infarto agudo do miocárdio diminuiu a incidência dos aneurismas de ventrículo esquerdo verdadeiros. A restauração ventricular, dessa maneira, visa agora excluir regiões mais sutis de miocárdio acinético.

Um estudo recente[15] descreveu os resultados de pacientes submetidos a restauração ventricular utilizando a técnica descrita por Dor: houve aumento da FE de 29,6% para 39,5%, diminuição no volume diastólico final e considerável melhora na classe funcional NYHA (67% NYHA III/IV no pré-operatório *vs.* 85% NYHA I/II no pós-operatório). Yamaguchi e cols.,[16] em análise de 41 pacientes, demonstraram uma melhora substancial na sobrevida em 5 anos nos pacientes com miocardiopatia isquêmica submetidos a restauração ventricular e cirurgia de revascularização, em comparação com aqueles que foram apenas revascularizados, 90% *vs.* 53,5%, respectivamente.[3] Entretanto, em estudo recente que incluiu 1.000 pacientes (499 CRM [cirurgia de revascularização miocárdica] isolada *vs.* 501 CRM + cirurgia de reconstrução ventricular), essa observação prévia não foi confirmada, não havendo diferença na sobrevida a longo prazo entre os grupos (Figura 13.4).[5]

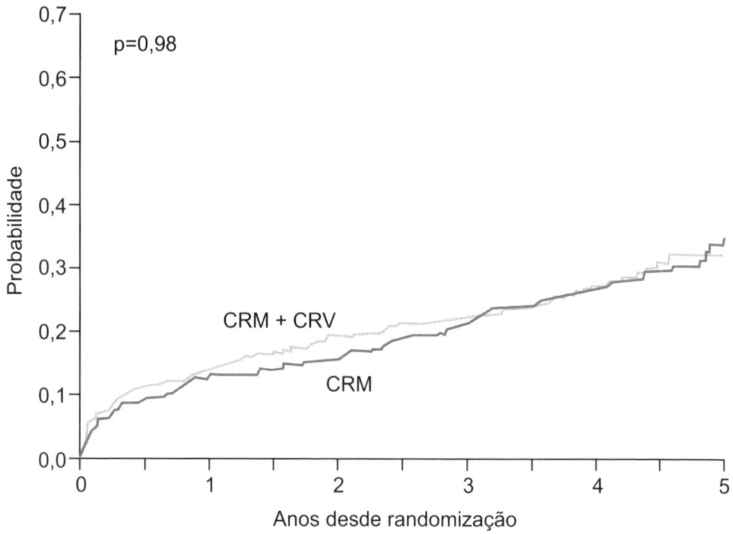

Figura 13.4 ■ O gráfico demonstra a probabilidade de óbito por todas as causas, que ocorreu em 141 (28%) dos pacientes submetidos à CRM isolada e em 138 (28%) dos submetidos à CRM associada à cirurgia de restauração ventricular (CRV) (RR 1,00; IC95%: 0,79 a 1,26). (Adaptada da referência 5.)

RESSINCRONIZAÇÃO VENTRICULAR

Aproximadamente um terço dos pacientes com FE baixa e classe funcional NYHA III/IV apresenta um complexo QRS com duração superior a 120 milissegundos. Esse achado eletrocardiográfico, que é a representação de uma condução cardíaca anormal, tem sido utilizado para identificar pacientes com contração ventricular dissincrônica.[9]

A dissincronia cardíaca resulta em diminuição do débito cardíaco, facilitação da regurgitação mitral, aumento do estresse de parede e retardo no relaxamento ventricular.[17] Além disso, está associada a uma mortalidade que é diretamente proporcional à duração do complexo QRS e independente de outras características clínicas; desse modo, pode-se afirmar que, quanto maior a duração do complexo QRS, maiores são a morbidade e a mortalidade.[18]

A terapia de ressincronização ventricular é uma opção terapêutica relativamente nova para os pacientes com IC sintomática resultante de disfunção sistólica. Seu objetivo primário é restaurar um padrão mais normal de ativação da contração ventricular.[17] A contração dissincrônica pode ser manejada pela ativação elétrica de ambos os ventrículos sincronicamente, utilizando-se um marca-passo biventricular.[9]

Acredita-se que a terapia de ressincronização ventricular reverta os efeitos deletérios da dissincronia ventricular por diminuir o atraso eletromecânico associado com o atraso na condução interventricular e prover uma quase simultânea contração do septo ventricular e da parede livre do ventrículo esquerdo. O uso do marca-passo biventricular ressincroniza o tempo da despolarização global do ventrículo esquerdo e melhora a contratilidade mecânica e a regurgitação mitral.[17] Os objetivos da terapia de ressincronização ventricular em pacientes com IC com dissincronia do ventrículo esquerdo são otimizar a condução atrioventricular e o enchimento do ventrículo esquerdo, coordenar a contração dos ventrículos direito e esquerdo por minimizar o atraso mecânico inter e intraventricular e facilitar a dependência interventricular.[18] Ensaios clínicos têm demonstrado melhora na condição clínica e menor taxa de mortalidade, quando selecionados pacientes com disfunção ventricular sistólica e IC para a terapia de ressincronização.[17]

Quadro 13.1 ■ Características dos pacientes nos quais a terapia de ressincronização ventricular está fortemente embasada em ensaios clínicos randomizados

Ritmo sinusal
FEVE < 35%
Miocardiopatia dilatada (isquêmica ou não)
Complexo QRS > 120ms
Classe funcional NYHA III/IV
Terapia farmacológica máxima

Adaptado da referência 17.

O uso a curto prazo tem sido associado à melhoria da função cardíaca e hemodinâmica, sem aumento associado da utilização de oxigênio pelo miocárdio.[9]

As características dos candidatos ideais para a terapia de ressincronização estão demonstradas no Quadro 13.1. Até recentemente, mais de 4.000 pacientes com IC e dissincronia ventricular foram avaliados em ensaios clínicos randomizados que comparavam terapia farmacológica ótima isolada *vs.* associada à ressincronização. A terapia de ressincronização cardíaca, quando associada à terapia farmacológica ótima em pacientes persistentemente sintomáticos, resultou em melhoras significativas na qualidade de vida, na classe funcional, na capacidade de exercício e na FE. Em meta-análise de diversos ensaios clínicos randomizados,[19] as hospitalizações por IC foram reduzidas em 32% e houve redução de 25% também na mortalidade por todas as causas com o efeito sobre a mortalidade tornando-se aparente após aproximadamente 3 meses do início da terapia de ressincronização ventricular. Embora a melhora na sobrevida não tenha sido observada com o uso isolado da terapia de ressincronização, uma recente meta-análise sugeriu tendência em direção a sua melhora.[20] O maior e mais recente ensaio clínico randomizado demonstrou redução significativa no desfecho combinado de mortalidade por todas as causas e hospitalização.[21]

TERAPIA COM CÉLULAS-TRONCO

Embora a revascularização cirúrgica ou por angioplastia de um miocárdio isquêmico possa tratar a angina, reduzir o risco de infarto e melhorar a função do miocárdio viável, a viabilidade do miocárdio gravemente isquêmico e/ou necrótico não pode ser restabelecida. O objetivo do transplante celular é repovoar o miocárdio doente com células que possam restaurar a contratilidade e o suprimento sanguíneo: isso pode ser obtido mediante a introdução de células progenitoras que seriam capazes de se diferenciar em miócitos cardíacos ou promover neovascularização.[22]

O transplante celular é baseado na teoria de que uma célula progenitora cardíaca pode se transformar em miócitos totalmente diferenciados e, subsequentemente, substituir o miocárdio danificado. Por outro lado, alguns acreditam que essas células desempenhem um papel mais de suporte do que regenerativo, melhorando as condições para que o coração se recupere da isquemia.[3] Esse conceito está sob discussão, acreditando-se que o efeito parácrino, ou seja, a liberação de citocinas e outras substâncias induzidas pelo transplante celular, seja mais importante do que a diferenciação celular. Vários tipos celulares estão sendo atualmente estudados, tanto experimental como clinicamente, incluindo células-tronco de medula óssea (tanto mesenquimais como hematopoiéticas), células dendríticas, adipócitos, células progenitoras endoteliais e mioblastos esqueléticos.[3]

Atualmente, os ensaios clínicos utilizando células-tronco são realizados em sua maioria em centros isolados, incluindo apenas um número limitado de pacientes; entretanto, alguns resultados intrigantes têm sido descritos. A infusão intracoronária de células progenitoras cardíacas em pacientes com infarto agudo do miocárdio demonstrou melhora na FE e nos volumes sistólicos finais.[23] Em ensaio clínico recente em fase I, utilizando mioblastos esqueléticos autólogos no momento da revascularização cirúrgica, Menasché e cols.[24] demonstraram melhora na classe funcional NYHA (2,7 no pré-operatório para 1,6 no pós-operatório), na FE (24% para 32%) e no espessamento sistólico no local do implante (em 63% dos pacientes). Infelizmente, arritmias ventriculares ocorreram em muitos desses pacientes. Recentemente, Patel e cols.[22] randomizaram 20 pacientes com IC (FEVE < 35%) para serem submetidos à revascularização miocárdica cirúrgica sem circulação extracorpórea com ou sem injeção subepicárdica de células-tronco autólogas de medula óssea. Em comparação com o grupo da revascularização isolada, nos pacientes que receberam as células-tronco observou-se aumento da FE em 6 meses (46% *vs*. 37%).[3]

Mais perguntas do que respostas existem nessa área em crescimento, incluindo o tipo ideal de célula, a densidade ideal, a correta identificação dos pacientes ideais, a frequência de administração e as terapias acessórias à revascularização. A maioria dos ensaios clínicos disponíveis varia tremendamente em muitas dessas variáveis e é não randomizada, o que torna difícil a interpretação de seus resultados. Embora o uso da terapia biológica esteja em fase inicial, seus resultados precoces mostram sua potencial utilidade.[3]

ASSISTÊNCIA CIRCULATÓRIA MECÂNICA E TRANSPLANTE CARDÍACO

Esses dois tópicos serão descritos em outro capítulo.

REFERÊNCIAS BIBLIOGRÁFICAS

1. Blom AS, Acker MA. The surgical treatment of end-stage heart failure. Curr Probl Cardiol 2007; 32:553-99.
2. Phillips HR, O'Connor CM, Rogers J. Revascularization for heart failure. Am Heart J 2007; 153:S652-S73.
3. Selzman CH, Bhati RS, Sheridan BC, Stansfield WE, Mill MR. Surgical therapy for heart failure. J Am Coll Surg 2006; 203(2):226-39.
4. STS National Database. Risk Calculator. Disponível em: http://www.sts.org/sections/stsnationaldatabase
5. Jones RH, Velazquez EJ, Michler RE et al. Coronary bypass surgery with or without surgical ventricular reconstruction. N Engl J Med 2009; 360(17):1705-17.
6. Allman KC, Shaw LJ, Hachamovitch R, Udelson JE. Myocardial viability testing and impact of revascularization on prognosis in patients with coronary artery disease and left ventricular dysfunction: a meta-analysis. J Am Coll Cardiol 2002; 39(7):1151-8.
7. Mehra MR, Reyes P, Benitez RM, Zimrin D, Gammie JS. Surgery for severe mitral regurgitation and left ventricular failure: what do we really know? J Cardiac Fail 2008; 14:145-50.
8. Romano MA, Bolling SF. Update on mitral repair in dilated cardiomyopathy. J Card Surg 2004; 19:396-400.

9. Hunt SA, Abraham WT, Chin MH et al. ACC/AHA 2005 Guideline update for the diagnosis and management of chronic heart failure in the adult. Circulation 2005; 112;e154-e235.
10. Bolling SF. Mitral reconstruction in cardiomyopathy. J Heart Valve Dis 2002; 11(Suppl. 1):S26-S31.
11. Wu AH, Aaronson KD, Bolling SF, Pagani FD, Welch K, Koelling TM. Impact of mitral valve annuloplasty on mortality risk in patients with mitral regurgitation and left ventricular systolic dysfunction. J Am Coll Cardiol 2005; 45(3):381-7.
12. Mancini D, Burkhoff D. Mechanical device-based methods of managing and treating heart failure. Circulation 2005; 112;438-48.
13. Large S. Surgery for heart failure. Heart 2007; 93:392-402.
14. Mann DL, Acker MA, Jessup M, Sabbah HN, Starling RC, Kubo SH. Clinical evaluation of the CorCap cardiac support device in patients with dilated cardiomyopathy. Ann Thorac Surg 2007; 84(4):1226-35.
15. Athanasuleas CL, Buckberg GD, Stanley AWH et al. Surgical ventricular restoration in the treatment of congestive heart failure due to post-infarction ventricular dilation. J Am Coll Cardiol 2004; 44(7):1439-45.
16. Yamaguchi A, Adachi H, Kawahito K, Murata S, Ino T. Left ventricular reconstruction benefits patients with dilated ischemic cardiomyopathy. Ann Thorac Surg 2005; 79:456-61.
17. Strickberger SA, Conti J, Daoud EG et al. Patient selection for cardiac resynchronization therapy. Circulation 2005; 111:2146-50.
18. Sutton MSJ, Keane MG. Reverse remodelling in heart failure with cardiac resynchronisation therapy. Heart 2007; 93;167-71.
19. McAlister F, Ezekowitz J, Wiebe N et al. Cardiac resynchronization therapy for congestive heart failure. Evid Rep Technol Assess (Summ.) 2004; 106:1-168.
20. Bradley DJ, Bradley EA, Baughman KL et al. Cardiac resynchronization and death from progressive heart failure: a meta-analysis of randomized controlled trials. JAMA 2003; 289:730-40.
21. Bristow MR, Saxon LA, Boehmer J et al. Cardiac-resynchronization therapy with or without an implantable defibrillator in advanced chronic heart failure. N Engl J Med 2004; 350:2140-50.
22. Patel AN, Geffner L, Vina RF et al. Surgical treatment for congestive heart failure with autologous adult stem cell transplantation: a prospective randomized study. J Thorac Cardiovasc Surg 2005; 130(6):1631-8.
23. Schächinger V, Assmus B, Britten MB et al. Transplantation of progenitor cells and regeneration enhancement in acute myocardial infarction: final one-year results of the TOPCARE-AMI Trial. J Am Coll Cardiol 2004; 44:1690-9.
24. Menasché P, Hagege AA, Vilquin JT et al. Autologous skeletal myoblast transplantation for severe postinfarction left ventricular dysfunction. J Am Coll Cardiol 2003; 41:1078-83.

Capítulo 14

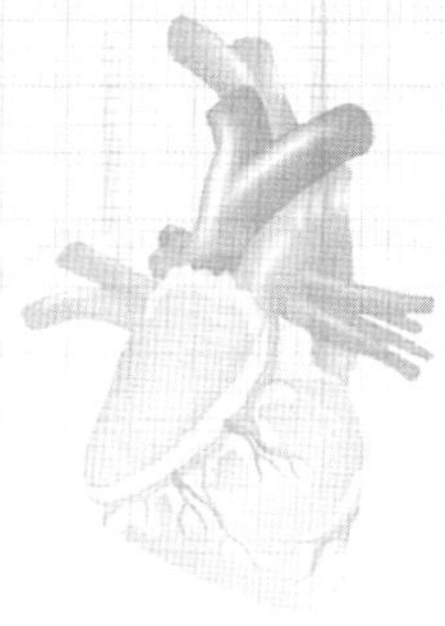

Transplante Cardíaco

Felipe Homem Valle
Roberto T. Sant'Anna
Marciane Rover
Ivo Abrahão Nesralla

INTRODUÇÃO

O primeiro transplante cardíaco foi realizado por Christian Barnard em 1967 na África do Sul, utilizando como base a técnica cirúrgica desenvolvida por Normam E. Shumway e colaboradores. Apesar de tecnicamente factível, o transplante cardíaco apresentava resultados pouco encorajadores, devido principalmente ao enorme risco de rejeição e efeitos colaterais causados pelos imunossupressores disponíveis na época.

Durante a década de 1980, ocorreram avanços significativos nas áreas de imunossupressão, técnica cirúrgica, preservação de órgãos e tratamento para rejeição crônica.[1] Esses avanços foram associados a uma melhora significativa dos resultados e popularização técnica por diversos centros no mundo.[2]

Atualmente, o transplante cardíaco é o tratamento de escolha para pacientes com insuficiência cardíaca refratária. O sucesso, porém, depende ainda de uma excelência da técnica para remoção e implante do órgão e complexos cuidados pré e pós-operatórios. Apesar das campanhas de incentivo à doação de órgãos, as doações são insuficientes para sanar a demanda de transplantes cardíacos.[3]

Nosso objetivo neste capítulo é apresentar uma revisão atual dos principais aspectos relacionados ao transplante cardíaco.

INDICAÇÕES E CONTRAINDICAÇÕES AO TRANSPLANTE CARDÍACO

Os pacientes candidatos ao transplante cardíaco devem ser bem avaliados e incluídos ou excluídos da lista de transplante cardíaco, conforme protocolos assistenciais próprios de cada instituição. Como guia, tanto a Sociedade Brasileira de Cardiologia quanto a International Society of Heart and Lung Transplantation disponibilizam diretrizes que orientam os cuidados pré e pós-operatórios de transplante cardíaco. O avanço progressivo do tratamento farmacológico e dos dispositivos de assistência circulatória fez com que diminuísse a quantidade de pessoas que necessitam de transplante cardíaco.[4,5]

O grande desafio para indicação de transplante cardíaco é identificar o paciente que será mais beneficiado pelo tratamento, em termos de sobrevida e qualidade de vida, pois há escasso número de doadores, e muitas pessoas podem ser manejadas conservadoramente, com as novas opções terapêuticas. Então, o transplante cardíaco deve ser considerado nos pacientes com doença cardíaca em estágio terminal, ou seja, aqueles com insuficiência cardíaca classes III e IV (New York Heart Association), com sintomas incapacitantes, ou com alto risco de morte dentro de um ano e sem possibilidade de outra alternativa de tratamento clínico ou cirúrgico.

Diversos preditores prognósticos foram estudados no sentido de se identificarem os pacientes com pior prognóstico. Dentre todos, o que se mostrou mais fidedigno até então foi a mensuração do consumo máximo de oxigênio com exercício para o limiar anaeróbio ($VO_{2\ máx.}$). Foi descrito que os pacientes com pico de $VO_{2\ máx.}$ inferior a 15ml/kg/min têm prognóstico ruim. A pior sobrevida é identificada naqueles com pico de $VO_{2\ máx.}$ <10mL/kg/min.[6] Portanto, acredita-se que esse grupo de pacientes é o que apresenta maior benefício do transplante cardíaco. É importante ressaltar que o uso de betabloqueadores pode limitar a capacidade de exercício, mascarando os resultados dessa medida.[6] No

Quadro 14.1 ■ Indicações para transplante cardíaco, conforme classe e nível de evidência (NE)

Classe I	NE
Insuficiência cardíaca refratária na dependência de inotrópicos, ventilação mecânica ou assistência circulatória	C
$VO_{2máx.}$ <10mL/kg/min	C
Angina refratária sem possibilidade de tratamento percutâneo ou cirúrgico	C
Arritmia ventricular refratária	C
Classe funcional III/IV persistente	C
Classe IIa	
Teste de caminhada de 6 minutos inferior a 300 metros	C
Uso de betabloqueador com $VO_{2máx.}$ <12mL/kg/min	C
Sem uso de betabloqueador com $VO_{2máx}$.<14mL/kg/min	C
Classe III	
Presença de disfunção sistólica isolada	C
Classe funcional III ou IV sem tratamento optimizado	C

Quadro 14.1 seguem as principais indicações de transplante cardíaco, devendo salientar-se que todos os indivíduos devem estar sob manejo ótimo para insuficiência cardíaca quando forem avaliados para indicação de transplante cardíaco.[3-5]

As contraindicações ao transplante cardíaco podem ser de quatro tipos:

1. Condições que limitam a sobrevida do paciente a médio prazo e não serão resolvidas com o transplante cardíaco;
2. Condições que tornam o risco de realização do procedimento proibitivo;
3. Condições que serão agravadas pela imunossupressão obrigatória no pós-operatório;
4. Limitações psicossociais significativas.

Quadro 14.2 ■ Contraindicações para a realização do transplante cardíaco, conforme classe e nível de evidência (NE)

Absolutas
Resistência vascular pulmonar fixa > 5 Woods, mesmo após provas farmacológicas
Doença cerebrovascular e/ou periférica grave
Insuficiência hepática irreversível; doença pulmonar grave
Incompatibilidade ABO na prova cruzada entre doador e receptor
Doença psiquiátrica grave, dependência química e não aderência às recomendações da equipe
Infecção ativa não controlada
Relativas
Idade maior do que 70 anos
Diabetes mellitus insulinodependente com lesões graves de órgão-alvo
Comorbidades com baixa expectativa de vida
Obesidade mórbida
Úlcera péptica ativa
Embolia pulmonar nas últimas 4 semanas
Neoplasia havendo liberação do oncologista
Insuficiência renal com *clearance* de creatinina < 30 mL/min/1,73m^2
Amiloidose/sarcoidose/hemocromatose
Hepatite B ou C
Síndrome de imunossupressão adquirida
Painel linfocitário > 10%

Para indicar ou contrainidicar um transplante cardíaco, o paciente deverá ser sempre avaliado por uma equipe multidisciplinar e ter seu caso discutido de forma conjunta. Essa equipe deve envolver, no mínimo, médico cardiologista, cirurgião cardíaco, enfermeira, psicóloga, assistente social e nutricionista.

Uma contraindicação que deve ser discutida é a hipertensão arterial pulmonar. O enxerto de um coração normal em um paciente com hipertensão pulmonar severa leva à abrupta falha do coração transplantado, pois, nesse caso, um ventrículo direito normal é submetido a súbito aumento de pós-carga, devido à alta resistência vascular pulmonar do receptor. Portanto, a hipertensão pulmonar acima de 6 unidades de Woods é uma contraindicação ao transplante cardíaco. Caso seja possível reduzir a hipertensão pulmonar a níveis inferiores a 4 unidades de Woods com o uso de vasodilatadores e/ou inotrópicos, desde que esse esquema possa ser seguido no pós-operatório, o transplante poderá ser indicado.[7] Para tal, são realizadas provas com vasodilatadores pulmonares e sistêmicos, como nitroprussiato de sódio, óxido nítrico, iloprost, entre outros. Quando há uma hipertensão pulmonar irreversível, o transplante coração-pulmão ainda é uma alternativa, embora apresente alto risco e resultados inferiores ao de transplante cardíaco isolado.

CUIDADOS DOS POTENCIAIS E RECEPTORES

Todo paciente listado deve ser acompanhado de forma rigorosa pela equipe de transplante cardíaco, com consultas a cada 2 meses no máximo, além de exames realizados regularmente.

O tratamento de acordo com o recomendado para pacientes com insuficiência cardíaca avançada deve ser seguido rigorosamente, conforme abordado nos demais capítulos deste livro.

São assim descritos os cuidados utilizados de rotina:

- Consulta médica mensal;
- Consultas: psicologia, nutrição e serviço social trimestrais;
- Exames mínimos:
  - Laboratório bimestral: ureia, creatinina, potássio, hemograma, TP
  - Laboratório semestral (acrescentar): sódio, TGO/TGP, albumina, TP, bilirrubinas, glicemia em jejum, colesterol total, HDL, LDL e triglicerídeos; sorologias para HIV, toxoplasmose, CMV, HSV, anti-HCV, HbsAg; EQU
- Rx e ECG bimestral;
- *Crossmatch* trimestral – reavaliar 30 dias após cada transfusão;
- Ecocardiograma semestral;
- Cateterismo cardíaco direito anual (se hipertensão arterial pulmonar significativa).

Devem ser realizados em pelo menos uma ocasião:

- Cateterismo cardíaco esquerdo;
- Laboratório: TTPA, cálcio sérico, sorologia para Chagas, ferritina, capacidade ferropéxica, ferro sérico.

Avaliação específica para mulheres:

- Avaliação ginecológica e mamografia anual;
- Densitometria óssea se disponível.

Avaliação específica para homens:

- PSA após os 45 anos.

Exames específicos:

- Espirometria: história de tabagismo, DPOC, asma ou outra doença pulmonar significativa.

O DOADOR CARDÍACO

O manejo adequado do doador cardíaco é de fundamental importância para garantir uma preservação adequada do coração a ser transplantado. Além do cuidado minucioso, é importante o registro das informações de forma sistemática de maneira que sejam recebidas pela central de transplante e assim repassadas para equipe transplantadora.

O objetivo é obter um tempo de isquemia fria do órgão inferior a 4 horas, tendo em vista que o seu prolongamento é preditor independente

Quadro 14.3 ■ Critérios de inclusão e exclusão do potencial doador

Inclusão
Paciente com morte encefálica e consentimento da família
Idade inferior a 45 anos ou entre 45 e 55 anos com cinecoronariografia normal
Compatibilidade ABO entre doador e receptor
Peso compatível – máximo de 25% de diferença em relação ao receptor; máximo de 20% (limite inferior) quando for doador de sexo feminino para receptor do sexo masculino
Ausência de neoplasia maligna, exceto tumor cerebral primário não metastático
Exclusão
Histórico de doença cardíaca significativa
Causa de morte relacionada a doença de etiologia arteroscleróntica
História de etilismo ou uso de drogas injetáveis
Instabilidade hemodinâmica com necessidade de suporte com vasopressor/inotrópico em dose significativa
Infecção ativa não controlada

de mortalidade após o transplante cardíaco. Tempos de isquemia previstos entre 4 e 6 horas são aceitáveis quando o doador for ideal, for prevista uma cirurgia tecnicamente sem complicações pelas características do receptor e/ou houver receptor em situação de prioridade.

A avaliação do doador deve incluir:

- *Avaliação mínima*: história médica completa e detalhada, tipagem ABO, sorologias para HIV, hepatite B e C, CMV, toxoplasmose; Rx de tórax e eletrocardiograma;
- *Avaliação ideal:* incluir BNP, ecocardiograma e, quando aplicável, cinecoronariografia.

CONSIDERAÇÕES CIRÚRGICAS

O implante do enxerto cardíaco é realizado, frequentemente, pelas técnicas de anastomoses biatriais e bicavais. A abordagem com anastomoses bicavais teve início na década de 1990 e consiste de cinco anastomoses: artéria pulmonar, aorta, veia cava inferior, veia cava superior e átrio esquerdo.

Em teoria, a abordagem bicaval resulta em benefícios em relação às outras técnicas disponíveis, pois causa menor distorção anatômica do enxerto, preserva a condução elétrica atrial e diminui a regurgitação tricúspide, embora não se tenham estudos randomizados que comprovem tais benefícios. Séries de casos demonstram menor risco de disfunção do nódulo sinusal e menor probabilidade de haver necessidade de marca-passo em 30 e 90 dias após o procedimento.[37]

A causa mais frequente de falha na reversão do circuito de circulação extracorpórea é a ocorrência de insuficiência ventricular direita. Nesse cenário, ocorre baixo débito cardíaco, associado a aumento da pressão venosa central e a evidente ineficiente contração ventricular direita. Dessa forma, reforça-se a importância da avaliação pré-operatória da possibilidade de hipertensão arterial pulmonar, conforme descrito previamente.

IMUNOSSUPRESSÃO

O sucesso do transplante cardíaco depende de terapia imunossupressora, que deve iniciar no momento do transplante. O esquema imunossupressor mais utilizado, atualmente, inclui terapia tríplice, isto é, um inibidor da calcineurina (ciclosporina ou tacrolimus), um inibidor da proliferação ou diferenciação dos linfócitos-T (azatioprina, sirolimus ou micofenolato mofetil) e corticoesteroide. Alguns centros transplantadores realizam no período perioperatório terapêutica para redução da rejeição inicial ao aloenxerto, que consiste da administração de anticorpos mono ou policlonais anticélulas-T. Existe um novo grupo de fármacos que atua através de bloqueio do receptor da interleucina$_2$, como o daclizumab e o basiliximab, que podem prevenir a rejeição ao aloenxerto, sem causar imunossupressão global.

CUIDADOS E COMPLICAÇÕES PÓS-OPERATÓRIAS

Em linhas gerais, os cuidados pós-operatórios de pacientes transplantados cardíacos são semelhantes aos de uma cirurgia cardíaca de grande porte com circulação extracorpórea. Porém, algumas diferenças fundamentais devem ser consideradas:

- O risco maior de disfunção miocárdica causada pelo tempo de isquemia e injúria de reperfusão miocárdica;
- O efeito do uso precoce de imunossupressores. Os efeitos colaterais mais comuns: aumento do risco de infecção (todos), insuficiência renal (ciclosporina), hiperglicemia (corticoide), supressão medular (micofenolato), alterações gastrointestinais (micofenolato). Os imunossupressores, principalmente a calcineurina, podem alterar o nível sérico de outras drogas;
- A denervação parassimpática, que prejudica o ajuste apropriado da frequência cardíaca (FC) à condição hemodinâmica. Os pacientes devem ter FC entre 90 e 110 bpm através de isoproterenol ou estimulação cardíaca;
- O estado geral comprometido do receptor e a natureza de procedimento de emergência inerente a todo transplante cardíaco.

A seguir estão descritas brevemente as complicações mais comuns relacionadas ao transplante cardíaco.

Rejeição

A intensidade da resposta imune ao aloexerto é variável em cada paciente, sendo esperadas diferentes intensidades de rejeição. Dessa maneira, apesar de seguir linhas gerais, o manejo de imunossupressores deve ser sempre individualizado.

A rejeição comumente é diagnosticada sem que ainda tenha repercussão clínica por meio da biópsia miocárdica de rotina, que tem justamente essa finalidade. A rejeição manifesta-se clinicamente através de insuficiência cardíaca, variando de dispneia tênue secundária a uma disfunção discreta em casos leves até instabilidade hemodinâmica secundária a choque cardiogênico em casos mais graves. Portanto, em caso de suspeita clínica de rejeição, são úteis exames que avaliam a função ventricular, como o ecocardiograma. Em todos os casos de suspeita deve ser realizada biopsia miocárdica. Porém, quando a suspeita for forte e houver repercussão clínica significativa, o tratamento deve ser iniciado imediatamente enquanto são aguardados os resultados da biópsia e de exames complementares. A biópsia miocárdica identifica principalmente a rejeição do tipo celular, que é mais comum e mais bem estudada.

A gravidade da rejeição é classificada conforme o resultado da biópsia miocárdica (Quadro 14.4) e se há ou não repercussão hemodinâmica. Em casos leves e sem repercussão, é apenas aumentada a intensidade do tratamento imunossupressor habitual. Casos mais graves necessitam de terapia de pulso com metilprednisolona, que pode ser associada ou não à globulina antitimócito. Quando houver repercussão hemodinâmica significativa sem rejeição celular demonstrada na biópsia, o paciente deve ser avaliado para rejeição do tipo humoral, utilizando imuno-histoquímica no material da biópsia e para a presença de doença vascular do enxerto.

De acordo com critérios histológicos e imunológicos, o processo de rejeição pode ser classificado em hiperagudo, agudo ou crônico. A rejeição hiperaguda, atualmente, é rara. Ela ocorre de minutos a horas após o estabelecimento de circulação no aloenxerto e resulta de ativação de anticorpos direcionados a antígenos alogênicos preexistentes no endotélio do receptor. Esse fenômeno é raro na era atual, justamente pelas técnicas de tipagem HLA. Quando ocorre, é quase que invariavelmente fatal.

Quadro 14.4 ■ A classificação do resultado das biópsias para rejeição do tipo celular

Nova nomenclatura (2005)	Nomenclatura antiga (1990)	
Grau 0 R	Grau 0	Ausência de infiltrado
Grau 1 R	Grau 1 A	Focal leve – infiltrado linfocitário focal sem necrose de fibra.
	Grau 1 B	Difusa leve – infiltrado linfocitário difuso sem necrose de fibra.
	Grau 2	Moderada focal – 1 foco com agressão de fibra.
Grau 2 R	Grau 3 A	Moderada multifocal – mais de um foco com agressão de fibra.
Grau 3 R	Grau 3 B	Difusa grave *borderline* – infiltrado difuso com agressão de fibra.
	Grau 4	Difusa grave – infiltrado difuso com necrose, hemorragia, neutrófilos e vasculite.

O processo de rejeição aguda pode ocorrer em qualquer momento, mas é mais comum durante o primeiro ano e rara após o quinto, pois ao longo do tempo vai-se desenvolvendo um processo de tolerância imune entre o receptor e o coração transplantado. O mecanismo de ação se dá pela resposta inflamatória mononuclear, sobretudo linfocítica. Diferentemente dos transplantes hepáticos e renais, nos quais há marcadores sorológicos de rejeição, no transplante cardíaco isso não é uma realidade, o que torna de fundamental importância a realização de biópsias endomiocárdicas seriadas. Os principais fatores de risco para o surgimento de rejeição aguda são: sexo feminino de receptor e/ou doador, receptor jovem, receptor de raça negra, receptor com sorologia positiva para citomegalovírus, infecções prévias, intolerância aos imunossupressores.

A rejeição crônica ocorre de meses a anos após o transplante cardíaco e, diferentemente das entidades já descritas, possui caráter irreversível. Os mecanismos que conduzem à disfunção tardia do enxerto são: coronariopatia do aloenxerto (via isquemia miocárdica) e reação antígenos-anticorpos. O tratamento dos pacientes com rejeição crônica deve ser direcionado ao mecanismo de rejeição que predominar em cada caso.

Coronariopatia do aloenxerto cardíaco

Com o avanço dos conhecimentos de imunossupressão, a vasculopatia coronariana do aloenxerto cardíaco emerge como a principal causa de mortalidade, após os primeiros anos do transplante cardíaco. A incidência dessa condição é extremamente frequente: 5% a 10% ao ano. Em pacientes submetidos a angiografia, 5 anos após o transplante, a prevalência de coronariopatia do aloenxerto pode chegar a até 50%.

A vasculopatia do aloenxerto cardíaco cursa com duas peculiaridades: não costuma causar angina de peito (em face da denervação coronariana) e dificuldade de detecção por cineangiocoronariografia convencional (devido ao caráter concêntrico das lesões coronarianas, diferentemente das lesões ateromatosas, que são tipicamente excêntricas). Essa dificuldade de detecção decorre da sua característica de acometer vasos de menor de calibre e causar lesões difusas, múltiplas e por vezes não segmentares. Por essas características, o tratamento por meio de angioplastia e cirurgia de revascularização tem resultados piores do que em corações não transplantados.

Para melhorar a sensibilidade de angiografia coronariana são utilizados métodos para detecção de isquemia miocárdica (como cintilografia miocárdica e ecocardiograma de estresse) e para estudos de placas coronarianas, como ultrassonografia intravascular coronariana. O desenvolvimento e progressão da vasculopatia do aloenxerto cardíaco podem ser reduzidos com o uso de sirolimus ou everolimus, de acordo com ensaios clínicos randomizados.

Hipertensão arterial sistêmica

A ocorrência de hipertensão arterial no cenário pós-transplante cardíaco, usualmente, é de difícil manejo e requer a utilização de diversas drogas.

O risco de desenvolvimento de hipertensão está relacionado ao uso de inibidores da calcineurina, sobretudo pelos efeitos nefrotóxicos dessa classe de drogas. De acordo com alguns trabalhos, o risco de desenvolvimento de hipertensão arterial pós-transplante cardíaco é menor quando tacrolimus é usado em detrimento de ciclosporina.

Dislipidemia e diabetes

O transplante cardíaco não é um indutor de dislipidemia, embora alguns imunossupressores possam induzi-la De qualquer forma, aventa-se que a vasculopatia do aloenxerto cardíaco seja acelerada pela presença de hipercolesterolemia.

A utilização de estatinas nos pacientes submetidos a transplante cardíaco está associada à diminuição de mortalidade, diminuição na taxa de rejeição, diminuição da gravidade de rejeição, quando essa ocorre, e diminuição da incidência de vasculopatia do enxerto. As estatinas comprovadamente eficazes nesse sentido são: sinvastatina e pravastatina. As estatinas são utilizadas rotineiramente em todos os transplantados cardíacos.

O prognóstico dos pacientes que desenvolvem diabetes no contexto pós-transplante é prejudicado, em relação ao dos que não desenvolvem tal condição. As principais razões para a ocorrência de diabetes nesses pacientes são: uso de corticosteroides e uso de inibidores da calcineurina.

Insuficiência renal

O surgimento de insuficiência renal após transplante de órgãos sólidos é muito frequente e está associado ao uso de inibidores da calcineurina. Dentre os mecanismos que conduzem à falência renal estão: vasoconstrição arteriolar renal, diminuição da produção de óxido nítrico e aumento da produção de endotelina$_1$.

Neoplasias

A incidência de neoplasias malignas em indivíduos imunossuprimidos é maior que na população em geral, conforme diversos estudos. O risco de desenvolvimento de neoplasias está relacionado ao tempo de imunossupressão. Os principais sítios de ocorrência de neoplasias malignas após a realização de transplante de órgãos sólidos são: sistema linfático e pulmão.

RESULTADOS

A sobrevida de pacientes submetidos a transplante cardíaco é de ao redor de 50% em 10 anos de seguimento. Durante o primeiro ano após o transplante, as principais causas de óbito são: falência do enxerto, infecção e rejeição. Após o quinto ano do procedimento, as causas de óbito mais incidentes são vasculopatia e falência do enxerto, neoplasia maligna e infecção.

Do ponto de vista funcional, os resultados dos pacientes que toleram o transplante cardíaco são entusiasmantes. Ao cabo de um ano, 35% dos pacientes retornam ao trabalho e aproximadamente 90% não demonstram limitações funcionais significativas.

REFERÊNCIAS BIBLIOGRÁFICAS

1. Bacal F, Souza-Neto JD, Fiorelli AI, Mejia J, Marcondes-Braga FG, Mangini S et al. II Diretriz Brasileira de Transplante Cardíaco. Arq Bras Cardiol. 2009; 94(1 supl.1):e16-e73.
2. Hertz MI, Aurora P, Christie JD et al. Registry of the International Society for Heart and Lung Transplantation: A quarter century of thoracic transplantation. J Heart Lung Transplant 2008; 27:937.
3. Roussel JC, Baron O, Perigaud C et al. Outcome of heart transplants 15 to 20 years ago: Graft survival, post-transplant morbidity, and risk factors for mortality. J Heart Lung Transplant 2008; 27:486.
4. Taylor DO, Edwards LB, Boucek MM et al. Registry of the International Society for Heart and Lung Transplantation: Twenty-second official adult heart transplant report. J Heart Lung Transplant 2005; 24:945.
5. Stevenson LW, Pagani FD, Young JB et al. INTERMACS profiles of advanced heart failure: The current picture. J Heart Lung Transplant 2009; 28:535.
6. Luckraz H, Sharples L, Charman S, Tsui S, Wallwork J, Parameshwar J et al. Does heart transplantation confer survival benefit in all risk groups? J Heart Lung Transplant. 2005; 24 (9): 1.231-4.
7. Dickstein K, Cohen-Solal A, Filippatos G, McMurray J, Ponikowski P, Poole Wilson P et al. ESC guidelines for the diagnosis and treatment of acute and chronic heart failure 2008: the Task Force for the diagnosis and treatment of acute and chronic heart failure 2008 of the European Society of Cardiology. Developed in collabo-

ration with the Heart Failure Association of the ESC (HFA) and endorsed by the European Society of Intensive Care Medicine (ESICM). Eur J Heart Fail 2008; 10 (10): 933-89.

8. Mehra M, Kobashigawa J, Starling R, Russell S, Uber P, Parameshwar J et al. Listing criteria for heart transplantation: International Society for Heart and Lung Transplantation guidelines for the care of cardiac transplant candidates. J Heart Lung Transplant 2006; 25 (9): 1.024-42.
9. Jessup M, Banner N, Brozena S, Campana C, Costard-Jäckle A, Dengler T et al. Optimal pharmacologic and non-pharmacologic management of cardiac transplant candidates: approaches to be considered prior to transplant evaluation: International Society for Heart and Lung Transplantation guidelines for the care of cardiac transplant candidates. J Heart Lung Transplant. 2006; 25 (9): 1.003-23.
10. Lund LH, Aaronson KD, Mancini DM et al. Validation of peak exercise oxygen consumption and the Heart Failure Survival Score for serial risk stratification in advanced heart failure. Am J Cardiol 2005; 95:734.
11. Klotz S, Wenzelburger F, Stypmann J et al. Reversible pulmonary hypertension in heart transplant candidates: To transplant or not to transplant. Ann Thorac Surg 2006; 82:1.770.
12. Myers J, Arena R, Dewey F, Bensimhon D, Abella J, Hsu L et al. A cardiopulmonary exercise testing score for predicting outcomes in patients with heart failure. Am Heart J. 2008; 156 (6): 1.177-83.
13. Odim J, Wheat J, Laks H, Kobashigawa J, Gjertson D, Osugi A et al. Peri-operative renal function and outcome after orthotopic heart transplantation. J Heart Lung Transplant 2006; 25 (2): 162-6.
14. Wood K, Becker B, McCartney J, D'Alessandro A, Coursin D. Care of the potential organ donor. N Engl J Med. 2004; 351 (26): 2.730-9.
15. Aziz T, Burgess M, Khafagy R, Wynn Hann A, Campbell C, Rahman A et al. Bicaval and standard techniques in orthotopic heart transplantation: medium-term experience in cardiac performance and survival. J Thorac Cardiovasc Surg. 1999; 118 (1): 115-22.
16. Shumway N, Lower R, Stofer R. Transplantation of the heart. Adv Surg 1966; 2: 265-84.
17. Chaccur P, Dinkhuysen J, Nina V, Abdulmassih C, Arnoni A, Souza L et al. Transplante cardíaco ortotópico pela técnica bicaval. Rev Bras Cir Cardiovasc 1997; 12 (2): 145-52.
18. Webb W, Howard H, Neely W. Practical methods of homologous cardiac transplantation. J Thorac Surg 1959; 37 (3): 361-6.
19. Crespo-Leiro M. Calcineurin inhibitors in heart transplantation. Transplant Proc 2005; 37 (9): 4.018-20.
20. Grimm M, Rinaldi M, Yonan NA, Arpesella G, Arizón Del Prado JM, Pulpón LA et al. Superior prevention of acute rejection by tacrolimus vs. cyclosporine in heart transplant recipients – a large European trial. Am J Transplant 2006; 6:1.387-97.

21. Mentz RM Jr., Jahania MS, Las ley RD. Tacrol imus as a rescue immunosuppressant after heart and lung transplantation. The US multicenter FK506 Study group. Transplantation 1998; 65: 109-13.

22. Kobashigawa JA, Meiser BM. Review of major clinical trials with mycophenolate mofetil in cardiac transplantation. Transplantation 2005; 80: S235-S243.

23. Hershberger R, Starling R, Eisen H, Bergh C, Kormos R, Love R et al. Daclizumab to prevent rejection after cardiac transplantation. N Engl J Med 2005; 352 (26): 2.705-13.

24. Raichlin E, Kushwaha SS. Proliferation signal inhibitors and cardiac allograft vasculopathy. Curr Opin Organ Transplant. 2008; 13: 543-50.

25. Bacal F, Veiga V, Fiorelli A, Bellotti G, Bocchi E, Stolf N et al. Analysis of the risk factors for allograft vasculopathy in asymptomatic patients after cardiac transplantation. Arq Bras Cardiol 2000; 75 (5): 421-8.

26. Bourke R, Rodriguez R, Tan C. Cardiac allograft rejection. In: Kirklin J. (editor). Heart transplantation. Philadelphia: Churchill Livingstone 2002: 464-520.

27. Hamond E, Renlund D. Cardiac allograft vascular (micro vascular) rejection. Curr Opin Organ Transplant 2002; 7: 233-9.

28. Weis M, von Scheidt W. Coronary artery disease in the transplanted heart. Annu Rev Med 2000; 51: 81-100.

29. Ross H, Hendry P, Dipchand A, Giannetti N, Hirsch G, Isaac D et al. Canadian Cardiovascular Society Consensus Conference on cardiac transplantation. Can J Cardiol. 2001; 11: 1.135-58.

30. Jindal R, Hjelmesaeth J. Impact and management of posttransplant diabetes mellitus. Transplantation 2000; 70 (11 Suppl): SS58-63.

31. Bortolotto L, Silva H, Bocchi E, Bellotti G, Stolf N, Jatene A. Long-term course and complications of arterial hypertension after heart transplantation. Arq Bras Cardiol 1997; 69 (5): 317-21.

32. Stamler J, Vaughan D, Rudd M, Mudge G, Kirshenbaum J, Young P et al. Frequency of hypercholesterolemia after cardiac transplantation. Am J Cardiol 1988; 62 (17): 1.268-72.

33. Bilodeau M, Fitchett D, Guerraty A, Sniderman A. Dyslipoproteinemias after heart and heart-lung transplantation: potential relation to accelerated graft arteriosclerosis. J Heart Transplant 1989; 8 (6): 454-9.

34. Feuerstein I, Geller A. Skin cancer education in transplant recipients. Prog Transplant 2008; 18 (4): 232-41.

35. Kellerman L, Neugut A, Burke B, Mancini D. Comparison of the incidence of de novo solid malignancies after heart transplantation to that in the general population. Am J Cardiol. 2009; 103 (4): 562-6.

36. Tjang YS, van der Heijden GJ, Tenderich G et al. Survival analysis in heart transplantation: Results from an analysis of 1290 cases in a single center. Eur J Cardiothorac Surg 2008; 33:856.

37. Meyer SR, Modry DL, Bainey K et al. Declining need for permanent pacemaker insertion with the bicaval technique of orthotopic heart transplantation. Can J Cardiol 2005; 21(2): 159-163.

Capítulo 15

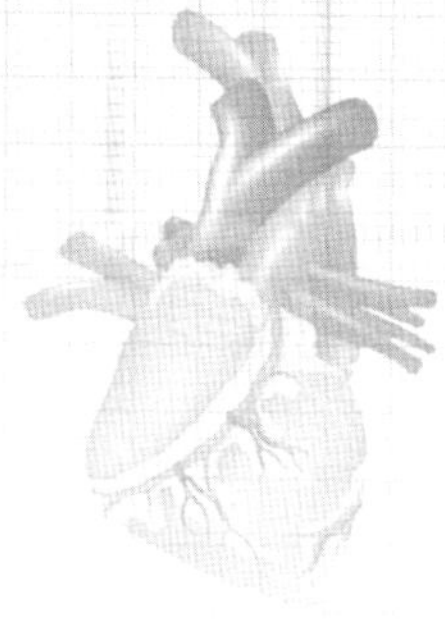

Pericardiopatias e Insuficiência Cardíaca

Paulo Ernesto Leães
Eduardo Zanette dos Santos
Marcelo Trombka

INTRODUÇÃO

As doenças pericárdicas podem se apresentar com quadro clínico de insuficiência cardíaca (IC) aguda ou crônica.

Na pericardite aguda, o sintoma mais importante é a dor torácica com características pleuropericárdicas, isso é, exacerba-se com a inspiração profunda, tosse ou espirro. Faz-se necessário comprometimento inflamatório do pericárdio parietal para o aparecimento de sintomatologia álgica, uma vez que o pericárdio visceral é destituído de fibras nervosas dolorosas. Indivíduos com pericardite aguda podem acumular grande quantidade de líquido no espaço pericárdico, a ponto de levar a comprometimento hemodinâmico, cursando com dispneia, hipotensão, taquicardia e IC.

A pericardite crônica pode levar à restrição do enchimento ventricular devido ao espessamento e/ou à calcificação do pericárdio pelo processo inflamatório que, em fases avançadas, envolve todo o pericárdio. A IC desenvolve-se lentamente e, além da dispneia aos esforços, caracteriza-se por acentuada congestão venosa periférica, com turgência jugular, ascite, hepatomegalia e edema de membros inferiores. A presença de ascite volumosa, desproporcional ao edema de membros inferiores, auxilia o médico na identificação da etiologia da IC. Os diagnósticos de pericardite constritiva e miocardiopatia restritiva devem ser lembrados nessa apresentação.

O objetivo deste capítulo é revisar o tamponamento cardíaco e a pericardite constritiva por sua associação com o quadro clínico de IC.

PERICÁRDIO

O pericárdio, serosa que recobre o coração, constitui-se de duas camadas: pericárdio parietal e pericárdio visceral. Essas camadas estão separadas por aproximadamente 50mL de líquido pericárdico, um ultrafiltrado plasmático rico em fosfolipídios que age como fator lubrificante, evitando forças de atrito excessivas entre uma membrana e outra.

O pericárdio funciona como barreira contra infecções, contribui para fixação do coração e para a restrição de seu volume, além de diminuir o atrito cardíaco com tecidos próximos.

Vale lembrar que as porções proximais dos grandes vasos da base do coração situam-se dentro do pericárdio, o que explica o hemopericárdio decorrente da dissecção da aorta proximal. Ressalta-se ainda que, em condições normais, a pressão intrapericárdica é negativa.

Uma variedade de patologias pode afetar o pericárdio. As principais síndromes clínicas decorrentes de seu comprometimento são: pericardite aguda, derrame pericárdico, tamponamento cardíaco, pericardite constritiva e pericardite efusivo-constritiva.

INSUFICIÊNCIA CARDÍACA E PERICARDITE CONSTRITIVA

Na pericardite constritiva ocorre espessamento progressivo do pericárdio, culminando com a formação de uma carapaça rígida que impede o completo enchimento diastólico do órgão, caracterizando a IC diastólica.

Fisiopatologia

Aproximadamente um terço dos pacientes com insuficiência cardíaca congestiva (ICC) apresenta insuficiência diastólica dominante. Esta é definida por congestão venosa pulmonar em virtude do relaxamento ou enchimento ventricular alterado. A rigidez na câmara cardíaca, dificultando o enchimento ventricular, decorre da combinação de três mecanismos: (a) sobrecarga de volume, como ocorre na insuficiência mitral; (b) hipertrofia de parede ventricular, como ocorre na cardiomiopatia restritiva; (c) decréscimo na distensibilidade ventricular, causado por compressão extrínseca dos ventrículos, como ocorre no tamponamento cardíaco e na pericardite constritiva.

Na forma clássica de pericardite constritiva, as cicatrizes fibrosas e as adesões de ambas as camadas pericárdicas resultam em verdadeira obliteração da cavidade pericárdica. A constrição pericárdica não modifica o enchimento inicial da fase diastólica; entretanto, o enchimento dos ventrículos é abruptamente prejudicado na mesodiástole, quando ocorre a imposição das propriedades mecânicas do pericárdio com baixa complacência sobre aquelas do ventrículo.

Etiologia

Qualquer processo inflamatório que acometa o pericárdio pode evoluir para pericardite constritiva. Em países mais desenvolvidos, as etiologias viral e idiopática são as mais frequentes. No Brasil e em nações menos desenvolvidas, a tuberculose continua sendo sua causa mais comum.

As principais causas de pericardite constritiva são:

- Idiopática.
- Infecções (viral, bacteriana, fúngica).
- Após cirurgia cardíaca.
- Após radioterapia.
- Doenças do tecido conjuntivo.
- Neoplasia.
- Uremia.
- Trauma.
- Sarcoidose.
- Asbestose.
- Induzida por fármacos.

Manifestações clínicas

Os sinais e sintomas sugestivos de IC direita incluem ascite, turgência jugular, distensão abdominal, edema de membros inferiores e até anasarca. Uma característica clínica importante no diagnóstico é a presença de volumosa ascite, sendo frequente que os pacientes já venham para a investigação com o cardiologista tendo realizado biópsia hepática prévia. Com a evolução da doença, pode haver apresentação de dispneia (congestão venocapilar pulmonar) e de baixa tolerância aos esforços, caracterizada por cansaço ou fadiga (débito cardíaco diminuído), sugerindo IC esquerda decorrente da insuficiência diastólica. Dor torácica pode existir. Anorexia e dispepsia aparecem como sintomas inespecíficos.

Outros achados no exame físico podem incluir hepatomegalia pulsátil, derrame pleural e sinal de Kussmaul. Cerca de 50% dos pacientes apresentam o sinal auscultatório do *knock* pericárdico, que corresponde à súbita cessação do enchimento ventricular. Caquexia cardíaca aparece em fases terminais.

Diagnóstico

- **Eletrocardiograma:** apresenta baixa voltagem com alterações inespecíficas da onda T, raramente com padrão de pseudoinfarto.
- **Radiografia de tórax:** em torno 30% dos casos demonstra calcificação do pericárdio. É mais prevalente na pericardite tuberculosa (Figura 15.1).
- **Ecocardiografia (ECG):** a fração de ejeção encontra-se geralmente preservada. Podem existir alguns sinais indiretos, como aumento dos átrios com dimensões ventriculares normais. Existe também variação respiratória. Durante a inspiração, há diminuição das velocidades de fluxo ao Doppler da onda "e" mitral. Durante a expiração, podem existir diminuição na velocidade de fluxo diastólica da veia hepática e aumento do fluxo diastólico reverso.
- **Tomografia computadorizada/ressonância magnética:** podem localizar e caracterizar as alterações anatômicas das lesões no pericárdio, bem como derrames, massas, anomalias congênitas e espessamento. Na constrição, a documentação anatômica torna possível diferenciar pericardite constritiva da miocardiopatia restritiva (Figuras 15.2 e 15.3).

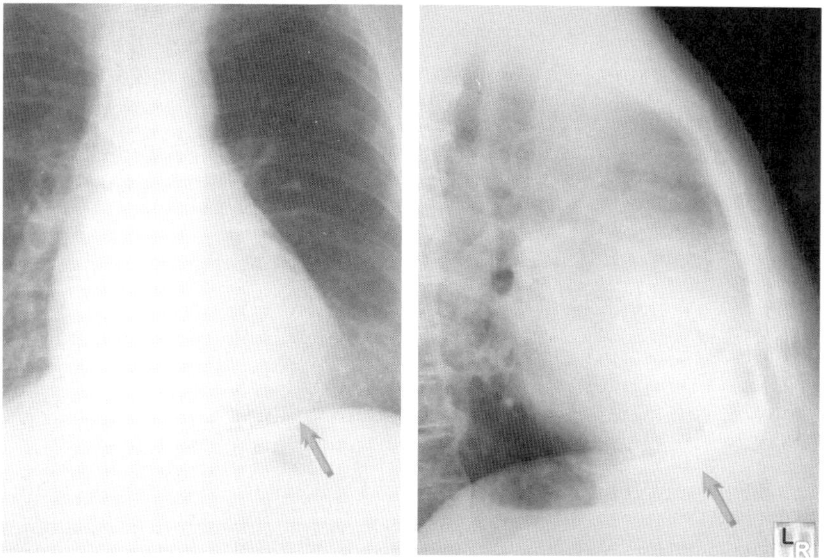

Figura 15.1 ■ Pericardite constritiva. (*Fonte:* http://drugster.info/img/ail/2030_2043_2.jpg.)

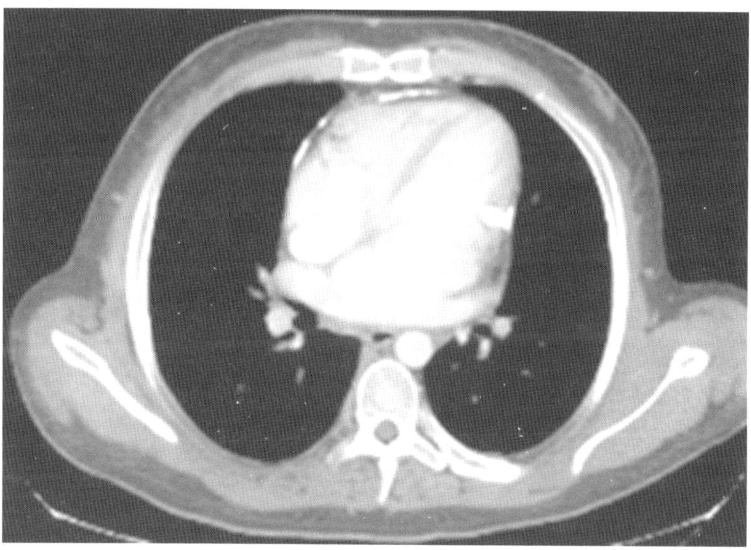

Figura 15.2 ■ Tomografia computadorizada (TC) demonstrando a presença de cálcio no pericárdio espessado de um paciente com pericardite constritiva. O cálcio aparece como densidades brancas. (*Fonte:* Fauci AS et al.)

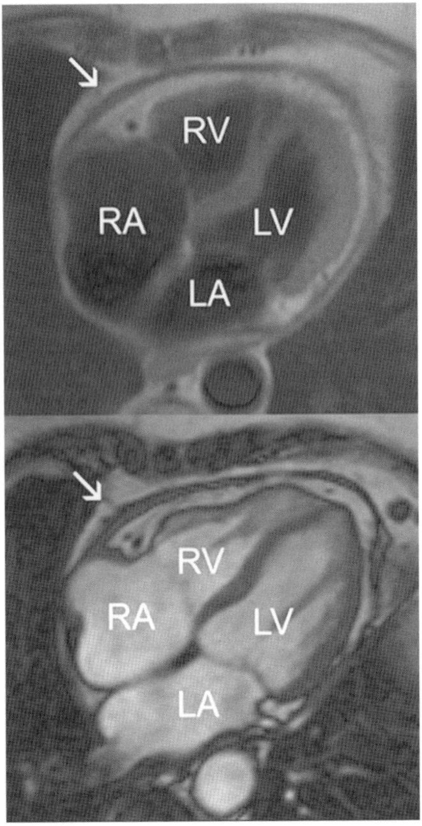

Figura 15.3 ■ Ressonância magnética com espessamento pericárdico difuso (*flechas*). (RA: átrio direito; RV: ventrículo direito; LA: átrio esquerdo; LV: ventrículo esquerdo.) (*Fonte:* Carerj S et al.)

Tratamento

A abordagem clínica conservadora da pericardite constritiva é, na melhor das hipóteses, paliativa, sem nenhum efeito substancial na história natural da doença. Os diuréticos diminuem a intensidade dos sintomas de sobrecarga hídrica. Os agentes bloqueadores atrioventriculares e antiarrítmicos são úteis na abordagem da fibrilação atrial.

A pericardiectomia cirúrgica permanece como única abordagem definitiva dessa patologia e deve ser realizada antes que a calcificação e o envolvimento miocárdico progridam; assim, a intervenção cirúrgica não deve ser adiada. Não obstante, a pericardiectomia não deve ser realizada em pacientes em classe funcional I da NYHA. Indivíduos em classe funcional avançada (IV-NYHA) obtêm menor benefício cirúrgico.

No pós-operatório imediato de pericardiectomia não é infrequente a evolução para baixo débito cardíaco. A melhora dos sintomas e a normalização das pressões cardíacas podem levar meses após a ressecção do pericárdio.

Diagnóstico diferencial

Devido à semelhança no quadro de IC diastólica, ressalta-se a importância na diferenciação entre pericardite constritiva e miocardiopatia restritiva (Quadro 15.1). As patologias miocárdicas restritivas afetam o enchimento ventricular desde o início da diástole. Conforme a cavidade relaxa lentamente, a rigidez exacerba-se com aumento compensatório da pressão atrial esquerda. Na pericardite constritiva, por sua vez, o enchimento ventricular fica prejudicado do meio para o fim da diástole.

INSUFICIÊNCIA CARDÍACA E TAMPONAMENTO CARDÍACO

O tamponamento cardíaco corresponde a uma síndrome clínica de baixo débito cardíaco secundário ao acúmulo de fluidos no espaço pericárdico, o que ocasiona diminuição do enchimento ventricular, altas pressões intracardíacas e comprometimento hemodinâmico. É uma emergência médica, apresentando altas taxas de morbimortalidade.

Fisiopatologia

O acúmulo de líquidos no espaço pericárdico finito causa um aumento da pressão pericárdica com compressão cardíaca e prejuízo no enchimento ventricular. As pressões intracardíacas aumentadas e seus baixos volumes comprometem o retorno venoso sistêmico. O pericárdio pouco distensível não permite que a parede livre do ventrículo direito se expanda durante a inspiração, quando há aumento do retorno venoso, levando ao deslocamento do septo interventricular para a esquerda e a menor enchimento ventricular esquerdo.

Quadro 15.1 ■ Diagnóstico diferencial entre pericardite constritiva e miocardiopatia restritiva

Característica	Pericardite constritiva	Miocardiopatia restritiva
Clínica		
Pulso paradoxal	+/–	–
Descenso "y" proeminente	+	–
Descenso "x" proeminente	+	–
Sinal de Kussmaul	+	–
B3/*Knock* pericárdico	+	+
B4	–	+
ECG		
Baixa voltagem	+	+
Ondas P anormais	+	+/–
Alternância elétrica	–	+
Radiografia de tórax		
Cardiomegalia	–	–
Calcificação pericárdica	+	–
Ecocardiografia		
Derrame pericárdico	–	–
Espessamento pericárdico	+	–
Ventrículo direito pequeno	–	–
Miocárdio espessado	–	+
Variação respiratória–onda E	+	–
TC/RM		
Espessamento pericárdico	+	–
Calcificação pericárdica	+	–
Estudo hemodinâmico		
Equalização das pressões	+	–
Biópsia miocárdica anormal	–	+

Adaptado de Nobre F, Serrano CV.

As pressões de enchimento cardíacas aumentam progressivamente, acompanhando os valores pressóricos pericárdicos. Quando a pressão pericárdica iguala-se à pressão diastólica ventricular esquerda, o enchimento ventricular fica limitado à sístole atrial. Progressivamente, as câmaras cardíacas vão se tornando cada vez menores e menos complacentes. Se a resposta compensatória adrenérgica com aumento do cronotropismo e do inotropismo não for capaz de manter o débito cardíaco, a consequência será o choque cardiogênico.

O tamponamento leve ou de "baixa pressão" pode ser observado quando as pressões intrapericárdicas estão modestamente elevadas, com uma equalização das pressões atriais; entretanto, não há elevação das pressões ventriculares.

Ressalte-se que o quadro clínico de tamponamento cardíaco está relacionado não só com o volume de fluido contido no espaço pericárdico, mas também com a velocidade de seu acúmulo e a distensibilidade do pericárdio. Assim, um acúmulo agudo de 150mL de líquido pode resultar em tamponamento grave, enquanto grandes volumes, de acumulação lenta em um pericárdio complacente, podem desencadear poucos efeitos sobre a função cardíaca.

Etiologia

Toda condição patológica que curse com derrame pericárdico ou hemorragia para o interior do saco pericárdico é causa potencial de tamponamento cardíaco. O Quadro 15.2 ilustra as principais causas de tamponamento cardíaco.

Após o tratamento agudo, o objetivo é o diagnóstico etiológico do derrame pericárdico, pois dele depende o tratamento para evitar a recidiva. O líquido pericárdico retirado pela pericardiocentese pode

Quadro 15.2 ■ Causas de tamponamento cardíaco

Hemopericárdio	Pericardite aguda	Pericardite crônica
Pós-operatório de cirurgia cardiovascular Dissecção aórtica tipo A IAM com ruptura de parede de VE Traumatismo torácico	Uremia Tuberculosa Bacteriana Lúpus eritematoso sistêmico Metástase pericárdica	Tuberculose Uremia Metástase pericárdica Mixedema Síndrome de Dressler

IAM: Infarto agudo do miocárdio; VE: ventrículo esquerdo.
Adaptado de Peter Libby et al.

ser analisado e suas características podem sugerir ou estabelecer definitivamente um diagnóstico, embora com acurácia limitada. A pericardioscopia com biópsia dirigida ao pericárdio tem maior acurácia diagnóstica.

Estudo[4] demonstrou que, em pacientes com derrame pericárdico de origem indeterminada que foram submetidos à pericardioscopia com biópsia, o diagnóstico por meio da análise do líquido pericárdico foi feito em 13,8%, a biópsia esclareceu o diagnóstico em 32,6% e uma associação de ambos os métodos levou ao diagnóstico de 45,05% dos casos. Outro trabalho,[6] em população com derrame pericárdico sem etiologia definida e com história recente ou antiga de neoplasia, estudos citológicos do líquido pericárdico, exames patológicos da biópsia pericárdica e biópsia pericárdica guiada pela pericardioscopia obtiveram sensibilidades diagnósticas de 75%, 65% e 97%, respectivamente.

Apresentação clínica

O espectro de apresentação clínica dos pacientes com tamponamento cardíaco varia da dispneia e do edema até o colapso circulatório franco. Precocemente, o tamponamento é manifestado por taquicardia, dispneia, edema e pressão venosa elevada. A tríade clássica do tamponamento cardíaco descrita por Claude S. Beck (tríade de Beck), incluindo hipotensão, pressão venosa jugular elevada e bulhas cardíacas abafadas, sugere tamponamento grave. O exame da onda venosa central mostra depressão "x" proeminente e ausência da depressão "y".

Além dos citados, o pulso paradoxal, definido pela queda de 10mmHg na pressão arterial sistólica durante a inspiração, costuma estar presente, embora não seja patognomônico. Em caso de positividade desse achado, diagnóstico diferencial deve ser feito com doença broncopulmonar obstrutiva crônica, infarto de ventrículo direito, embolia pulmonar e choque hipovolêmico.

Diagnóstico

A eletrocardiografia e a radiografia de tórax dificilmente estabelecem o diagnóstico diferencial entre o tamponamento cardíaco e o derra-

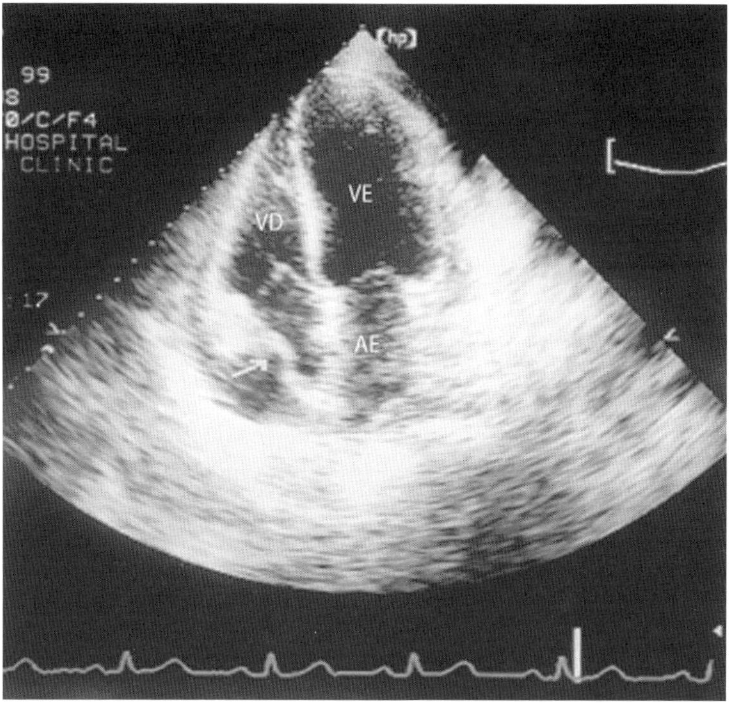

Figura 15.4 ■ Derrame pericárdico visto à ecocardiografia. Imagem da sístole ventricular precoce com parede atrial projetada para dentro da cavidade. (*Fonte:* Fauci AS et al.)

me pericárdico. A alternância elétrica da amplitude do complexo QRS é mais específica para derrames volumosos.

A ecocardiografia é uma modalidade rápida, não invasiva e altamente sensível para diagnosticar o tamponamento cardíaco, sendo o exame de escolha quando há suspeição clínica. Sinais sugestivos de tamponamento incluem: colapso diastólico do átrio e ventrículo direitos, desvio do septo interventricular para dentro do ventrículo esquerdo com a inspiração e, com o uso de Doppler, aumento da velocidade de fluxo tricúspide e redução da velocidade de fluxo mitral durante a inspiração (Figura 15.4). Está indicada também para excluir massas pericárdicas e disfunção ventricular e valvar como causas do comprometimento hemodinâmico.

Tratamento

Pericardiocentese percutânea

Sabendo-se que o tamponamento cardíaco é uma emergência médica, enquanto se prepara o equipamento para a pericardiocentese, o paciente com tamponamento pode ser assistido com sobrecarga cuidadosa de volume e inotrópicos. A pericardiocentese percutânea deve ser realizada em ambiente no qual estejam disponíveis equipamento e pessoal para suporte cardíaco avançado de vida.

Historicamente, a abordagem subxifóidea tem sido a mais usada, com agulha longa passando sob o xifoide e direcionada para o ombro esquerdo em um ângulo de 30 graus com a pele. A ecocardiografia realizada no ápice cardíaco pode frequentemente identificar uma janela por onde o pericárdio pode ser penetrado sem o risco de punção cardíaca.

A pericardiocentese percutânea é um procedimento rápido e seguro, quando realizado por profissional treinado. Complicações do procedimento incluem pneumotórax e laceração de ventrículo direito.

Pericardiectomia

Abordagem por esternotomia mediana ou toracotomia anterolateral fornece boa visualização para a pericardiectomia. Procedimentos menos invasivos estão disponíveis para drenagem de derrames pericárdicos quando a pericardiocentese não é possível, como a pericardiectomia subxifóidea ou técnicas alternativas sem toracotomia para formação de uma janela pericárdica.

PERICARDITE EFUSIVO-CONSTRITIVA

A pericardite efusivo-constritiva caracteriza-se por uma combinação de derrame pericárdico tenso e presença de constrição pericárdica visceral. Em geral, representa um estágio intermediário no desenvolvimento da pericardite constritiva. Causas dessa doença são as mesmas associadas à constrição: comumente tuberculose, malignidade e após radiação. Os padrões clínicos assemelham-se aos do tamponamento e aos da constrição. O exame clínico evidencia pulso paradoxal e um descenso "x" proeminente na ausência de um descenso "y". A silhueta

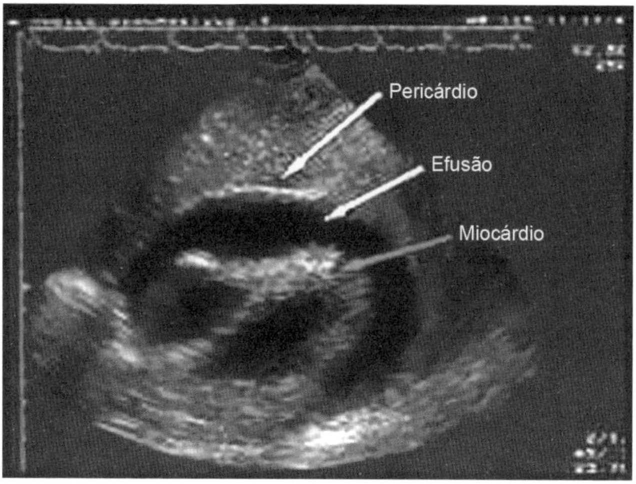

Figura 15.5 ■ Pericardite efusivo-constritiva à ecocardiografia.

cardíaca normalmente está aumentada devido ao derrame pericárdico, enquanto o ECG apresenta baixa voltagem do complexo QRS e alterações inespecíficas no segmento ST e na onda T. A ecocardiografia pode mostrar derrame pericárdico, pericárdio espessado e bandas pericárdicas fibrinosas (Figura 15.5). O diagnóstico é firmado quando, após pericardiocentese bem-sucedida, as pressões intracardíacas permanecem altas. O tratamento com pericardiectomia costuma ser eficaz.

BIBLIOGRAFIA

Carerj S et al. Heart failure diagnosis: the role of echocardiography and magnetic resonance imaging. Frontiers in Bioscience Jan 1 2009; 14:2688-703.

Dal-Bianco JP, Sengupta PP, Mookadam F, Chandrasekaran K, Tajik AJ, Khandheria BK. Role of echocardiography in the diagnosis of constrictive pericarditis. J Am Soc Echocardiogr 2009 Jan; 22(1):24-33.

Fauci AS et al. Harrison's principles of internal medicine. 17. ed. New York: McGraw-Hill, 2008.

Garg R, Singh A, Chockalingam A. Effusive constrictive pericarditis. Congest Heart Fail 2009 Jul-Aug; 15(4):199-201.

Goldman L, Ausiello D (eds.). Cecil medicine. 23. ed. Philadelphia: Saunders, 2008.

Guia de medicina hospitalar e ambulatorial de cardiologia UNIFESP/EPM. Ed. Manole, 2005.

Hoit BD. Management of effusive and constrictive pericardial heart disease. Circulation 2002; 105:2939-42.

http://drugster.info/img/ail/2030_2043_2.jpg

Ling LH, Oh JK, Breen JF et al. Calcific constrictive pericarditis: is it still with us? Ann Intern Med 2000; 132(6):444-50.

Ling LH, Oh JK, Schaff HV et al. Constrictive pericarditis in the modern era: evolving clinical spectrum and impact on outcome after pericardiectomy. Circulation 1999; 100(13):1380-6.

Nobre F, Serrano CV. Sociedade de Cardiologia do Estado de São Paulo. Tratado de Cardiologia SOCESP. Barueri: Manole, 2005.

Pêgo-Fernandes PM, Mariani AW et al. The role of videopericardioscopy in evaluating indeterminate pericardial effusions. Heart Surg Forum 2008; 11(1):E62-5.

Peter Libby et al. Braunwald's heart disease: a textbook of cardiovascular medicine. 8. ed.

Porte HL, Janecki-Delebecq TJ et al. Pericardioscopy for primary management of pericardial effusion in cancer patients. Eur J Cardiothorac Surg 1999; 16(3):287-91.

Schwefer M, Aschenbach R, Heidemann J, Mey C, Lapp H. Constrictive pericarditis, still a diagnostic challenge: comprehensive review of clinical management. Eur J Cardiothorac Surg 2009 Sep; 36(3):502-10.

Topol EJ. Tratado de cardiologia. 2. ed.

Tsang TS et al. Consecutive 1127 therapeutic echocardiografically guided pericardiocenteses. Mayo Clinic Proc 2002: 77 429-36.

Capítulo 16

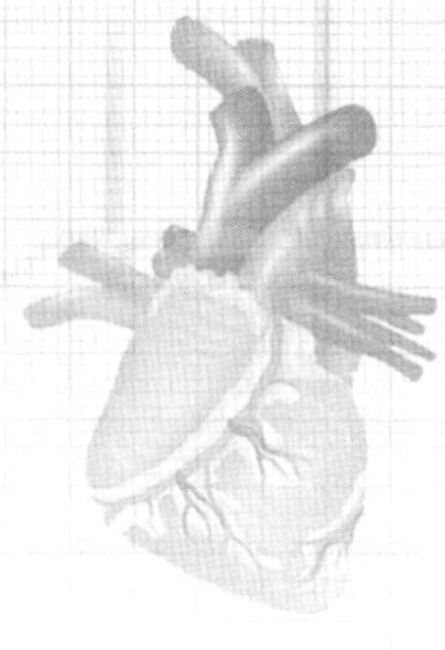

Cor Pulmonale

Gisela M. Bohns Meyer
Fernanda Brum Spilimbergo
Márcia Castilhos Puchalski
Bruno Hochhegger
Francine de Souza Dalpian
Bruna Doleys Cardoso

INTRODUÇÃO

A expressão *cor pulmonale* ainda é muito popular na literatura médica, mas sua definição varia e não há, atualmente, um consenso. Há cerca de 40 anos, um comitê de especialistas da Organização Mundial de Saúde definiu-a como "hipertrofia do ventrículo direito resultante de doenças que afetam a função e/ou a estrutura dos pulmões". Essa definição patológica é, na verdade, de valor limitado na prática clínica. Tem sido proposta a substituição do termo "hipertrofia" pela expressão "alteração da estrutura e função do ventrículo direito". Também, a presença de edema em pacientes com insuficiência respiratória sugere a existência de *cor pulmonale*. Finalmente, como hipertensão arterial pulmonar é a condição *sine qua non* de *cor pulmonale*, acredita-se que a melhor definição seja: hipertensão arterial pulmonar (HAP), resultante de doenças que afetam a estrutura e/ou a função dos pulmões, acarretando alterações do ventrículo direito (hipertrofia e/ou dilatação) que, com o tempo, levam à insuficiência cardíaca (IC) direita. Nesse grupo não se incluem disfunção cardíaca direita ocasionada por doença do coração esquerdo e cardiopatias congênitas.

A *cor pulmonale* pode ser crônica ou aguda. A primeira, tradicionalmente, implica hipertensão pulmonar relacionada com a doença pulmonar obstrutiva ou restritiva, enquanto a segunda, normalmente, se refere ao desenvolvimento de hipertensão pulmonar aguda resultante de uma obstrução cuja principal causa é a embolia pulmonar maciça.

Este capítulo abordará a *cor pulmonale* crônica.

INCIDÊNCIA E ETIOPATOGENIA

Incidência

A incidência de *cor pulmonale* varia entre os países e, ainda, entre as zonas urbana e rural e com o grau de exposição à poluição do ar.

Em geral, em áreas onde a poluição do ar é intensa e a bronquite crônica e o enfisema são prevalentes, a incidência de *cor pulmonale* é bastante alta.

Nos EUA, corresponde a cerca de 6% a 7% de todos os tipos de doença cardíaca no adulto, sendo a doença pulmonar obstrutiva crônica (DPOC) a causa mais comum dessa alteração.

Um estudo realizado em Sheffield, no Reino Unido, tentou determinar a prevalência de pacientes em risco de desenvolver hipertensão pulmonar e *cor pulmonale*, ou seja, pacientes com doença pulmonar hipoxêmica. Na população em estudo, com idade ≥ 45 anos, estimou-se que 0,3% tinha tanto uma tensão arterial de oxigênio (PaO_2) abaixo de 55mmHg como um volume expiratório forçado no primeiro segundo (VEF_1) abaixo de 50% do valor previsto. Para a Inglaterra e o País de Gales, isso poderia representar 60 mil indivíduos em risco de hipertensão pulmonar e elegíveis para oxigenoterapia de longa duração.

A mortalidade relacionada com *cor pulmonale* também é difícil de ser avaliada. Não existem dados sobre a mortalidade resultante de doença pulmonar crônica (100.000/ano nos EUA), mas não se conhece com precisão o papel desempenhado pela hipertensão pulmonar secundária nessa mortalidade. A hipertensão pulmonar é uma complicação, entre outras, da DPOC avançada e não é possível separá-la da doença causal.

Etiopatogenia – quais doenças crônicas pulmonares podem levar à *cor pulmonale*?

As doenças que podem causar *cor pulmonale* são condições nas quais há hipóxia crônica, como mostra o Quadro 16.1.

A DPOC é responsável por 80% a 90% dos casos de insuficiência respiratória crônica e *cor pulmonale*. Entre as doenças pulmonares restritivas, a cifoescoliose, a fibrose pulmonar idiopática e a pneumoconiose são as principais causas de *cor pulmonale*. Já nas de origem "central", a síndrome da hipoventilação da obesidade (p. ex., "síndrome de Pickwick") é uma causa relativamente frequente.

A etiologia também pode ser agrupada conforme os mecanismos de doença, descritos no Quadro 16.2.

Quadro 16.1 ■ Etiologia da *cor pulmonale* crônica

Doenças pulmonares obstrutivas
DPOC (bronquite obstrutiva crônica, enfisema e sua associação)
Asma (com obstrução irreversível)
Fibrose cística
Bronquiectasia
Bronquiolite obliterante
Doenças pulmonares restritivas
Doenças neuromusculares: esclerose lateral amiotrófica, miopatia, paralisia diafragmática bilateral etc.
Cifoescoliose
Toracoplastia
Sequela de tuberculose pulmonar
Sarcoidose
Pneumoconiose
Doenças pulmonares relacionadas com uso de drogas/fármacos
Alveolite alérgica extrínseca
Doenças do tecido conjuntivo
Fibrose pulmonar intersticial
Insuficiência respiratória de origem "central"
Hipoventilação central alveolar
Síndrome da hipoventilação da obesidade (anteriormente síndrome de Pickwick)
Síndrome da apneia do sono
Hipertensão pulmonar idiopática
Tromboembolismo pulmonar crônico
Doenças do leito vascular pulmonar

Quadro 16.2 Mecanismos fisiopatológicos da *cor pulmonale*

Mecanismo	Exemplos
Vasoconstrição pulmonar	Hipoxia alveolar ou acidose sanguínea
Redução anatômica do leito vascular pulmonar	Enfisema, embolia pulmonar, bronquite, doença intersticial pulmonar
Aumento da viscosidade sanguínea	Policitemia, anemia falciforme, macroglobulinemia
Hipertensão pulmonar	Hipertensão arterial pulmonar idiopática

Vasoconstrição pulmonar

O leito vascular pulmonar pode ser reduzido por simples vasoconstrição. Esse mecanismo pode ocorrer na ausência de qualquer alteração orgânica do pulmão e pode ser encontrado em várias circunstâncias relacionadas com a presença de hipóxia alveolar. O endotélio vascular exerce papel importante como mediador desse mecanismo, embora este possa ser multifatorial.

Redução anatômica do leito vascular pulmonar

Os mecanismos fundamentalmente relacionados com a redução do leito vascular pulmonar são a destruição dos septos pulmonares, como ocorre no enfisema pulmonar, a ressecção cirúrgica de parte do parênquima pulmonar e a obliteração da luz dos vasos pulmonares, como ocorre nos processos tromboembólicos.

Aumento da viscosidade sanguínea

O único mecanismo eficiente para aumentar a viscosidade sanguínea é a poliglobulia, seja primária (policitemia *vera*), seja secundária (hipoventilação alveolar, altitude, *shunt* venoarterial, meta-hemoglobinemia, tumor vascular etc.). A poliglobulia que participa dos quadros de *cor pulmonale* é decorrente de hipoxia alveolar e exige lentificação do fluxo sanguíneo para elevar de modo importante a resistência vascular pulmonar.

Hipertensão pulmonar

O progressivo comprometimento da árvore vascular pulmonar, habitualmente como consequência de estreitamento e obstrução/obliteração de pequenas artérias e arteríolas, acompanhado de redução da distensibilidade dos vasos e do pulmão adjacente, bem como dos distúrbios da troca gasosa alveolar, provoca aumento da resistência vascular pulmonar e, portanto, hipertensão pulmonar, pré-requisito para o desenvolvimento de *cor pulmonale*.

MANIFESTAÇÕES CLÍNICAS

Os sintomas costumam ser inespecíficos. Mais comumente, os pacientes apresentam dispneia, dor torácica, taquicardia e síncope, geralmente relacionados com o esforço físico. Em casos mais graves, com falência ventricular direita e congestão hepática, a plenitude gástrica e o desconforto abdominal podem estar presentes.

Os sintomas podem ser súbitos, especialmente nos estágios iniciais da doença, e equivocadamente atribuídos à doença pulmonar associada como, por exemplo, nos casos de DPOC, nos quais o paciente frequentemente se queixa de fadiga, dispneia, tosse e sibilos.

O exame clínico da *cor pulmonale* crônica pode ser dividido em duas fases: na primeira, quando não há falência funcional do ventrículo direito (VD), encontram-se os sinais de hipertrofia dessa câmera e hiperfonese da segunda bulha cardíaca na área pulmonar. Na segunda, quando o VD entra em insuficiência, surgem os elementos semióticos dessa síndrome: jugulares ingurgitadas, hepatomegalia, edema generalizado e ritmo de galope.

Encontram-se também, nesses pacientes, os sinais e sintomas da doença pulmonar responsável pela *cor pulmonale*, destacando-se a cianose, o hipocratismo digital, a poliglobulia, além das alterações específicas de cada doença, como é o caso do tórax em barril dos pacientes enfisematosos.

AVALIAÇÃO DIAGNÓSTICA

Tendo em vista que os sinais e sintomas da *cor pulmonale* são bastante inespecíficos, faz-se necessária a utilização de métodos diagnósticos invasivos e não invasivos, a fim de determinar a presença e o grau de comprometimento cardíaco, incluindo os seguintes:

- Eletrocardiograma (ECG).
- Ecocardiografia.
- Testes de função pulmonar.
- Exames de imagem torácica (radiografia, tomografia computadorizada e ressonância magnética).
- Cateterismo cardíaco direito.
- Biomarcadores.

Eletrocardiograma

O ECG pode demonstrar sinais de sobrecarga de câmaras direitas, que incluem desvio de eixo para direita, aumento da amplitude da onda P em DII (*P pulmonale*) e bloqueio de ramo direito completo ou incompleto. A detecção da hipertrofia ventricular direita pelo ECG tem alta especificidade, mas baixa sensibilidade. Um ECG normal não exclui a presença de HAP, particularmente em pacientes com DPOC.

Ecocardiografia

A ecocardiografia, atualmente, é recomendada para avaliação inicial de pacientes com suspeita de hipertensão pulmonar por promover, de modo não invasivo, acessível e de baixo custo, a avaliação de parâmetros morfofuncionais e hemodinâmicos com segurança e relativa acurácia. A avaliação morfofuncional do VD é prejudicada por sua geometria complexa e pela grande dificuldade em definir os bordos endocárdicos de sua fina parede livre.

A estimativa da pressão sistólica na artéria pulmonar por ecocardiografia está baseada na identificação por *color-Doppler* do refluxo tricúspide (presente em torno de 96% dos pacientes com HAP) e na medida da velocidade máxima desse jato regurgitante (V_{TR}) com Doppler contínuo. A velocidade máxima do refluxo possibilita o cálculo do gradiente sistólico entre o VD e o átrio direito (AD) por meio da equação simplificada de Bernoulli ($4V_{TR}^2$). A soma do gradiente sistólico e da pressão de átrio direito (PAD) fornece o valor da pressão sistólica ventricular direita (PSVD), que, na ausência de obstrução ao fluxo entre o VD e a artéria pulmonar, representará a pressão sistólica na artéria pulmonar (PSAP). Existe uma boa correlação nos registros de pressão obtidos por Doppler e cateterismo (0,95 a 0,97), os quais não são afetados por variações de débito cardíaco. Em pacientes com grandes dilatações ventriculares e hipertensão pulmonar grave, o cálculo por Doppler pode subestimar em torno de 20% a PSAP.

Estudos recentes enfatizam a importância da função ventricular direita no prognóstico de várias doenças cardiopulmonares, e a busca por métodos semiquantitativos ou quantitativos que promovam a avaliação com melhor acurácia tem sido constante. Entre esses salienta-se a mudança fracional da área do VD, a velocidade de deslocamento do anel tricúspide, a medida da velocidade sistólica pelo Doppler tecidual no anel tricúspide e o índice de desempenho miocárdico.

A mudança fracional da área do VD, medida pelo plano apical quatro câmaras apresenta boa correlação com a fração de ejeção medida pela ressonância magnética (r = 0,88) e tem sido relacionada com prognóstico, sendo um preditor independente de insuficiência cardíaca, morte súbita, acidente vascular encefálico e/ou mortalidade em estudos de paciente após embolia pulmonar e infarto. As medidas são obtidas por planimetria da cavidade ventricular direita, a partir deste corte, no final da diástole e da sístole, promovendo uma avaliação da variação percentual da área do VD, que é interpretada como um índice de desempenho sistólico dessa câmara. Valores menores que 35% indicam disfunção sistólica ventricular direita.

A função sistólica também pode ser avaliada pela velocidade do deslocamento do anel tricúspide. Durante a sístole, devido ao encurtamento sistólico longitudinal do VD, que reflete a integridade da contratilidade do septo interventricular e da parede livre do VD, ocorre deslocamento do anel tricúspide em direção ao ápice. Essa medida é obtida por meio da análise do deslocamento do anel da valva tricúspide, durante a sístole e a diástole, ao longo de uma linha reta, através do registro do modo M a partir de um corte apical quatro câmaras com o cursor passando pelo anel lateral da válvula tricúspide, no ponto de junção com a parede livre do VD (Figura 16.1). Uma excursão anular menor do que

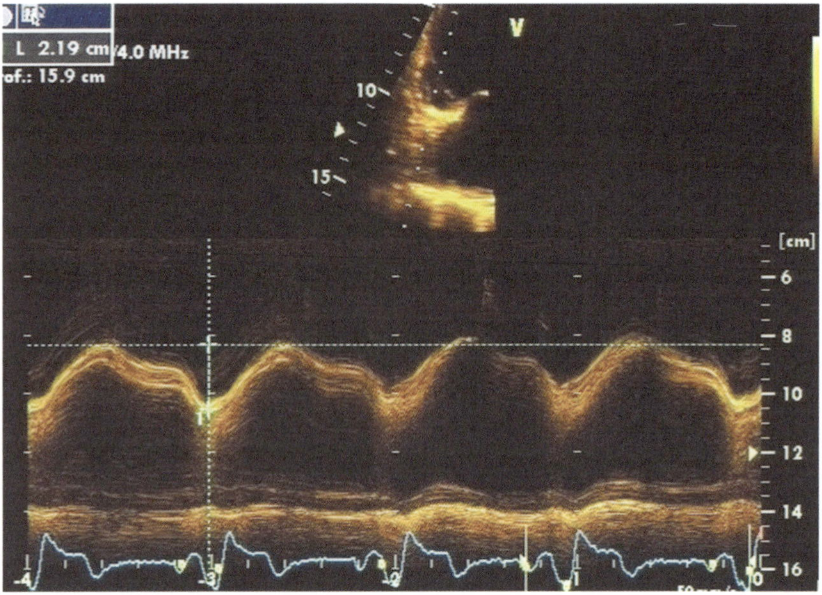

Figura 16.1 ■ Corte apical quatro câmaras.

1,6cm tem sido associada à disfunção ventricular e pior prognóstico em uma variedade de doenças cardiovasculares.

Essa movimentação do anel tricúspide descrita anteriormente também pode ser avaliada pelo Doppler tecidual, por meio da medida da velocidade da onda sistólica (S'). Apresenta ótima correlação com a função do VD, e valores menores do que 11,5cm/s predizem disfunção ventricular.

O índice de desempenho miocárdico (índice de TEI) possibilita a avaliação da função sistólica global do VD. Com a amostra de volume do Doppler pulsado no nível da válvula tricúspide e na via de saída do VD obtêm-se o tempo entre a abertura e o fechamento da válvula tricúspide (a) e o tempo de ejeção (b), respectivamente. O índice de desempenho miocárdico é calculado como (a – b)/b (Figura 16.2).

O valor normal é 0,28 ± 0,04. Um índice de TEI aumentado, maior do que 0,40, é um marcador sensível e específico de hipertensão pulmonar e disfunção ventricular direita e também se correlaciona com a sobrevida.

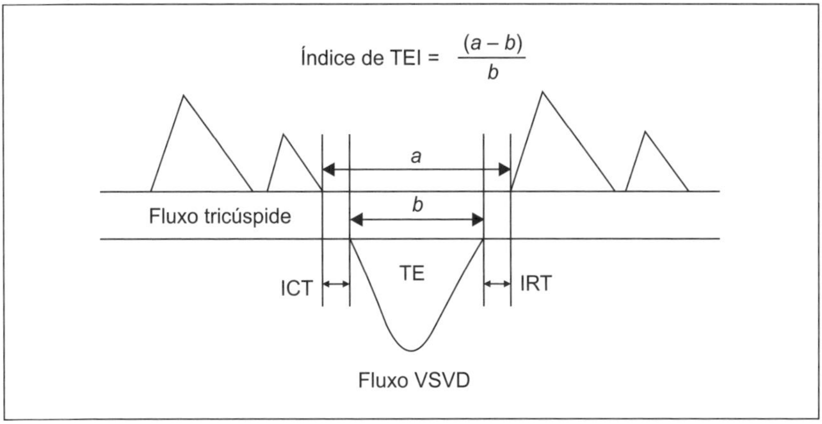

Figura 16.2 ■ Avaliação da função sistólica global do ventrículo direito pelo índice de desempenho miocárdico (índice de TEI).

Com o aprimoramento dos aparelhos e o desenvolvimento de novos métodos e modalidades ecocardiográficas, proporcionam-se melhores resultados com boa reprodutibilidade dos dados que auxiliam a avaliação da disfunção ventricular, a estimativa das pressões pulmonares e o prognóstico dos pacientes.

Testes de função pulmonar

Os testes de função pulmonar têm papel importante nos pacientes com história de doença pulmonar de base e com função cardíaca normal. É importante considerar que somente a doença intersticial pulmonar (com volume abaixo de 50% do normal) produz hipertensão pulmonar secundária. Além disso, esses testes são úteis na avaliação e no acompanhamento da doença de base.

Exames de imagem torácica

A avaliação radiográfica do VD fornece informações sobre o tamanho, a forma da cavidade ventricular, a trabeculação e a massa do miocárdio do VD. O diagnóstico de disfunção de VD não depende apenas de demonstração direta de uma anormalidade, mas da identificação e quantificação de anomalias associadas e possíveis etiologias. A utilidade das modalidades de imagem é o produto de sua sensibilidade e especificidade, bem como dos custos e riscos ao paciente.

Radiografia de tórax

A avaliação do VD na radiografia é muito limitada, mas este é um exame barato e de muita utilização. A dilatação do VD não pode ser demonstrada diretamente no exame radiográfico simples. Mudanças na posição do coração no tórax e na aparência das bordas laterais da silhueta cardíaca, entretanto, são úteis como sinais inferenciais da dilatação do VD. A alteração radiográfica mais comum em pacientes com aumento de VD é a rotação no sentido horário do coração (Figura 16.3).

Ressonância magnética (RM) e tomografia computadorizada (TC) de múltiplas fileiras de detectores

A RM e a TC de múltiplas fileiras de detectores são os meios de imagem que promovem a mais acurada avaliação da forma e da morfologia interna do VD. A aquisição de imagens em modo dinâmico mostra a função de contração do VD, incluindo a orientação do septo interventricular e a função da valva tricúspide. A alta resolução temporal de aquisição,

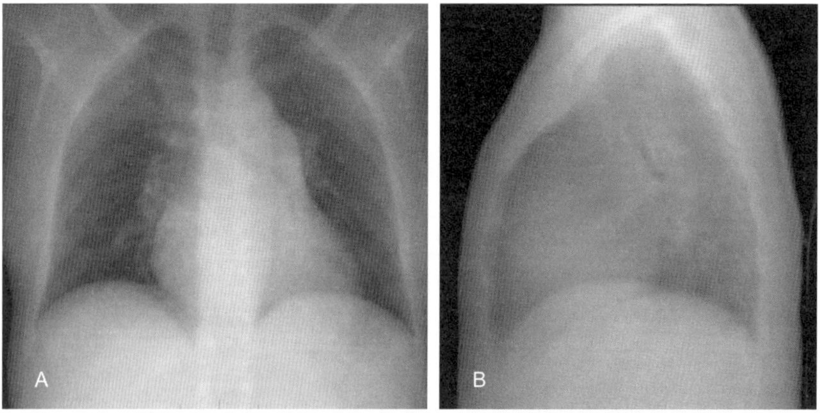

Figura 16.3 ■ Radiografia de tórax. **A** Radiografia frontal mostrando um abaulamento côncavo da margem cardíaca à direita, sugestiva de aumento de volume ventricular direito. Em **B**, é confirmada a hipótese com a redução do espaço retroesternal por aumento do VD.

especialmente de RM, proporciona imagens do VD, tanto no final da diástole como da sístole. A partir dessas imagens, o volume da cavidade ventricular e o da massa miocárdica podem ser calculados e avaliados.

As alterações nos pacientes com doença pulmonar são mediadas pela resistência pulmonar e o aumento da pressão sistólica no VD gerada em resposta a ela. Nessas circunstâncias, a manutenção do estresse da parede miocárdica é conseguida mediante incremento da massa miocárdica e aumento da espessura da parede, ou seja, as hipertrofias do miocárdio do VD. A hipertrofia crônica do VD e o aumento da resistência pulmonar, muitas vezes, passam a causar dilatação e insuficiência deste.

As doenças da vasculatura pulmonar podem ser adquiridas, como no caso do tromboembolismo pulmonar, ou podem ser primárias, como no caso da hipertensão pulmonar idiopática. Em ambas as categorias de doença, há redução na área transversal do leito vascular pulmonar, causando aumento da resistência pulmonar, hipertensão pulmonar e hipertrofia do VD (Figuras 16.4 e 16.5).

Cateterismo cardíaco direito

Considerado o exame padrão-ouro para diagnóstico, quantificação e caracterização da hipertensão pulmonar (HP), esse exame faz-se necessário para melhor avaliação da etiologia da HP quando outras comorbi-

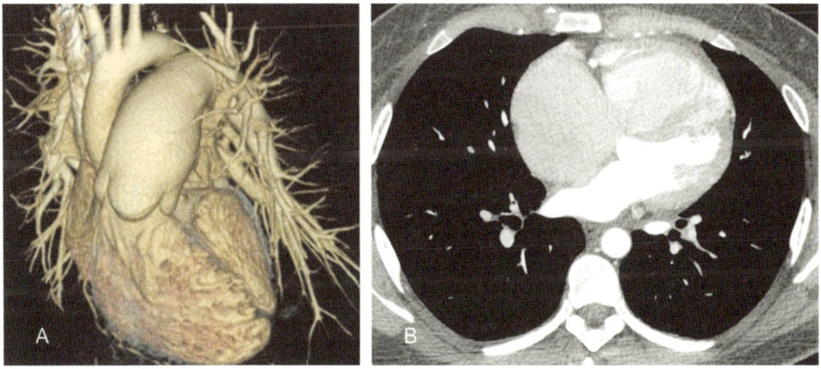

Figura 16.4 ■ Tomografia computadorizada. **A** Tomografia computadorizada tridimensional do VD. Em **B**, o corte axial por TC mostra aumento muito grande do VD em comparação com o ventrículo esquerdo.

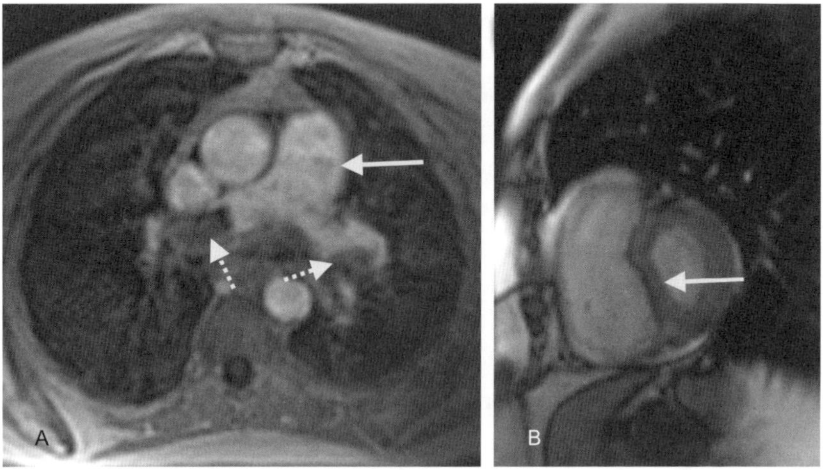

Figura 16.5 ■ Ressonância magnética. Em **A**, identifica-se aumento do diâmetro das artérias pulmonares por embolia pulmonar maciça (*setas*). Em **B**, identifica-se tortuosidade do septo do VD por aumento da pressão do VD.

dades, também responsáveis pelo desenvolvimento de HP, estão presentes, a fim de definir a real etiologia, como, por exemplo, um paciente enfisematoso grave que apresente um quadro de cardiopatia isquêmica e IC esquerda com hipertensão pulmonar consequente. As avaliações das medidas de pressões pulmonares, débito cardíaco e, em especial, pressão em cunha da artéria pulmonar são essenciais para que se possa determinar o fator causal da hipertensão pulmonar nesse contexto.

Biomarcadores

Estudos com biomarcadores em IC são bastante extensos e importantes para avaliação e acompanhamento do paciente.

A endotelina é um potente vasoconstritor peptídico liberado por células endoteliais através da circulação. Conforme vários relatos têm documentado, a endotelina 1 apresenta aumento dos níveis circulantes em pacientes com IC. A endotelina plasmática está diretamente relacionada com a pressão arterial pulmonar e com a resistência vascular pulmonar e parece que ela desempenha um papel fisiopatológico na avaliação e no desenvolvimento de HAP. Na patogênese da IC, as citocinas inflamatórias, incluindo TNF-α e IL-1β, também podem desempenhar importante papel.

Em pacientes com IC, evidências sugerem que o estresse oxidativo encontra-se aumentado sistemicamente e no miocárdio. Isso pode ser resultante de uma capacidade antioxidante reduzida ou de uma produção elevada de radicais reativos de oxigênio, os quais podem ser uma consequência da estimulação por citocinas inflamatórias ou do estresse mecânico do miocárdio. Estudos em modelos animais sugerem que os antioxidantes podem ter valor terapêutico em pacientes com insuficiência miocárdica.

A troponina cardíaca, um sensível indicador de isquemia do miocárdio em doença arterial coronariana, é outro biomarcador promissor para avaliação da função ventricular direita em pacientes com HAP.

Na fase avançada, na qual há lesão do miocárdio, ocorre o aparecimento dos peptídeos natriuréticos, pois estes estão diretamente relacionados com a falência miocárdica, bem como com a IC avançada congestiva. Os hormônios natriuréticos pertencem a uma família de peptídeos vasoativos que atuam no equilíbrio da vasodilatação arterial e venosa, promovendo natriurese.

O BNP (peptídeo natriurético cerebral) é sintetizado como um pré-hormônio designado pró-BNP. Após a estimulação dos cardiomiócitos, o pró-BNP é clivado por uma protease, formando uma porção amino-terminal (pró-BNP NT) e uma carboxiterminal, que é biologicamente ativa, o BNP. Ambos os peptídeos são liberados para a circulação sanguínea. O BNP, o pró-BNP e a parte restante do pró-hormônio pró-BNP NT circulam no plasma e podem ser medidos por imunoensaio.

Uma vez que o BNP é principalmente liberado pelo ventrículo, torna-se um marcador mais direto da disfunção ventricular direita associada à doença pulmonar, incluindo DPOC, hipertensão pulmonar primária e embolia pulmonar. Então, o BNP pode estar elevado na presença de IC direita isolada, embora suas características preditivas na detecção da insuficiência cardíaca direita entre os pacientes com doença pulmonar não sejam bem estabelecidas.

O pró-BNP NT, apesar de ter uso clínico similar ao BNP, apresenta algumas vantagens. O tempo de meia-vida é mais longo, em torno de 60 a 120 minutos contra 20 minutos do BNP; além disso, tem maior concentração plasmática, o que facilita sua detecção, e uma variação interindividual menor, praticamente sem variação diurna. Por outro lado, valores normais de pró-BNP NT excluem, praticamente, a IC.

Na HAP ocorre aumento dos níveis circulantes do BNP. Desse modo, o BNP plasmático pode servir como biomarcador de sobrecarga de VD e como ferramenta útil para monitorização da função do VD em pacientes com HAP. Ademais, o aumento progressivo nos níveis plasmáticos de BNP pode indicar iminente falência do VD, antes mesmo de os pacientes se tornarem sintomáticos. Nesses pacientes, um nível crescente de BNP pode sinalizar maior necessidade de terapia ou, até mesmo, a consideração de transplante pulmonar.

TRATAMENTO

O tratamento da *cor pulmonale* já instalada, além do tratamento da doença de base, baseia-se na melhora da oxigenação e contratilidade do VD, com consequente melhora do débito cardíaco e transporte de oxigênio.

Oxigenoterapia contínua

A oxigenoterapia contínua, em pacientes com DPOC e hipoxemia, melhora a sobrevida, apesar da progressiva obstrução ao fluxo aéreo e da hipoxemia. Um dos objetivos em pacientes com DPOC é atenuar o desenvolvimento de hipertensão pulmonar e reduzir a frequência de episódios de descompensação cardíaca. Sendo a hipoxia alveolar o principal determinante do aumento da RVP e da PAP, é lógico tratar os pacientes com DPOC hipoxêmica apresentando hipertensão pulmonar. A oxigenoterapia prolongada é considerada o melhor tratamento para a hipertensão pulmonar em pacientes com DPOC. No futuro, esse tratamento pode ser combinado com específicos vasodilatadores pulmonares.

Diuréticos

O uso dos diuréticos é essencial no manejo da descompensação aguda da *cor pulmonale*, pois melhora as funções ventriculares direita e esquerda, quando a pressão de enchimento do VD estiver elevada.

Cuidado é necessário em relação à depleção hídrica excessiva, a qual pode acarretar piora clínica, pois o débito cardíaco na falência do VD é muito dependente da pré-carga. Outro inconveniente do balanço hídrico excessivamente negativo é o aumento da viscosidade sanguínea, que pode piorar o fluxo sanguíneo no leito vascular pulmonar. O uso excessivo de diuréticos também pode acarretar a alcalose metabólica com consequente supressão da ventilação.

Digital

O uso do digital só deve ser considerado quando a IC esquerda estiver associada. Na *cor pulmonale* pode ocorrer a falência do VE, principalmente na hipertensão pulmonar grave, com grande aumento do VD e consequente aumento da tensão no septo interventricular, comprometendo a complacência do VE. Nessa situação, o uso de digital pode ser considerado.

Vasodilatadores

Vários agentes vasodilatadores (incluindo hidralazina, nitrato, antagonistas do cálcio e inibidores da enzima conversora da angiotensina [IECA]) têm sido utilizados para melhorar a HAP relacionada com doenças pulmonares crônicas; entretanto, geralmente, não resultam em melhora significativa ou sustentada e podem estar associados a efeitos adversos indesejados. Da mesma maneira, ainda não há evidência significativa de que os novos vasodilatadores específicos para tratamento da HAP (inibidores da fosfodiesterase, inibidores de endotelina e/ou prostaciclina e seus derivados) ofereçam benefício aos pacientes com HAP associada à doença pulmonar crônica. São necessários novos estudos que comprovem a indicação desse grupo de agentes no tratamento da *cor pulmonale*.

Flebotomia

Pacientes com policitemia grave submetidos à flebotomia apresentam queda da PAP e da RVP, e também da capacidade ao exercício. Entretanto, a indicação de flebotomia passará a ser cada vez menos frequente, na medida em que o uso de oxigenoterapia prolongada nos pacientes com DPOC e hipoxemia tem sido mais frequentemente indicado, exceto quando houver descompensações agudas da *cor pulmonale* ou quando houver persistência da policitemia, apesar da oxigenoterapia domiciliar prolongada adequada.

PROGNÓSTICO

A prevalência de IC direita descompensada diminuiu consideravelmente com a aplicação de oxigenoterapia prolongada, com consequente melhora no prognóstico.

O nível da PAP é um bom indicador de prognóstico em DPOC e em várias categorias de doenças respiratórias crônicas, como fibrose pulmonar idiopática e como sequela de tuberculose pulmonar.

O prognóstico é pior em pacientes com DPOC e hipertensão pulmonar, quando comparados aos similares pacientes sem hipertensão pulmonar. Nos pacientes com DPOC com grau leve de hipertensão pulmonar, a sobrevida em 5 anos é de cerca de 50%. O prognóstico é particularmente ruim para pacientes com hipertensão pulmonar grave.

BIBLIOGRAFIA

Al-Barjas M et al. European Journal of Heart Failure 2004; 3:51 Suppl. 1; A 223.

Anavekar NS, Skali H, Bourgoun M et al. Usefulness of right ventricular fractional area change to predict death, heart failure, and stroke following myocardial infarction (from the VALIANT ECHO study). American Journal of Cardiology 2008; 101:607-12.

Anon. Chronic cor pulmonale. Report of an expert committee. Circulation 1963; 27:594-15.

Bishop JM, Cross KW. Physiological variables and mortality in patients with various categories of chronic respiratory disease. Bull Eur Physiopathol Respir 1984; 20:495-500.

Bogaard HJ, Abe K, Vonk Noordegraaf A, Voelkel NF. The right ventricle under pressure: cellular and molecular mechanisms of right-heart failure in pulmonary hypertension. Chest 2009; 135:794-804.

Bommer W, Weinert L, Neumann A, Neef J, Mason DT, DeMaria A. Determination of right atrial and ventricular size by two-dimensional echocardiography. Circulation 1979; 60:91-100.

Boxt LM, Katz J, Kolb T, Czegledy FP, Barst RJ. Direct quantitation of right and left ventricular volumes with nuclear magnetic resonance imaging in patients with primary pulmonary hypertension. Journal of the American College of Cardiology 1992; 19:1508-15.

Campbell EJ, Short DS. The cause of oedema in "cor pulmonale". Lancet 1960; 1:1184.

Champion HC, Michelakis ED, Hassoun PM. Comprehensive invasive and noninvasive approach to the right ventricle-pulmonary circulation unit: state of the art and clinical and research implications. Circulation. 2009; 120:992-1007.

Dallari R, Barozzi G, Pinelli G et al. Predictors of survival in long-term oxygen therapy. Respiration 1994; 61:8-13.

Feigenbaum H. Ecocardiografía. 6. ed. Guanabara Koogan, 2007.

Forfia PR, Fisher MR, Mathai SC et al. Tricuspid annular displacement predicts survival in pulmonary hypertension. American Journal of Respiratory and Critical Care Medicine 2006; 174:1034-41.

Frogoudaki AA. Assessing the failing systemic right ventricle. Angiology 2008; 59(2 Suppl.):93S-6S.

Giusca S, Jurcut R, Ginghina C, Voigt JU. The right ventricle: anatomy, physiology and functional assessment. Acta Cardiologica 2010; 65:67-77.

Gustafsson F, Badskjaer J, Hansen FS, Poulsen AH, Hildebrandt P. Value of N-terminal proBNP in the diagnosis of left ventricular systolic dysfunction in primary care patients reffered for echocardiography. Heart Drug 2003; 3:141-6.

Haddad F, Hunt SA, Rosenthal DN, Murphy DJ. Right ventricular function in cardiovascular disease, part I: anatomy, physiology, aging, and functional assessment of the right ventricle. Circulation 2008; 117:1436-48.

Hall C. Essential biochemistry and physiology of (NT-pro) BNP. London: The Euro J Heart Fail 2004; 6:257-60.

Incalzi RA, Fuso L, De Rosa M. Electrocardiographic signs of chronic cor pulmonale: A negative prognostic finding in chronic obstructive pulmonary disease. Circulation 1999; 99:1600.

Jurcut R, Giusca S, La Gerche A, Vasile S, Ginghina C, Voigt JU. The echocardiographic assessment of the right ventricle: what to do in 2010? European Journal of Echocardiography 2010; 11:81-96.

Kaul S, Tei C, Hopkins JM, Shah PM. Assessment of right ventricular function using two-dimensional echocardiography. American Heart Journal 1984; 107:526-31.

Kitabatake A, Inoue M, Asao M et al. Noninvasive evaluation of pulmonary hypertension by a pulsed Doppler tecnique. Circulation 1983; 68:302-9.

Klinger JR, Hill NS. Right ventricular dysfunction in chronic obstructive pulmonary desease: evaluation and management. Chest 1991; 99:715-23.

Krowka MJ. Pulmonary hypertension: diagnostic and therapeutics. Mayo Clinic Proceedings 2000; 75:625-30.

LaCorte JC, Cabreriza SE, Rabkin DG et al. Correlation of the TEI index with invasive measurements of ventricular function in a porcine model. Journal of the American Society of Echocardiography 2003; 16:442-7.

Libby P. Braunwald's heart diseases: a textbook of cardiovascular medicine. 8. ed. Elsevier, 2010.

MacNee W. Pathophysiology of cor pulmonale in chronic obstructive pulmonary isease. Part One. American Journal of Respiratory and Critical Care Medicine 1994; 150:833.

Mair J, Hammerer-Lercher A, Puschendorf B. The impact of cardiac natriuretic peptide determination on the diagnosis and management of heart failure. Clinical Chemistry and Laboratory Medicine 2001; 39:571-88.

McDonagh TA et al. Biochemical detection of left-ventricular systolic dysfunction. Lancet 1998; 351:9-13.

Medical Research Council Working Party. Long-term domiciliary oxygen therapy in chronic hypoxic cor pulmonale complicating chronic bronchitis and emphysema. Lancet 1981; i:681-6.

Meluzin J, Spinarova L, Bakala J et al. Pulsed Doppler tissue imaging of the velocity of tricuspid annular systolic motion; a new, rapid, and non-invasive method of evaluating right ventricular systolic function. European Heart Journal 2001; 22:340-8.

Miller D, Farah MG, Liner A, Fox K, Schluchter M, Hoit BD. The relation between quantitative right ventricular ejection fraction and indices of tricuspid annular motion and myocardial performance. Journal of the American Society of Echocardiography 2004; 17:443-7.

Nass N, McConnell MV, Goldhaber SZ, Chyu S, Solomon SD. Recovery of regional right ventricular function after thrombolysis for pulmonary embolism. American Journal of Cardiology 1999; 83:804-6.

Nocturnal Oxygen Therapy Trial Group. Continuous or nocturnal oxygen therapy in hypoxemic chronic obstructive lung disease. Annals of Internal Medicine 1980; 93:391-8.

Ortiz J, Silva CES, Gherfter CGM et al. O ecocardiograma no apoio à decisão clínica. 2. ed. Rio de Janeiro: Revinter, 1997.

Otto CM, Wong SP. The pratice of clinical echocardiography. 2. ed. Philadelphia: W.B. Saunders Company, 2002.

Otto CM. Fundamentos de ecocardiografia clínica. 3. ed. Elsevier, 2005.

Otto CM. Textbook of clinical echocardiography. 4. ed. Philadelphia: W.B. Sanders Company, 2009.

Patel AK, Rowe GG, Dhanani SP, Kosolcharoen P, Lyle LEW, Thomsen JH. Pulsed Doppler echocardiography in diagnosis of pulmonary regurgitation: its value and limitations. American Journal of Cardiology 1982; 49:1801-5.

Pauwels RA, Buist AS, Calverley PMA, et al., on behalf of the GOLD Scientific Committee. Global strategy for the diagnosis, management, and prevention of chronic obstructive pulmonary disease. NHLBI/WHO global initiative for chronic obstructive lung disease (GOLD) workshop summary. American Journal of Respiratory and Critical Care Medicine 2001; 163:1256-76.

Richens JM, Howard P. Oedema in cor pulmonale. Clinical Science 1982; 62:255.

Salvaterra CG, Rubin LJ. Investigation and management of pulmonary hypertension in hronic obstructive pulmonary disease. Journal: Am Rev Respir Dis 1993; 148:1414.

Samad BA, Alam M, Jensen-Urstad K. Prognostic impact of right ventricular involvement as assessed by tricuspid annular motion in patients with acute myocardial infarction. American Journal of Cardiology 2002; 90:778-81.

Sheehan F, Redington A. The right ventricle: anatomy, physiology and clinical imaging. Heart 2008; 94:1510-5.

Steiner S, Strauer BE. Pathophysiology of the right ventricle in lung diseases. Internist (Berl) 2009; 50:1054, 1056-8, 1060.

Talwar S, Downie PF, Ng LL, Squire IB. Towards a blood test for heart failure: the potential use of irculating natriuretic peptides. British Journal of Clinical Pharmacology – Journal Information 2000; 50:15-20.

Tei C, Dujardin KS, Hodge DO et al. Doppler echocardiographic index for assessment of global right ventricular function. Journal of the American Society of Echocardiography 1996; 9:838-47.

Troughton RE et al. Treatment of heart failure guided by amino-terminal brain natriuretic peptide concentrations. Lancet 2000; 355:1126-30.

Vanderheyden M, Bartunek J, Goethals M. Brain and other natriuretic peptides: molecular aspects. London: The Euro J Heart Failure 2004; 6:261-8.

Warnes CA. Adult congenital heart disease importance of the right ventricle. Journal of the American College of Cardiology 2009; 54:1903-10.

Weitzenblum E, Hirth C, Ducolone A et al. Prognostic value of pulmonary artery pressure in chronic obstructive pulmonary disease. Thorax 1981; 36:752-8.

Weitzenblum E. Chronic cor pulmonale. Heart 2003; 89:225-30.

Weyman AE. Principles and practice of echocardiography. 2. ed. Philadelphia, Lea & Febiger, 1994.

Wiedemann HP, Matthay, RA. Cor pulmonale in chronic obstructive pulmonary disease. Circulatory pathophysiology and management. Clinics in Chest Medicine 1990; 11:523.

Williams BT, Nicholl JP. Prevalence of hypoxaemic chronic obstructive lung disease with reference to long-term oxygen therapy. Lancet 1985; i:369-72.

Wiviott SD, de Lemos JA, Morrow DA. Pathophysiology, prognostic significance and clinical utility of B-type natriuretic peptide in acute coronary syndromes. Clinic Chimica Acta 2004; 346:119-28.

Yock PG, Popp RL. Noninvasive estimation of right ventricular systolic pressure by Doppler ultrasound in patients with tricuspid regurgitation. Circulation 1984; 70:657:62.

Zornoff LA, Skali H, Pfeffer MA et al. Right ventricular dysfunction and risk of heart failure and mortality after myocardial infarction. Journal of the American College of Cardiology 2002; 39:1450-5.

Apêndice 1

Fármacos mais Utilizados na Insuficiência Cardíaca

Edemar Manuel Costa Pereira
Denis Fernandes Madruga Costa
Tiago Zibetti dos Passos

DIURÉTICOS TIAZÍDICOS

Inibem reversivelmente o cotransportador Na^+-Cl^+ da membrana luminal do túbulo distal, reduzindo a reabsorção desses íons e aumentando a perda de K^+.

Diuréticos tiazídicos

Fármaco	Nome comercial	Posologia	Efeitos adversos	Interações
Clortalidona Comp. de 12,5, 25 e 50mg	**Clordilon®, Clortalil®, Clortil®, Clorton®, Higraton®, Higromil®**	HAS (sua principal indicação): 12,5 a 25mg/dia. Pouca vantagem em dose > 25mg/dia Alternativa: 100mg, 3×/semana ICC: 25 a 50mg/dia, máximo de 200mg/dia	Hipopotassemia, hiperuricemia, hipercolesterolemia (muito comuns), hiponatremia, hipomagnesemia, hiperglicemia, impotência, *rash* cutâneo e urticária (comuns), cefaleia, vertigem, parestesia, hipotensão, arritmias e nefrite intersticial aguda Contraindicações: anúria, IH e IR graves, hiperuricemia e gota	Ciclosporina pode aumentar risco de hiperuricemia IECA aumentam risco de hipotensão AINEs podem diminuir eficácia Hipopotassemia e hipomagnesemia induzidas pelo fármaco podem aumentar toxicidade da digoxina Glicocorticoides podem aumentar depleção de potássio

Hidroclorotiazida Comp. de 25 e 50mg	**Clorana®**, **Clorizin®**, **Drenol®**, **Hidroclorana®**, **Hidromed®**, **Hidrosan®**, **Hidrotiazida®**, **Hidrotiazin®**, **Diurex®**. **Mictrin®**	Edema: 25 a 100mg/dia, máximo de 200mg/dia HAS: 12,5 a 50mg/dia	Hiperuricemia e precipitação de crise de gota (mais comuns), hipopotassemia, hiperlipidemia, hiponatremia, hipomagnesemia, hiperglicemia, hipotensão postural, hipotensão, fotossensibilidade, náuseas e vômitos, icterícia colestática, pneumonite e leucopenia Contraindicações: anúria, IH e IR graves, hiperuricemia e gota	AINEs podem diminuir eficácia Hipopotassemia e hipomagnesemia induzidas pelo fármaco podem aumentar toxicidade da digoxina Glicocorticoides podem aumentar depleção de potássio

Diuréticos tiazídicos (*continuação*)

Fármaco	Nome comercial	Posologia	Efeitos adversos	Interações
Indapamida	**Indapen SR®** Comp. de 1,5mg **Natrilix®** Comp. de 2,5mg **Natrilix SR®** Comp. de 1,5mg	Edema: 2,5 a 5mg/dia HAS: 1,25 a 2,5mg/dia	Hipotensão ortostática, vertigem, palpitações, cefaleia, fraqueza, letargia, ansiedade, depressão, anorexia, náuseas, vômitos, diarreia, constipação, noctúria, visão borrada e rinorreia, leucopenia Contraindicações: anúria, IH e IR grave, hiperuricemia e gota	AINEs podem diminuir eficácia Hipopotassemia e hipomagnesemia induzidas pelo fármaco podem aumentar toxicidade da digoxina Glicocorticoides podem aumentar depleção de potássio

IECA: inibidor da enzima conversora de angiotensina; AINEs: anti-inflamatórios não esteróides.

DIURÉTICOS DE ALÇA

Diuréticos de maior potência agem inibindo o transportador Na^+-K^+-– 2Cl – na porção espessa ascendente da alça de Henle, aumentando a natriurese e causando intenso fluxo urinário. Causam perda de H^+, K^+, Mg^{2+} e Ca^{2+} e retenção de ácido úrico. Produzem melhora dos sintomas, sem modificar a sobrevida na insuficiência cardíaca.

Diuréticos de alça

Fármaco	Nome comercial	Posologia	Efeitos adversos	Interações
Furosemida Comp. de 40mg, amp. de 2mL com 10mg	**Furosan®**, **Furosecord®**, **Furosem®**, **Furosemide®**, **Furosemil®**, **Furosemin®**, **Furosetron®**, **Furosix®**, **Lasix®** (comp. de 20, 40 e 80mg, caps. de 60mg, amp. com 10mg/mL), **Urasix®**	ICC: 20 a 40mg, 1 ou 2×/dia, máximo de 400mg/dia HAS: 40 a 80mg 2×/dia	Distúrbios eletrolíticos (principlamente hipopotassemia), hipovolemia excessiva, desidratação, hiperuricemia, parestesia, nefrite intersticial alérgica Contraindicações: IR com anúria não responsiva a altas doses	AINEs podem diminuir eficácia Potencial redução de antidiabéticos orais Ototoxicidade aditiva a aminoglicosídeos Hipopotassemia pode aumentar toxicidade da digoxina Potencializa nefrotoxicidade de cefalosporinas

Diuréticos de alça (*continuação*)

Fármaco	Nome comercial	Posologia	Efeitos adversos	Interações
Bumetanida	**Burinax®** Comp. de 1mg	ICC: 0,5 a 1g, 1 ou 2×/dia, máximo de 10mg/dia HAS: 0,5 a 2mg/dia, 1 ou 2×/dia	Distúrbios eletrolíticos (principlamente hipopotassemia), hipovolemia excessiva, desidratação, hiperuricemia, parestesia, nefrite intersticial alérgica Contraindicações: hipovolemia, anúria	Ototoxicidade aditiva ao lítio Ototoxicidade aditiva a aminoglicosídeos

INIBIDORES DA ENZIMA CONVERSORA DA ANGIOTENSINA (IECA)

Inibem a conversão de angiotensina I em angiotensina II, potente vasoconstritor. Reduzem a mortalidade e têm indicação classe I em todos os pacientes com insuficiência cardíaca, beneficiando desde pacientes com disfunção cardíaca esquerda assintomática até pacientes com disfunção de moderada a grave.[3-4]

Inibidores da enzima conversora da angiotensina (IECA)

Fármaco	Nome comercial	Posologia	Efeitos adversos	Interações
Benazepril (cloridrato de benazepril) Comp. de 5 e 10mg	**Lotensin®**	ICC: 2,5 a 20mg/dia, a cada 12 ou 24 horas Dose máxima: 40mg/dia HAS: 10mg/dia, variando de 5 a 40mg	Tosse seca (em 17%), hipotensão postural, cefaleia, tontura, fadiga, sonolência, hiperpotassemia, hiperuricemia, aumento da creatinina, disfunção renal Contraindicações: estenose bilateral da artéria renal, angioedema e gravidez	O efeito hiperpotassêmico pode ser potencializado com o uso de diuréticos poupadores de potássio ou antagonistas dos receptores de angiotensina AINEs e esteroides antagonizam o efeito anti-hipertensivo

Inibidores da enzima conversora da angiotensina (IECA) (*continuação*)

Fármaco	Nome comercial	Posologia	Efeitos adversos	Interações
Captopril Comp. de 5, 12,5, 25 e 50mg	**Capobal®, Capoten®, Capotrat®, Capotríneo®, Capril®, Capox®, Captil®, Captocord®, Captolab®, Captolin®, Captomax®, Captomned®, Captomido®, Capton®, Captopiril®, Captopron®, Captosen®, Captosif®, Captotec®, Captozen®, Cardilom®, Hipoten®, Hipotensil®, Labopril®**	ICC: Começar com 6,25/dose × 2 dose no 1º dia e aumentar 12,5mg/dose × 2 em 3 dias. Depois titular a cada 7 dias até efeito adequado. Dose máxima: 150mg/dia HAS: dose 25/100mg 2×/dia HAS aguda: 12,5 a 25mg repetidos a cada hora, conforme resposta	Tosse seca, hipotensão postural, cefaleia, tontura, fadiga, sonolência, hiperpotassemia, hiperuricemia, aumento da creatinina, disfunção renal, dor torácica Contraindicações: estenose bilateral da artéria renal, angioedema e gravidez	O efeito hiperpotassêmico pode ser potencializado com o uso de diuréticos poupadores de potássio ou antagonistas dos receptores de angiotensina AINEs e esteroides antagonizam o efeito anti-hipertensivo

Enalapril (maleato de enalapril) Comp. de 10 ou 20mg	**Angiopril®**, **Cardionato®**, **Enalabal®**, **Enalamed®**, **Enalap®**, **Enalatec®**, **Enalil®**, **Enalpril®**, **Enaplex®**, **Enaprotec®**, **Enatec®**, **Eupressin®**, **Maleapril®**, **Malena®**, **Pressocord®**, **Pressomed®**, **Pressotec®**, **Renitec®**, **Renopril®** (Comp. de 2,5mg, 5mg, 10mg e 20mg)	HAS: dose diária de 2,5 a 40mg/dia, em 1 ou 2× Hipertensão renovascular: iniciar com 2,5 a 5mg ICC: iniciar com 2,5 a 5mg, 1 ou 2×/dia. Dose máxima: 40mg	Tosse seca (em 17%), hipotensão postural, cefaleia, tontura, fadiga, sonolência, hiperpotassemia, hiperuricemia, aumento da creatinina, disfunção renal Contraindicações: estenose bilateral da artéria renal, angioedema e gravidez	O efeito hiperpotassêmico pode ser potencializado com o uso de diuréticos poupadores de potássio ou antagonistas dos receptores de angiotensina AINEs e esteroides antagonizam o efeito anti-hipertensivo

Inibidores da enzima conversora da angiotensina (IECA) (*continuação*)

Fármaco	Nome comercial	Posologia	Efeitos adversos	Interações
Lisinopril Comp. de 5, 10 e 20mg; caps. de 5, 10, 20mg	**Lisinovil®** **Listril®, Prilcor®, Prinivil®, Vasojet®, Zestril®** (Comp. de 5, 10, 20 e 30mg)	HAS: iniciar com 5 a 10mg, 1×/dia. Dose máxima: 40mg ICC: dose 10mg/dia Dose máxima: 40mg/dia	Hipotensão ortostática, tontura, cefaleia, fadiga, angioedema, tosse, dispneia, diarreia, náusea, vômito, hiperpotassemia, hepatite, agranulocitose Contraindicações: estenose bilateral da artéria renal, angioedema e gravidez	O efeito hiperpotassêmico pode ser potencializado com o uso de diuréticos poupadores de potássio ou antagonistas dos receptores de angiotensina AINEs e esteroides antagonizam o efeito anti-hipertensivo
Ramipril Comp. de 2,5 e 5mg; caps. de 2,5 e 5mg	**Ecador®, Naprix®, Triatec®, Triatec prevent®** (comp. de 2,5, 5 e 10mg)	HAS: iniciar com 2,5mg, 1×/dia; dose diária de 2,5mg a 20mg, 1 ou 2×/dia. Dose máxima: 40mg ICC: iniciar com 1,25mg, 1×/dia, podendo chegar a 5 ou 10mg/dia em 1 ou 2×. Dose máxima: 10mg	Tosse seca, hipotensão, angina, hipotensão postural, síncope, cefaleia, tontura, fadiga, vertigem, hiperpotassemia, náusea, vômito, disfunção renal Contraindicações: estenose bilateral da artéria renal, angioedema e gravidez	O efeito hiperpotassêmico pode ser potencializado com o uso de diuréticos poupadores de potássio ou antagonistas dos receptores de angiotensina AINEs e esteroides antagonizam o efeito anti-hipertensivo

Trandolapril Cps. de 2mg	**Gopten®, Odrik®**	HAS: iniciar com 1 ou 2mg/dia, podendo chegar a 4mg. Dose máxima: 8mg	Hipotensão ortostática, hipotensão de 1ª dose, bradicardia, tontura, síncope, cefaleia, fadiga, astenia, náusea, vômito, diarreia, dispepsia, gastrite, mialgia, tosse e dispneia	O efeito hiperpotassêmico pode ser potencializado com o uso de diuréticos poupadores de potássio ou antagonistas dos receptores de angiotensina AINEs e esteroides antagonizam o efeito anti-hipertensivo

ANTAGONISTAS DOS RECEPTORES DE ANGIOTENSINA II (ARA II)

Inibem o sistema renina-angiotensina-aldosterona por meio do antagonismo competitivo pelos receptores AT1. Comparados diretamente, têm eficácia semelhante ou ligeiramente menor do que a dos inibidores da ECA (IECA)[6,7] e mostram benefício em pacientes com classe II a III de insuficiência cardíaca que não toleram IECA[8] (por tosse ou *rash*).

Antagonistas dos receptores de angiotensina II (ARA II)

Fármaco	Nome comercial	Posologia	Efeitos adversos	Interações
Candesartana Comp. de 8 e 16mg	**Atacand®, Blopress®** Comp. de 8 e 16mg	ICC: iniciar com 4mg/dia e ir dobrando a cada 2 semanas a dose, chegando a 32mg/dia Dose máxima: 32mg HAS: 8 a 32mg a cada 24 horas	Cefaleia, hipotensão, hiperpotassemia, congestão nasal e tosse. Aumento de transaminases, hipertrigliceridemia Contraindicação: hipersensibilidade aos componentes da fórmula	O uso conjunto com diuréticos poupadores de potássio, IECA, betabloqueadores e AINEs potencializa o efeito hiperpotassêmico A toxicidade do lítio pode ser aumentada

Losartana **Losartana potássica** Comp. ou caps. de 50mg	**Aradois®**, **Cardvita®**, **Corus®**, **Cozaar®**, **Lorsacor®**, **Losartec®**, **Losartion®**, **Losatal®**, **Torlós®**, **Valtrian®**, **Zaarpress®** Comp. de 12,5, 25, 50 e 100mg	ICC: iniciar com 12,5mg/dia, até atingir dose de 50mg HAS: iniciar com 50mg/dia (iniciar com 25mg nos pacientes usando diuréticos e tendendo a hipovolemia) Dose habitual de 25 a 100mg a cada 12 ou 24 horas	Hiperpotassemia, hipotensão, tontura, congestão nasal. Raramente, podem ocorrer tosse e angioedema Contraindicação: Hipersensibilidade aos componentes da fórmula	O uso conjunto com diuréticos poupadores de potássio, IECA, betabloqueadores e AINEs potencializa o efeito hiperpotassêmico Os AINEs podem diminuir a eficácia da losartana
Valsartana	**Diovan®** (comp. de 40, 80, 160 e 320mg)	HAS: 80 a 320mg, a cada 24 horas ICC: iniciar com 40mg/dia Dose máxima: 320mg	Cefaleia, tontura, hipotensão, hiperpotassemia, tosse e rinite Contraindicação: hipersensibilidade aos componentes da fórmula	O uso conjunto com diuréticos poupadores de potássio, IECA, betabloqueadores e AINEs potencializa o efeito hiperpotassêmico

BETABLOQUEADORES

Antagonismo competitivo específico e reversível à ação das catecolaminas nos receptores β1-adrenérgicos predominantes no miocárdio, levando a inotropismo e cronotropismo negativos. Melhoram a sobrevida geral e livre de eventos em pacientes classes II a III de insuficiência cardíaca.[9-11]

Betabloqueadores

Fármaco	Nome comercial	Posologia	Efeitos adversos	Interações
Carvedilol Comp. de 3,125, 6,25, 12,5 e 25mg	**Cardilol®, Carvedilat®, Coreg®, Divelol®, Ictus®, Karvil®**	ICC: 3,125mg, 2×/dia, aumentando até efeito desejado; máximo de 200mg/dia HAS: 6,25mg/2×/dia, aumentando até efeito desejado; máximo de 200mg/dia	Cefaleia, tontura, fadiga, febre, sonolência, diarreia, náusea, vômito, ganho de peso, edema, broncoespasmo, congestão nasal, erupção cutânea, hiperglicemia, impotência e aumento da colesterolemia Contraindicações: BAV de graus II a III, choque cardiogênico, bradicardia, broncoespasmo, DPOC, hipotensão grave, disfunção hepática grave	AINEs podem diminuir eficácia Aumenta a eliminação de fármacos com eliminação hepática Anticonceptivos aumentam acúmulo Risco de bradicardia com digoxina, verapamil e diltiazem Pode prolongar hipoglicemia causada por insulina ou antidiabéticos orais

Succinato de metroprolol	**Selozok®** Comp. de 25, 50 e 100mg **Lopressor®** Cpr. (100mg) **Seloken®** Cpr. de 100mg, seringas com 5mg	ICC: 25mg/dia, aumentando até efeito desejado, máximo de 200mg/dia HAS, angina e prevenção de IAM: 50 a 100mg/2×/dia, aumentando até efeito desejado; máximo de 450mg/dia	Cefaleia, tontura, fadiga, febre, sonolência, diarreia, náusea, vômito, ganho de peso, edema, broncoespasmo, erupção cutânea, hiperglicemia, impotência, aumento da colesterolemia e hepatite Contraindicações: BAV de graus II a III, choque cardiogênico, bradicardia, broncoespasmo grave	AINEs podem diminuir eficácia Aumenta eliminação de fármacos com eliminação hepática Anticonceptivos aumentam acúmulo Risco de bradicardia com digoxina, verapamil e diltiazem Pode prolongar hipoglicemia causada por insulina ou antidiabéticos orais Cimetidina diminui depuração hepática

Betabloqueadores (*continuação*)

Fármaco	Nome comercial	Posologia	Efeitos adversos	Interações
Bisoprolol	**Concor®** Comp. de 1,25, 2,5, 5, e 10mg	ICC: 1,25mg/dia, ajustando lentamente até efeito desejado, máximo de 10mg/dia HAS: 2,5 a 10mg/dia, máximo de 10mg	Cefaleia, tontura, fadiga, febre, sonolência, diarreia, náusea, vômito, ganho de peso, edema, broncoespasmo Contraindicações: BAV de graus II a III, choque cardiogênico, bradicardia, broncoespasmo	AINEs podem diminuir eficácia Aumenta eliminação de fármacos com eliminição hepática Anticonceptivos aumentam acúmulo Risco de bradicardia com digoxina, verapamil e diltiazem Pode prolongar hipoglicemia causada por insulina ou antidiabéticos orais

DIGITÁLICOS

Inibem a enzima Na^+-K^+-ATPase, aumentando a troca de sódio-cálcio intracelular; o aumento da concentração de cálcio intracelular exerce efeito inotrópico. A digoxina é associada a menor incidência de hospitalizações por insuficiência cardíaca, mas não mostra benefício na sobrevida.[12]

Digitálicos

Fármaco	Nome comercial	Posologia	Efeitos adversos	Interações
Digoxina Comp. de 0,25mg	**Digobal®, Digoxina®** Comp. de 0,125 e 0,25mg	ICC: 0,125 a 0,25mg/dia, ajustando conforme nível sérico, entre 1 e 2ng/dL, máximo de 0,25mg/dia	Anorexia, náusea e vômito, diarreia, fadiga, confusão, vertigem, palpitações, síncope, arritmias Contraindicações: miocardiopatia hipertrófica obstrutiva, síndrome de Wolff-Parkinson-White, bloqueio AV de grau II ou III	Amiodarona, ciclosporina, itraconazol, indometacina, claritromicina, quinidina, nitrendipino, diltiazem, verapamil e espironolactona aumentam nível sérico Carvedilol inibe metabolismo Levotiroxina, metoclopramida, colestiramina e pinicilamina diminuem efeitos

Digitálicos (*continuação*)

Fármaco	Nome comercial	Posologia	Efeitos adversos	Interações
Deslanosídeo	**Cedilanide®** Amp. de 2mL com 0,4mg	Digitalização rápida: 0,8 a 1,6mg/24h, em 1 a 4 frações Digitalização lenta: 0,6 a 0,8mg/dia por 3 a 5 dias	Anorexia, náusea e vômito, diarreia, fadiga, bradicardia acentuada Raramente confusão, desorientação, afasia, convulsões e síncope Contraindicações: bloqueio AV de grau II ou III, bradicardia sinusal	Amiodarona, ciclosporina, itraconazol, indometacina, claritromicina, quinidina, nitrendipino, diltiazem, verapamil e espironolactona aumentam nível sérico Carvedilol inibe metabolismo Levotiroxina, metoclopramida, colestiramina e pinicilamina diminuem efeitos

ANTAGONISTAS DA ALDOSTERONA

Competem com a aldosterona por receptores intracelulares nos túbulos distais e coletor, inibindo a retenção de Na^+ e a secreção de K^+ em nível distal. Podem impedir hipopotassemia quando combinados a diuréticos de alça ou tiazídicos.

Antagonistas da aldosterona

Fármaco	Nome comercial	Posologia	Efeitos adversos	Interações
Espironolactona Comp. de 25, 50 e 100mg	**Aldactone®, Aldosterin®, Spiroctan®** Comp. de 25, 50 e 100mg	ICC: 25mg/dia, até 50mg/dia Edema: 25 a 200mg, 1 a 2×/dia HAS: 25 a 50mg, 1 a 2×/dia	Hiperpotassemia, dor mamária e ginecomastia, impotência, hirsutismo, fraqueza, anorexia, gosto metálico, náusea, vômito, confusão e sonolência Contraindicações: IR grave, anúria, hiperpotassemia	Reduz efeitos dos anticoagulantes Reduz efeitos da digoxina Aumenta risco de hiperpotassemia com AINEs e IECA Salicilatos e AINEs reduzem efeitos

VASODILATADORES

Os nitratos orgânicos promovem o relaxamento da musculatura lisa arteriolar, dependendo de ATP, causando vasodilatação. Reduzem a pré e a pós-carga cardíacas e o consumo de oxigênio e aumentam o relaxamento do músculo cardíaco, efeito que pode ser importante no paciente com disfunção diastólica. A associação de hidralazina e nitratos é benéfica para pacientes com sintomas persistentes ao tratamento com IECA e betabloqueadores[13] e, adicionados a esses, reduzem a mortalidade em pacientes negros.[14] A prescrição assimétrica evita a tolerância aos nitratos, devendo-se manter um intervalo de 10 a 12 horas entre a última e a primeira dose (p. ex., administrar às 7, às 13 e às 19 horas).

Vasodilatadores

Fármaco	Nome comercial	Posologia	Efeitos adversos	Interações
Hidralazina	**Apresolina®** (drág. de 25 e 50mg) **Nepresol®** (amp. de 1mL com 20mg)	HAS: dose oral de 25 a 100mg/dia, 2×/dia. Dose máxima: 200mg/dia ICC: iniciar com 10 a 25mg, 3 a 4×/dia. Dose-alvo: 225 a 300mg/dia em doses divididas, associada com dinitrato de isossorbida Emergências hipertensivas: dose inicial de 10 a 20mg, a cada 4 a 6h, IV (diluir 100mg em 200mL de SF ou SG a 5% infusão IV de 10 a 20mg/h)	Hipotensão postural, palpitação, cefaleia, exacerbação da angina, taquicardia, indução de lúpus eritematoso sistêmico (quando em doses elevadas) Contraindicações: taquicardia grave, aneurisma dissecante de aorta, cardiopatia reumática e coronariopatia	Pode aumentar o efeito de betabloqueadores O propanolol pode aumentar o nível sérico de hidralazina

Dinitrato de isossorbida Comp. de 5 e 10mg	**Angil®, Isocord®, Isordil®** Comp. de 5, 10, 20 e 40mg; caps. de liberação prolongada de 40mg	ICC: dose inicial de 10mg, 3×/dia, dose-alvo de 40mg, 3×/dia e dose máxima de 80mg, 3×/dia. Garantir o intervalo livre de nitratos	Cefaleia, vertigens, astenia, hipotensão ortostática, taquicardia, síncope e palpitações	Sildenafila, tadalafila e vardenafila potencializam efeitos hipotensivos Níveis aumentam com antifúngicos azólicos, claritromicina, diclofenaco, doxiciclina, eritromicina, isoniazida e verapamil Níveis diminuem com antiepilépticos
Nitroglicerina	**Tridil®** Amp. de 5ml com 25mg; Amp. 10ml com 50mg	5μg/min, a cada 5 a 10min até efeito desejado Dose máxima: 200μg/min	Cefaleia, síncope, taquicardia reflexa, hipotensão, náuseas, vômitos, reações alérgicas	Sildenafila, tadalafila e vardenafila potencializam efeitos hipotensivos Pode antagonizar efeito anticoagulante da heparina Evitar uso concomitante com derivados do ergot

REFERÊNCIAS BIBLIOGRÁFICAS

1. Barros E, Barros HMT. Medicamentos na prática clínica. Porto Alegre: Artmed, 2010.
2. Rang HP, Dale MM, Ritter JM, Flower RJ. Farmacologia. 6. ed. Rio de Janeiro: Elsevier, 2007.
3. The CONSENSUS Trial Study Group. Effects os enalapril on mortality in severe congestive heart failure: Results of the Cooperative North Scandinavia Enalapril Survival Study (CONSENSUS). N Engl J Med 1987; 316:1429.
4. The SOLVD Investigators. Effect of enalapril on survival in patients with reduced left ventricular ejection fractions and congestive heart failure. N Engl J Med 1991; 325:293.
5. The SOLVD Investigators. Effect of enalapril on mortality and the development of heart failure in asymtomatic patients with reduced left ventricular ejection fractions. N Engl J Med 1992; 94:2807.
6. Pitt B, Poole-Wilson PA, Segal R et al. Effect of losartan compared with captopril on mortality in patients with symptomatic heart failure: randomised trial – The Losartan Heart Failue Survival Study ELITE II. Lancet 2000; 355:1582.
7. Jong P, Demers C, McKelvie RS, Liu PP. Angiotensin receptor blockers in heart failure: meta-analysis of randomized controlled trials. J Am Coll Cardiol 2002; 39:463.
8. Granger CB, McMurray JJ Yusuf S et al. Effects of candesartan in patients with chronic heart failure and reduced lef ventricular systolyic function intolerant to angiotensin-converting-enzyme inhibitors: the CHARM-Alternative trial. Lancet 2003; 362:772.
9. Brophy JM, Joseph L, Rouleau JL. Beta-blockers in congestive heart failure. A Bayesian meta-analysis. Ann Intern Med 2001; 134:550.
10. Effect of metoprolol CR/XL in chronic heart failure: Metoprolol CR/XL Randomised Intervention Trial in Congestive Heart Failure (MERIT-HF). Lancet 1999; 353:2001.
11. Packer M, Bristow MR, Cohn JN, et al. for the US Carvedilol Heart Failure Study Group. The effect of carvedilol on morbidity and mortality in patients with chronic heart failure. N Engl J Med 1996; 334:1349.
12. The Digitalis Investigation Group. The effect of digoxin on mortality and morbidity in patients with heart failure. N Engl J Med 1997; 336:525.
13. Cohn JN, Johnson G, Ziesche S et al. A comparison of enalapril with hydralazine-isosorbide dinitrate in the treatment of chronic congestive heart failure. N Engl J Med 1991; 325:303.
14. Carson P, Ziesche S, Johnson G, Cohn JN. Racial differences in response to therapy for heart failure: analysis of the vasodilator-heart failure trials. Vasodilator-Heart Failure Trial Study Group. J Card Fail 1999; 5:178.

Apêndice 2

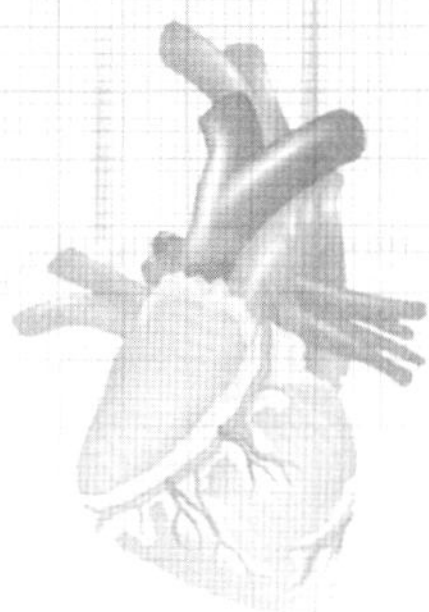

Fármacos a Serem Utilizados com Restrição em Pacientes com Insuficiência Cardíaca

Edemar Manuel Costa Pereira

Denis Fernandes Madruga Costa

Tiago Zibetti dos Passos

Fármaco	Efeitos adversos	Recomendações
Medicamentos anti-inflamatórios		
Glicocorticosteroides	Retenção de sódio e líquidos	Monitorizar pacientes com IC; utilizar menor dose eficaz
AINEs	Diminuição da síntese de prostaglandinas. Sendo assim, há retenção de sódio e água, redução da resposta aos diuréticos exógena e aumento da resistência vascular sistêmica	Evitar o uso de AINE em pacientes sintomáticos com disfunção ventricular esquerda; não há contraindicação para o uso de AAS em pacientes com fatores de risco para eventos cardiovasculares isquêmicos
Medicamentos cardiovasculares		
Antiarrítmicos classe I	Inotropismo negativo, pró-arritmias e bradiarritmias. Maior mortalidade em pacientes em uso de classe Ic pós-IAM	Considerar amiodarona

Fármaco	Efeitos adversos	Recomendações
Antiarrítmicos classe III (sotalol e ibutilida)	Pró-arritmias. Depressão miocárdica	Diminuir dose em pacientes com IC. Considerar amiodarona
Bloqueadores de canal de cálcio	Atividade inotrópica negativa. Produzem bradicardia grave	Verapamil, diltiazem, nifedipino, nisoldipino e nicardipino não são recomendados para o tratamento a longo prazo de pacientes com IC
Minoxidil	Retenção de líquidos e ativação do sistema renina-angiotensina-aldosterona. Causa taquicardia e derrame pericárdico	Não utilizar na IC
Medicamentos hipoglicemiantes		
Tiazolinedionas	Retenção de líquidos, causando edema	Acompanhar os pacientes com novos sintomas ou exacerbação da IC. Evitar o uso em pacientes com IC classes III e IV
Metformina	Aumento do metabolismo anaeróbico, podendo causar acidose láctica com alta mortalidade. Insuficiência renal aumenta o risco de acidose láctica	Pacientes com IC utilizando metformina devem ser monitorizados. Evitar o uso em pacientes com IC em classe NYHA III ou IV e os sintomas naqueles com história de internações hospitalares por exacerbação da IC
Medicamentos inibidores da fosfodiesterase		
Anagrelida	Atividade inotrópica positiva, taquicardia	Evitar o uso em pacientes com IC
Cilostazol	Inibição da fosfodiesterase III, resultando em taquicardia ventricular e extrassístoles	Não utilizar na IC

Fármaco	Efeitos adversos	Recomendações
Medicamentos neurológicos e psiquiátricos		
Anfetaminas	Taquicardia e arritmia	Evitar o uso em pacientes com IC
Carbamazepina	Inotropismo e cronotropismo negativos; supressão da automaticidade do nó sinusal e na condução atrioventricular, bloqueio atrioventricular; efeitos anticolinérgicos acelerando a formação de circuitos de reentrada. Bradicardia	Evitar o uso em pacientes com IC
Clozapina	Hipotensão ortostática e taquicardia. Arritmias. Apneia	Monitorizar ativamente para novos sintomas ou aumento dos sintomas de IC
Alcaloides do ergot	Atividade agonista simpática; excesso de atividade serotoninérgica, resultando em fibrose valvar	Evitar o uso, se possível, em pacientes com IC e, se usado, monitorizar regularmente para novos sopros
Pergolida	Os níveis de serotonina em excesso resultam em fibrose valvar, semelhante à toxicidade do alcaloide do ergot	Evitar o uso, se possível, em pacientes com IC; exame cardiovascular minucioso e, eventualmente, ecocardiograma caso haja novo sopro
Antidepressivos tricíclicos	Efeitos inotrópicos negativos, aumento da automaticidade; desaceleração da condução intracardíaca; propriedades pró-arrítmicas	Evitar o uso, se possível, em pacientes com IC; utilizar outros agentes de primeira linha para depressão e neuropatia

Fármaco	Efeitos adversos	Recomendações
Medicamentos diversos		
β2-agonistas	Cronotropismo positivo, arritmias por hipopotassemia. Taquicardia, palpitações	Se necessário, utilizar menor dose eficaz, evitando administração sistêmica por longos períodos
Itraconazol	Inotropismo negativo	Evitar uso em onicomicoses. Monitorizar pacientes com IC durante tratamento de micoses sistêmicas
Andrógenos	Pode causar edema, hipertensão arterial sistêmica, taquicardia	Não recomendados em pacientes classes III e IV
Inibidores do TNF-α	Precipitação e piora de quadros de IC	Evitar medicação. Contraindicação absoluta para doses acima de 5mg/kg para o infliximabe
Preparações contendo sódio	Oferta excessiva de sódio, levando à retenção	Evitar uso de apresentações que contenham quantidades excessivas de sódio
Anti-histamínicos	Síndrome do intervalo QT longo com anti-histamínicos de segunda geração (terfenadina e astemizol)	Foram retirados do mercado. Utilizar outros anti-histamínicos, como fexofenadina e cetirizina
Teofilina	Índice terapêutico estreito, causando toxicidade na IC descompensada. Taquicardia e arritmias atriais podem ocorrer	Não podendo ser evitada, redução da dose, dosagem de concentração sérica; retirada pode ser necessária

BIBLIOGRAFIA

Amabile CM, Spencer AP. Keeping your patient with heart failure safe: a review of potentially dangerous medications. Arch Intern Med 2004; 164:709.

Rang HP, Dale MM, Ritter JM, Flower RJ. Farmacologia. 6. ed . Rio de Janeiro: Elsevier, 2007.

Apêndice 3

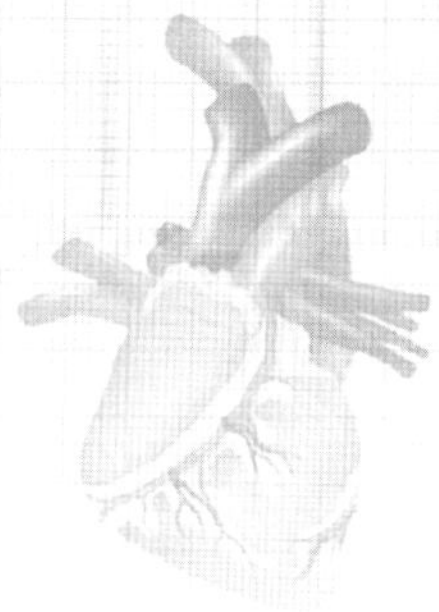

Disfunção Miocárdica na Sepse

Fernando Suparregui Dias
Arthur Rodrigo Ronconi Holand
Willian Roberto Menegazzo

INTRODUÇÃO

A sepse é uma síndrome clínica resultante de um estado inflamatório sistêmico secundário a uma infecção. O choque séptico pode ser definido como a presença de hipotensão na sepse grave apesar da ressuscitação volêmica adequada. A sepse grave – sepse associada à disfunção orgânica – apresenta mortalidade em torno de 20%, e a mortalidade do choque séptico pode atingir 46%.[1,2] Estima-se que haja 400 mil casos de sepse ao ano no Brasil, com gastos estimados em 8,5 bilhões de dólares ao ano no tratamento de pacientes com sepse.[3]

A disfunção miocárdica atinge 40% a 50% dos pacientes em choque séptico, o que contribui de maneira importante para os altos índices de morbimortalidade.[4] Há uma complexa interação entre vasodilatação patológica, hipovolemia relativa e absoluta por alteração na distribuição de fluidos, além da ação depressora miocárdica, secundárias a uma resposta inflamatória sistêmica a um agente infeccioso.[5] A disfunção miocárdica na sepse caracteriza-se por dilatação ventricular e diminuição na fração de ejeção, havendo recuperação em 7 a 10 dias nos pacientes que sobrevivem.[6]

FISIOPATOLOGIA

Depressão miocárdica

Na depressão miocárdica, a fração de ejeção (FE) e o índice cardíaco (IC) diminuem. As respostas à ressuscitação volêmica e à estimulação por catecolaminas (na vigência de um estado hiperdinâmico) mostram-se igualmente ineficientes. Cerca de 40% a 50% dos pacientes internados em unidades de tratamento intensivo por sepse grave apresentam FE biventricular diminuída associada à dilatação das câmaras cardíacas demonstrada por volumes diastólico final e/ou sistólico final do ventrículo esquerdo (VE) aumentados, processo este reversível na convalescença.[7,8] Exames ecocardiográficos da função ventricular demonstram que existem diversas formas de apresentação da disfunção miocárdica. Caracteristicamente, a hipocinesia ventricular global com o volume diastólico final do ventrículo normal ou aumentado e o volume de ejeção normal ou diminuído são os achados mais significativos, devendo-se à dilatação dos ventrículos.

A disfunção diastólica também exerce papel importante sobre a disfunção cardíaca. Em modelo experimental de sepse em coelhos foi demonstrada uma menor complacência do VE com aumento da pressão diastólica final, evidenciando um padrão de enchimento diastólico anormal.[9] Outros estudos demonstram que cerca de 20% dos pacientes apresentariam maior relaxamento reversível do VE associado a níveis elevados de troponina I (cTnI), TNF-α, IL-8 e IL-10.[7,10]

Parker e cols. defendem que a disfunção miocárdica na sepse teria efeito protetor sobre os cardiomiócitos, à semelhança do miocárdio hibernante encontrado em casos de doença arterial coronariana. A diminuição do gasto energético na disfunção miocárdica teria papel protetor, evitando a morte celular mediante a não ativação das vias desencadeantes de morte celular.[6,7] Soma-se a essa ideia o fato de que alguns estudos ecocardiográficos demonstraram maior sobrevida em pacientes com maior medida de disfunção ventricular.[11]

Com relação ao prognóstico do paciente com disfunção miocárdica na sepse grave ou no choque séptico, ainda é controverso afirmar se os pacientes com menor FE e com dilatação ventricular apresentam maior sobrevida. Alguns estudos indicam que pacientes com menor FE têm pior prognóstico, contrariando a teoria do efeito protetor da disfunção do miocárdio. Como a FE é um parâmetro influenciado não somente pela contratilidade do miocárdio, mas também pela pré-carga e a pós-carga, não representa de maneira fidedigna o perfil hemodinâmico do paciente. Sabe-se, entretanto, que pacientes com menor resistência vascular periférica e com frequência cardíaca maior que 95 a 106 batimentos por minuto no momento da internação têm pior prognóstico.[7,12]

Etiologia da depressão miocárdica

A etiologia da disfunção miocárdica na sepse ainda não está completamente elucidada. Teorias iniciais propunham que a FE diminuída devia-se à isquemia global dos cardiomiócitos durante a sepse. Entretanto, essa ideia perdeu seu valor e foi demonstrada preservação ou aumento do fluxo sanguíneo coronariano e da extração líquida de lactato com pouca diferença entre níveis de oxigênio da circulação arterial coronariana e do seio coronário. A morte celular de cardiomiócitos não é evidente em pacientes sépticos, e o processo é reversível em 7 a 10 dias do início da disfunção miocárdica, demonstrando ser mais funcional do que anatômico ou estrutural.[13]

Atualmente, sabe-se que a depressão sofrida pelo miocárdio tem como base um processo multifatorial determinado pela diminuição da resposta do miocárdio à estimulação adrenérgica, somada à liberação de mediadores inflamatórios presentes em estados inflamatórios sistêmicos graves, com alterações da microvasculatura e da coagulação, além de disfunção do metabolismo do cálcio citoplasmático e disfunção mitocondrial. A soma desses acontecimentos resulta na redução da contratilidade do miocárdio e de seu gasto energético.

Falha circulatória (microvasculatura e circulação)

A disfunção da circulação e da microvasculatura leva a um desbalanço entre a oferta e a demanda por O_2. O fluxo coronariano permanece inalterado ou está aumentado na sepse grave. Diante dessa constatação, o foco da fisiopatologia vascular está na microcirculação.[14] O endotélio exerce íntima regulação da função dos cardiomiócitos. Óxido nítrico (NO), endotelina e prostaglandinas, produzidos pelo endotélio, exercem efeitos parácrinos sobre o miocárdio. Experimentos com cães demonstraram um fluxo sanguíneo microvascular alterado, com edema endotelial, deposição de fibrina e hipóxia.[15] Sabe-se que as alterações da permeabilidade da parede dos capilares podem causar edema do miocárdio com diminuição da complacência ventricular.[16]

Desregulação autonômica

A falha da função do sistema nervoso autônomo pode estar associada à apoptose dos centros autonômicos cardiovasculares. A elevação da frequência cardíaca é um sinal típico da sepse, por haver febre e maior estímulo adrenérgico. A frequência cardíaca elevada tem como consequências um enchimento diastólico ventricular restrito, maior demanda de O_2 e miocardiopatia induzida por taquicardia.[14]

Disfunção contrátil intrínseca

A diminuição da sinalização adrenérgica contribui em parte para a disfunção contrátil do miocárdio e é caracterizada pela menor responsividade dos cardiomiócitos e seus receptores beta-adrenérgicos às catecolaminas.

O transporte de cálcio (Ca^+) no citoplasma dos miócitos permanece alterado. A supressão da corrente tipo L do Ca^+ soma-se à diminuição da concentração de Ca^+ citoplasmática com elevação da concentração desse íon dentro do retículo sarcoplasmático. O fator de necrose tumoral alfa (TNF-α) também está envolvido nesse processo, diminuindo a densidade do receptor de rianodina nas membranas dos miócitos.[14]

Alterações metabólicas

O aumento de lipídios e glicogênio no meio intracelular de pacientes não sobreviventes sugere profundas alterações no metabolismo do miocárdio na sepse. Apesar da hiperlactatemia observada, a extração de lactato pelo miocárdio mostra-se normal e o uso de glicose, corpos cetônicos e ácidos graxos livres está diminuído. Entretanto, com a progressão da sepse e o desenvolvimento de disfunção orgânica, o metabolismo basal do miocárdio fica suprimido. A tensão tecidual de oxigênio também aumenta com menor utilização de O_2 pelo miocárdio. Esse fato implica a centralização do problema na menor utilização do oxigênio pelos tecidos e não a diminuição da oferta de O_2. O fato de mais de 90% do oxigênio ser utilizado pelo metabolismo oxidativo mitocondrial demonstra o papel preponderante da bioenergética mitocondrial na fisiopatologia da disfunção orgânica na sepse.[14,17]

Alterações mitocondriais

A disfunção mitocondrial é uma das chaves para o entendimento das alterações metabólicas sofridas na grave disfunção orgânica, sendo determinante da gravidade da doença e do prognóstico.[18]

A hipoxia citopática – caracterizada pela redução no consumo de O_2 e diminuição do *pool* de ATP intracelular – aponta para um mecanismo mitocondrial de disfunção orgânica na sepse.[13] Sabe-se que a inibição no nível da cadeia respiratória ocorre por ambos os mecanismos de aumento do estresse oxidativo e da concentração de NO na matriz mitocondrial. Além disso, a superexpressão da proteína desacopladora (UCP) contribui para a redução do potencial de membrana mitocondrial, diminuindo a produção de ATP. A interpretação desse mecanismo é ainda controversa, pois, de fato, a maior expressão de UCP também poderia limitar o estresse oxidativo por diminuir a geração do ânion superóxido. O aumento da permeabilidade dos poros da membrana mitocondrial acabaria também por ocasionar edema mitocondrial, colapso no gradiente de prótons, efluxo de Ca^{2+} e do citocromo C, ativando as vias da apoptose celular, sendo outro mecanismo que levaria à disfunção no metabolismo energético dos cardiomiócitos.[14]

Mediadores inflamatórios

A ideia de que uma substância depressora do miocárdio seria o agente causal da disfunção sistólica observada na sepse foi descrita ainda na década de 1980 por Parrillo.[19] Entre os fatores circulantes pró-inflamatórios envolvidos na depressão do miocárdio estariam, principalmente,

TNF-α, IL-1β e NO, substâncias que alterariam o metabolismo do cálcio e a função mitocondrial de uma maneira complexa. TNF-α e IL-1β mostraram-se depressores do miocárdio *in vitro* e *in vivo*.[20] Em modelos animais, a infusão de TNF-α e IL-1β reproduz muitas das manifestações cardiovasculares do choque séptico. O mecanismo pelo qual agem não está completamente definido, mas sabe-se que alteram o metabolismo do cálcio e aumentam a produção de NO pelos cardiomiócitos.

Óxido nítrico

O NO exerce efeitos benéficos protetores em baixas concentrações, mas torna-se nocivo quando liberado em altas concentrações. O NO regula o tônus dos vasos coronarianos e a atividade trombogênica, aumenta a liberação de citocinas pró-inflamatórias, assim como tem efeito direto sobre a contratilidade do miocárdio, por inibição da respiração mitocondrial.[17] Em pequenas doses, pode aumentar a função do VE; entretanto, em altas doses, deprime a função do miocárdio. O NO é sintetizado por três enzimas sintetases: NOS, NOS_2 e NOS_3. A indução de NOS_2 na disfunção miocárdica leva à superprodução de NO e diminui a função contrátil do miocárdio, reduzindo a utilização de oxigênio.[14] De modo contrário, a expressão de NOS_3 demonstrou ter papel protetor contra a disfunção miocárdica em modelo animal de sepse.[7] Nas mitocôndrias, o NO age sobre a cadeia respiratória e reage com espécies reativas de oxigênio (ROS), fato que poderia demonstrar algum benefício em virtude da diminuição do estresse oxidativo no interior da mitocôndria. Entretanto, ao reagir com o ânion superóxido encontrado em altas concentrações no estroma mitocondrial, o NO dá origem ao peroxinitrito, metabólito que apresenta efeitos citotóxicos com ação sobre lipídios, DNA e proteínas mitocondriais. Além disso, elevadas concentrações de NO estão também relacionadas com a apoptose de cardiomiócitos.[7,21]

Coagulação

As células endoteliais estão envolvidas em um processo constante de controle da hemostasia. Em seu estado normal, o endotélio vascular apresenta propriedades anticoagulantes intrínsecas, produzindo fatores como trombomodulina, heparina e ativador tecidual de plasminogênio, os quais atuam sobre várias etapas do processo de anticoagulação fisiológica que mantém a fluidez do conteúdo da microvasculatura. Na sepse, a disfunção endotelial acaba por ativar ambas as vias da coagulação e a atividade anticoagulante diminui. A liberação de interleucinas pró-inflamatórias promove a ativação do endotélio, gerando um ambiente pró-coagulante. Somam-se à fisiopatologia da disfunção da coagulação o aumento de moléculas de adesão da superfície, a desregulação do tônus vasomotor e a disfunção do endotélio como barreira. Esse processo poderia contribuir com a disfunção da circulação do leito vascular do miocárdio.[22]

DIAGNÓSTICO

Marcadores laboratoriais

- **Troponina I (TnI) e troponina T (TnT):** são marcadores específicos para lesão celular miocárdica e indicam, portanto, alteração estrutural no miocárdio. Sua elevação está relacionada com maior duração da hipotensão, maior uso de fármacos vasoativos, maior necessidade de ventilação mecânica e maior tempo de internação em UTI, além de poder indicar os casos que deveriam receber monitorização invasiva, ser avaliados por ecocardiografia ou necessitar do uso de inotrópicos. Elevam-se mais frequententemente em pacientes com comorbidades cardiovasculares, nos dois ou três primeiros dias de disfunção miocárdica, passando então a decair.[23,24]
- **Peptídeo natriurético atrial (BNP):** o principal estímulo para sua liberação é a dilatação miocárdica. Indica, portanto, alteração funcional no miocárdio. Seus níveis séricos aumentam conforme a gravidade da hipoxia tecidual e da disfunção miocárdica, especialmente nos dois a três primeiros dias – assim como as troponinas – passando a decair. Sua elevação pode indicar a necessidade de suporte inotrópico. É útil na detecção precoce, estratificação, tratamento e prognóstico da disfunção miocárdica. Em quantidades superiores a 210pg/mL, é um preditor isolado de mortalidade. Entretanto, ao contrário das troponinas, ainda não é comprovadamente eficaz como marca-

dor da disfunção miocárdica associada à sepse, pois apresenta baixa especificidade, sendo preferida a ecocardiografia para avaliação da função do VE.[24-26]

MONITORIZAÇÃO HEMODINÂMICA

Cateter arterial pulmonar (CAP) (*grau de recomendação D*)

O cateter de artéria pulmonar proporciona medidas diretas da saturação venosa mista de O_2 (SvO_2), da FE do ventrículo direito, da pressão arterial pulmonar, da pressão de oclusão da artéria pulmonar e do débito cardíaco. Permite o cáculo da resistência vascular sistêmica e da resistência vascular pulmonar. É utilizado para identificar a natureza dos distúrbios hemodinâmicos e orientar a terapia no choque séptico. Por ser uma tecnologia invasiva, sofisticada, que exige o treinamento de toda a equipe, e por promover complicações potencialmente graves, seu uso deve ser baseado no risco-benefício de maneira individualizada. Quando utilizado desse modo, pode apresentar melhores desfechos (*nível de evidência III*).[27] Sua principal limitação é o erro de interpretação por parte dos profissionais da saúde.[28,29]

É considerado útil, quando utilizado por profissionais treinados, em pacientes que não respondem à reposição volêmica e ao uso de baixas doses de vasopressores e inotrópicos, induzindo a mudança precoce no tratamento e possibilitando a otimização do débito cardíaco e da perfusão tecidual com menor risco de edema pulmonar. Entretanto, há a necessidade de mais estudos para definir sua utilização e eficácia.[28]

Suas principais complicações são: arritmias, lesão valvar, ruptura de artéria pulmonar, infarto pulmonar e infecção.

Ecocardiografia

A ecocardiografia vem sendo utilizada juntamente com outras formas de monitorização hemodinâmica na sepse grave e no choque séptico. Entre as vantagens demonstradas pela ecocardiografia na avaliação do *status* hemodinâmico estão a velocidade do exame, com avaliação completa de ambos os ventrículos em alguns minutos, a amplitude anatômica da avaliação, abrangendo do pericárdio às valvas cardíacas, o fato de ser um exame não invasivo, a intuitividade proporcionada pela avaliação simultânea estrutural e funcional e a possível visualização de disfunção diastólica, de obstrução hiperdinâmica do VE e de insuficiência cardíaca aguda do VD, patologias dificilmente diagnosticadas por monitoramento por meio de cateteres hemodinâmicos. Entretanto, a ecocardiografia não substitui o monitoramento invasivo. Em muitos casos, achados ecocardiográficos inesperados levam a mudanças importantes no tratamento.[30] A ecocardiografia pode ser utilizada para identificar e monitorar o progresso da disfunção miocárdica sepse-induzida. Nesse contexto clínico, a ecocardiografia poderá identificar a presença de insuficiência ventricular esquerda e direita, otimizar a reposição de fluidos e guiar as terapias utilizadas para alterar a resistência vascular pulmonar e sistêmica.[31]

Entre as metodologias ecocardiográficas mais utilizadas estão a ecocardiografia transtorácica (TTE), a ecocardiografia transesofágica (TEE) e, mais recentemente, a ecocardiografia contrastada miocárdica (MCE) para o diagnostico diferencial de distúrbios da perfusão do miocárdio com função sistólica regional deprimida.[32]

Pré-carga – Avaliação da resposta à terapia de reposição de fluidos

A pressão venosa central (PVC) e a pressão da artéria pulmonar (PAP) não são bons preditores de resposta à terapia de reposição de fluidos (definida como o aumento potencialmente significativo do débito cardíaco em resposta a essa terapêutica). A ecocardiografia poderá ajudar na avaliação de parâmetros que se relacionam significativamente com o aumento do débito cardíaco. Existe uma correlação positiva na magnitude da variação do diâmetro da veia cava inferior (VCI) a cada ciclo respiratório em resposta ao volume infundido. Com uma variabilidade de 18% do diâmetro da VCI usada como limiar para a resposta, pode-se predizer a resposta com 90% de sensibilidade e especificidade.[33]

O diâmetro da veia cava superior (VCS) também pode ser correlacionado com a resposta à terapia de reposição volêmica. Pacientes que respondem têm uma variação do diâmetro da VCS maior que 60%, enquanto os não respondedores têm uma variabilidade de 30% ou menos.[34]

O volume de ejeção sistólico acessado pelo Doppler também prediz a resposta à reposição de volume. Pacientes hipovolêmicos têm uma flutuação maior do volume sistólico a cada ciclo ventilatório.[35]

Avaliação da função sistólica

A ecocardiografia pode demonstrar hipocinesia miocárdica global ou regional. A FE encontra-se em faixas inferiores a 50%. Os diâmetros diastólicos de ambos os ventrículos estão aumentados, voltando ao normal dentro de 7 a 10 dias. Pacientes não sobreviventes têm uma menor redução da FE, sem dilatação ventricular, e apresentam restrição diastólica, decorrente de infiltrado inflamatório celular e edema miocárdico. Ressalte-se que a baixa resistência vascular sistêmica tende a mascarar a contratilidade miocárdica reduzida, revelada na vigência da administração de vasopressores.[31]

A função do VD apresenta algumas particularidades na sepse. Enquanto o VE tem uma pós-carga reduzida em razão de uma baixa resistência vascular sistêmica, o VD pode ter pela frente uma alta pressão capilar pulmonar por lesão pulmonar aguda.[36] Entretanto, mesmo na ausência do aumento da pressão da artéria pulmonar, a FE do VD está reduzida,[37] comprovando que outras causas atuam na disfunção sistólica e diastólica do VD.

MANIFESTAÇÕES CLÍNICAS

As manifestações clínicas do sistema cardiovascular na sepse geralmente se caracterizam por um estado hiperdinâmico com:[16]

- Diminuição na resistência vascular sistêmica.
- Taquicardia.
- Hipotensão arterial.
- Aumento do IC após a ressuscitação com fluidos.

A perfusão tecidual deficiente pode ainda se manifestar por meio de oligúria, diminuição do sensório, lentificação do enchimento capilar e pele fria.[38]

Não há um marcador clínico específico para a disfunção miocárdica. Caracteriza-se pela dilatação ventricular, diminuição na fração de ejeção, ausência de resposta à ressuscitação com fluidos e baixa relação entre pressão sistólica e volume sistólico final, resultando em baixo débito cardíaco.[5] A dilatação ventricular e a taquicardia são as principais responsáveis pelo débito cardíaco. O grande desafio diagnóstico da disfunção miocárdica é que o parâmetro fisiológico mais importante é o débito cardíaco (o quanto é necessário para manter as funções fisiológicas), e não a FE.[39]

Parker e cols. demonstraram, por meio de cineangiografia, redução na FE do VE, dilatação aguda do VE e aumento do volume diastólico final.[40] Outros estudos sugerem também uma disfunção diastólica, tanto de relaxamento como de enchimento ventricular,[37] corroborando a depressão miocárdica na sepse.

TRATAMENTO (Figura 1)

O tratamento precoce da sepse aumenta significativamente a sobrevida em pacientes com choque séptico.[38] O manejo da sepse tem por objetivo restabelecer a perfusão e a oxigenação tecidual por meio de:

- Tratamento da infecção.
- Correção precoce da hipoxia.
- Correção precoce da hipotensão.

Como os dois primeiros itens não fazem parte do objetivo deste capítulo, apenas o terceiro será abordado, somado ao manejo da disfunção miocárdica. Além disso, tratamento da sepse envolve itens como sedação e analgesia, controle glicêmico, controle da função renal e do equilibrio hidroeletrolítico e acidobásico, profilaxia de trombose venosa profunda e úlceras de estresse, entre outros.

O princípio do tratamento hemodinâmico na sepse é estabelecer a níveis normais a pressão arterial, a frequência cardíaca, o débito urinário, a perfusão tecidual e o estado mental, além de adequar os níveis séricos de lactato e a saturação de oxigênio do sangue. Esses desfechos devem ser avaliados mediante a monitorização da perfusão global e periférica.[38]

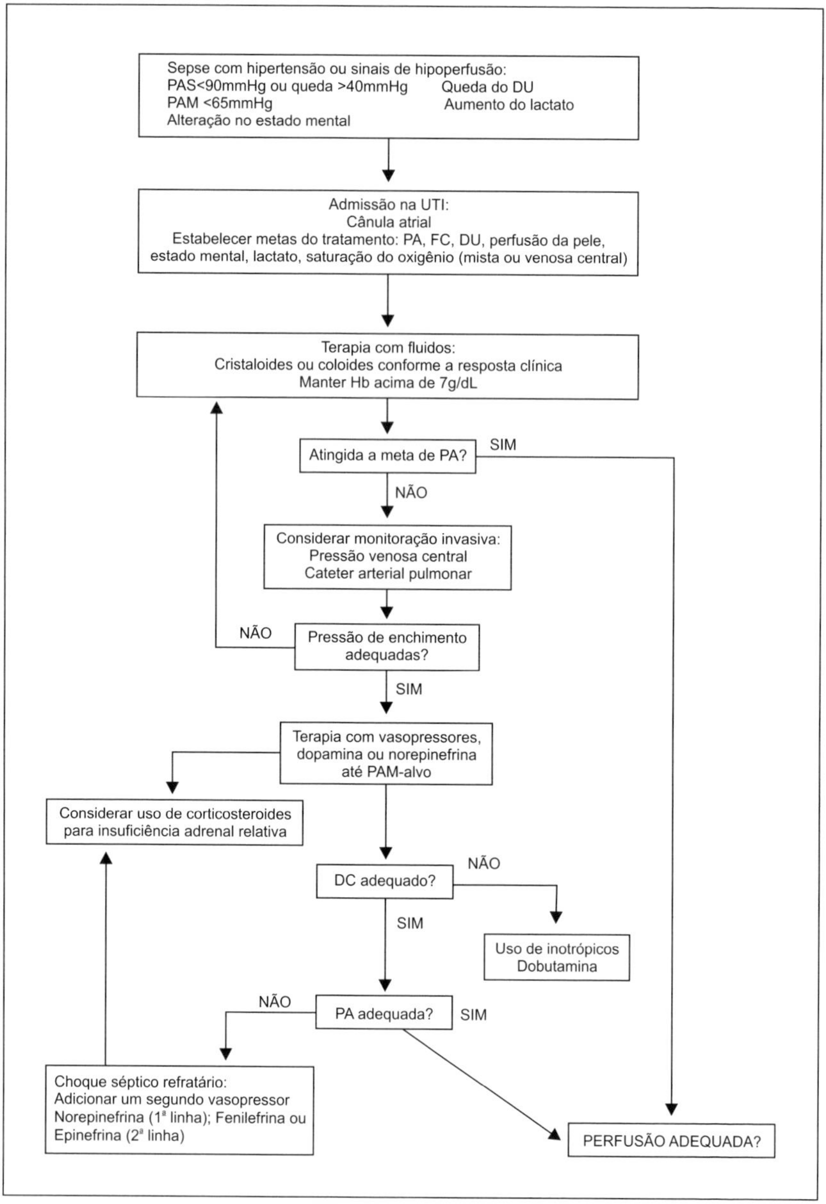

Figura 1 ■ Algoritmo para o manejo hemodinâmico da sepse grave e do choque séptico. (PA: pressão arterial; PAS: pressão arterial sistólica; PAM: pressão arterial média; DU: débito urinário; FC: frequência cardíaca; DC: débito cardíaco; Hb: hemoglobina sérica.) (Adaptada da referência 38.)

Quadro 1 ■ Marcadores precoces da sepse até a 6ª hora

Monitorização contínua da $ScvO_2$	> 70%
Pressão venosa central (PVC)	8 a 12mmHg
Presão arterial média (PAM)	> 65mmHg
Débito urinário	> 0,5mL/kg/h
SaO_2	> 93%

Adaptado das referências 41 e 42.

Segundo Rivers e cols., a sobrevida aumenta significativamente nos pacientes que iniciam com tratamento precoce e atingem, nas primeiras 6 horas do tratamento da sepse, os marcadores apresentados no Quadro 1.

O suporte hemodinâmico é dividido em três grandes etapas: o tratamento com fluidos, o uso de vasopressores e o uso de inotrópicos, este último reservado para os pacientes com disfunção miocárdica.

Tratamento com fluidos

Consiste na primeira escolha para o tratamento da disfunção hemodinâmica da sepse (*grau de recomendação B*). Em aproximadamente 50% dos casos de sepse, a ressuscitação volêmica é suficiente para tratar o distúrbio hemodinâmico.[43]

Uso de vasopressores

Além da ressuscitação volêmica, outro fator importante no tratamento da hipotensão consiste no uso de agentes vasoativos. São necessários em pacientes que se mantêm hipotensos após a infusão de volume. Na sepse grave, os agentes vasopressores de primeira linha são noradrenalina e dopamina, administrados por cateter central (*grau de recomendação C*). A escolha seguinte é a adrenalina ou, em caso de refratariedade, a vasopressina.

O principal objetivo é manter uma pressão arterial média maior que 65mmHg.

Nos casos de hipotensão refratária ao tratamento com fluidos e uso de vasopressores, pode ser considerado o uso de hidrocortisona intravenoso.[42] A hidrocortisona pode também ser utilizada empiricamente, se houver suspeita de insuficiência suprarrenal.

Uso de inotrópicos

Os inotrópicos constituem a classe farmacológica de escolha para o tratamento da disfunção miocárdica. Apesar de os vasopressores apresentarem alguma propriedade inotrópica, seu principal objetivo é melhorar a pressão arterial, enquanto os inotrópicos melhoram o débito cardíaco. Na presença de baixo índice cardíaco e/ou baixa saturação de oxigênio venoso ($ScvO_2$ < 70%) com pressão arterial adequada, a dobutamina é o fármaco de primeira escolha (*grau de recomendação C*). Tem ação α1-adrenérgica, β2-adrenérgica e, principalmente, β1-adrenérgica, levando a uma melhora do débito cardíaco principalmente à custa do aumento do volume sistólico, sem alterar a frequência cardíaca. Inicialmente pode causar uma queda na pressão por dilatação arterial, mas, com o aumento do débito cardíaco, os níveis pressóricos aumentam. Entretanto, não se deve elevar o IC para níveis acima do normal.[42] As doses ótimas variam de 2 a 28μg/kg/min, com o índice cardíaco aumentando entre 12% e 61%.[43] Em combinação com a noradrenalina, a dobutamina parece ter boa resposta em relação ao aumento da pressão arterial e do IC (*grau de recomendação C*). Seus efeitos adversos são: indução de taquiarritmias e isquemia miocárdica em pacientes predispostos.

Outros fármacos disponíveis são os inibidores da fosfodiesterase, como milrinona e amrinona, os quais agem por meio do aumento do AMP-c intraceluar, mas não se mostraram superiores à dobutamina. Há ainda a digoxina, que pode melhorar a função miocárdica no estado hipodinâmico da sepse, e a levosimendana, que atua sensibilizando os canais de cálcio (A) e, em modelos animais, demonstrou melhorar as funções diastólica e sistólica, enquanto a dobutamina só demonstrou melhora na função sistólica (C). Mesmo assim, a dobutamina permanece como medicação de escolha para o suporte inotrópico.

Para avaliação da resposta aos inotrópicos, além da monitorização hemodinâmica, podem ser usados marcadores clínicos, como melhora do débito urinário, melhora da saturação de O_2 pelo oxímetro de pulso e queda nos níveis de lactato sérico.

PROGNÓSTICO

A elevação da frequência cardíaca,[6] a baixa resistência vascular sistêmica e o baixo IC indicam pior prognóstico. Entretanto, um alto índice cardíaco não prediz melhor prognóstico, já que, após a ressuscitação volêmica, um IC elevado é também exibido por pacientes que vão a óbito.

Uma redução da FE na fase aguda – recuperada em 7 a 10 dias –, com dilatação reversível de VE, indica melhor prognóstico. Os pacientes incapazes de dilatar o VE morrem da forma cardiogênica do choque séptico.[4]

Os pacientes em choque séptico que vão a óbito precocemente têm geralmente a disfunção miocárdica como causa básica, e aqueles com óbito tardio geralmente apresentam falência múltipla de órgãos.[40]

A elevação da troponina I e da troponina N, indicando lesão de células miocárdicas, e do BNP, importante marcador da IC, também indica pior prognóstico.[44,45] A boa resposta ao uso de dobutamina é um importante preditor de sobrevida nesses pacientes.

REFERÊNCIAS BIBLIOGRÁFICAS

1. Rangel-Frausto MS et al. The natural history of the systemic inflammatory response syndrome (SIRS). A prospective study. JAMA 1995; 273(2):117-23.
2. Angus DC et al. Epidemiology of severe sepsis in the United States: analysis of incidence, outcome, and associated costs of care. Crit Care Med 2001; 29(7):1303-10.
3. Teles JM et al. Surviving sepsis campaign in Brazil. Shock 2008; 30 (Suppl 1):47-52.
4. Court O, Kumar A, Parrillo JE. Clinical review: myocardial depression in sepsis and septic shock. Crit Care 2002; 6(6):500-8.
5. Beale RJ et al. Vasopressor and inotropic support in septic shock: an evidence-based review. Crit Care Med 2004; 32(11 Suppl.):S455-65.
6. Parker MM et al. Profound but reversible myocardial depression in patients with septic shock. Ann Intern Med 1984; 100(4):483-90.
7. Hunter JD, Doddi M. Sepsis and the heart. Br J Anaesth 2010; 104(1):3-11.
8. Kimchi A et al. Right ventricular performance in septic shock: a combined radionuclide and hemodynamic study. J Am Coll Cardiol 1984; 4(5):945-51.

9. Munt B et al. Diastolic filling in human severe sepsis: an echocardiographic study. Crit Care Med 1998; 26(11):1829-33.
10. Bouhemad B et al. Isolated and reversible impairment of ventricular relaxation in patients with septic shock. Crit Care Med 2008; 36(3):766-74.
11. Vieillard-Baron A et al. Actual incidence of global left ventricular hypokinesia in adult septic shock. Crit Care Med 2008; 36(6):1701-6.
12. Charpentier J et al. Brain natriuretic peptide: a marker of myocardial dysfunction and prognosis during severe sepsis. Crit Care Med 2004; 32(3):660-5.
13. Zanotti-Cavazzoni SL, Hollenberg SM. Cardiac dysfunction in severe sepsis and septic shock. Curr Opin Crit Care 2009; 15(5):392-7.
14. Rudiger A, Singer M. Mechanisms of sepsis-induced cardiac dysfunction. Crit Care Med 2007; 35(6):1599-608.
15. Solomon MA et al. Myocardial energy metabolism and morphology in a canine model of sepsis. Am J Physiol 1994; 266(2 Pt 2):H757-68.
16. Ognibene FP et al. Depressed left ventricular performance. Response to volume infusion in patients with sepsis and septic shock. Chest 1988; 93(5):903-10.
17. Dhainaut JF et al. Coronary hemodynamics and myocardial metabolism of lactate, free fatty acids, glucose, and ketones in patients with septic shock. Circulation 1987; 75(3):533-41.
18. Brealey D et al. Association between mitochondrial dysfunction and severity and outcome of septic shock. Lancet 2002; 360(9328):219-23.
19. Parrillo JE et al. A circulating myocardial depressant substance in humans with septic shock. Septic shock patients with a reduced ejection fraction have a circulating factor that depresses in vitro myocardial cell performance. J Clin Invest 1985; 76(4):1539-53.
20. Fernandes CJ Jr., Akamine N, Knobel E. Myocardial depression in sepsis. Shock 2008; 30 (Suppl. 1):14-7.
21. Kawaguchi H et al. In vivo gene transfection of human endothelial cell nitric oxide synthase in cardiomyocytes causes apoptosis-like cell death. Identification using Sendai virus-coated liposomes. Circulation 1997; 95(10):2441-7.
22. Lundy DJ, Trzeciak S. Microcirculatory dysfunction in sepsis. Crit Care Clin 2009; 25(4):721-31, viii.
23. ver Elst KM et al. Cardiac troponins I and T are biological markers of left ventricular dysfunction in septic shock. Clin Chem 2000; 46(5):650-7.
24. Maeder M et al. Sepsis-associated myocardial dysfunction: diagnostic and prognostic impact of cardiac troponins and natriuretic peptides. Chest 2006; 129(5):1349-66.
25. Otero RM et al. Early goal-directed therapy in severe sepsis and septic shock revisited: concepts, controversies, and contemporary findings. Chest 2006; 130(5):1579-95.
26. Rivers EP et al. Clinical utility of B-type natriuretic peptide in early severe sepsis and septic shock. J Intensive Care Med 2007; 22(6):363-73.

27. Reynolds HN et al. Impact of critical care physician staffing on patients with septic shock in a university hospital medical intensive care unit. JAMA 1988; 260(23):3446-50.

28. Pulmonary Artery Catheter Consensus conference: consensus statement. Crit Care Med 1997; 25(6):910-25.

29. Casserly B, Read R, Levy MM. Hemodynamic monitoring in sepsis. Crit Care Clin 2009; 25(4):803-23, ix.

30. Griffee MJ, Merkel MJ, Wei KS. The role of echocardiography in hemodynamic assessment of septic shock. Crit Care Clin 2010; 26(2):365-82, table of contents.

31. Price S et al. Echocardiography in the critically ill: current and potential roles. Intensive Care Med 2006; 32(1):48-59.

32. Sado D, Greaves K. Myocardial perfusion echocardiography: a novel use in the diagnosis of sepsis-induced left ventricular systolic impairment on the intensive care unit. Eur J Echocardiogr 2011; 12(1):81-4.

33. Barbier C et al. Respiratory changes in inferior vena cava diameter are helpful in predicting fluid responsiveness in ventilated septic patients. Intensive Care Med 2004; 30(9):1740-6.

34. Vieillard-Baron A et al. Superior vena caval collapsibility as a gauge of volume status in ventilated septic patients. Intensive Care Med 2004; 30(9):1734-9.

35. Feissel M et al. Respiratory changes in aortic blood velocity as an indicator of fluid responsiveness in ventilated patients with septic shock. Chest 2001; 119(3):867-73.

36. Sibbald WJ et al. Pulmonary hypertension in sepsis: measurement by the pulmonary arterial diastolic-pulmonary wedge pressure gradient and the influence of passive and active factors. Chest 1978; 73(5):583-91.

37. Poelaert J et al. Left ventricular systolic and diastolic function in septic shock. Intensive Care Med 1997; 23(5):553-60.

38. Hollenberg SM et al. Practice parameters for hemodynamic support of sepsis in adult patients: 2004 update. Crit Care Med 2004; 32(9):1928-48.

39. Hollenberg SM. Inotrope and vasopressor therapy of septic shock. Crit Care Clin 2009; 25(4):781-802, ix.

40. Parker MM et al. Serial cardiovascular variables in survivors and nonsurvivors of human septic shock: heart rate as an early predictor of prognosis. Crit Care Med 1987; 15(10):923-9.

41. Rivers E et al. Early goal-directed therapy in the treatment of severe sepsis and septic shock. N Engl J Med 2001; 345(19):1368-77.

42. Dellinger RP et al. Surviving Sepsis Campaign: international guidelines for management of severe sepsis and septic shock: 2008. Crit Care Med 2008; 36(1):296-327.

43. Sugerman HJ et al. Physiologic management of septicemic shock in man. Surg Forum 1971; 22:3-5.

44. Spies C et al. Serum cardiac troponin T as a prognostic marker in early sepsis. Chest 1998; 113(4):1055-63.

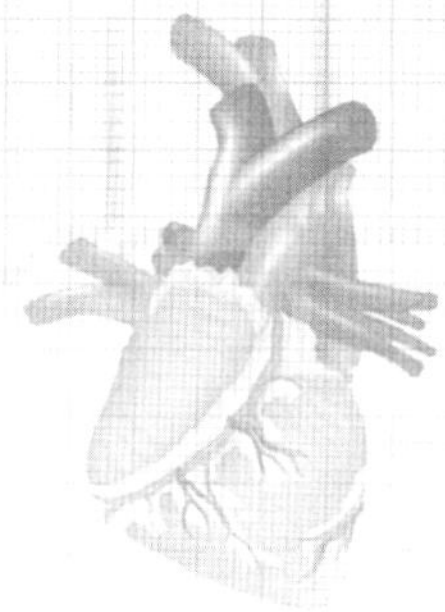

Índice Remissivo

D